데스런 골프
트레이닝 가이드 BASIC

데스런 골프
트레이닝 가이드 BASIC

초판 1쇄 발행 2023년 8월 25일

지은이	팀 데스런(조성준 · 송창현 · 신민강) 지음
발행인	조상현
발행처	더디퍼런스
일러스트	석정현 · 이종범
포토	필립
편집	이혜원
디자인	나인플럭스

등록번호	제2018-000177호
주소	경기도 고양시 덕양구 큰골길 33-170
문의	02-712-7927
팩스	02-6974-1237
이메일	thedibooks@naver.com
홈페이지	www.thedifference.co.kr

ISBN 979-11-6125-416-6 13510

데스런 골프

트레이닝 가이드 BASIC

팀 데스런 지음

더디퍼런스

감사의 말

한창 닭장에서 열심히 1년 정도를 치고 드라이버를 300m 정도 칠 때, 데스런 판교점에서 가장 가깝고 집과 동선이 가까운 대형 실내 연습장을 찾았다. 그리고 회원권만 끊어서 혼자서 열심히 팼다. 그러던 중 대표 원장이 제안했다. 레슨을 한번 해 드려 보고 싶다고. 속으로 생각했다. '왜? 같이 뭐 또 해 보자고 하려나(과거 몇 년간 별의별 제안을 다 받아 봤기에 귀찮아서)?' 그래서 거절한 뒤 다른 지점으로 옮겨서 한참 치고는, 그 대표가 레슨하는 것을 보았다.

달랐다. 잘 치는지는 모르겠다. 스윙을 못 봤기에. 하지만 레슨에 진심과 정성뿐 아니라 정중함이 묻어 있었다. 그렇게 내가 부탁해 6개월 정도 레슨을 받으며 많은 것이 바뀌고 안정되었다. 스윙을 완전히 뒤집어엎을 만큼 그 선생님을 인정했기에 닥치고 따라갔고, 스윙이 만족스럽게 입혀지고 있다. 완성되려면 아직 몇 달 더 걸리겠지만, 분명히 믿을 만하다. 추후 들어 보니 그냥 한번 가르쳐 줘 보고 싶었다고 한다. 가능성이 궁금했다고. 그런 인연으로 내가 그 클럽에서 골프 트레이닝을 시작한다. 다시 한번 감사의 말을 전한다.

"반드시 안정된 스윙으로 350m까지 정진하겠습니다. 선생님, 감사합니다."

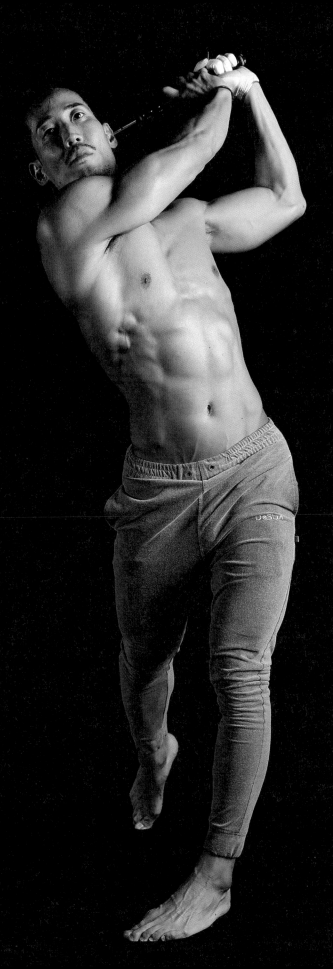

우리가 골프를 헤매는 이유

우리가 골프를 헤매는 이유에 대한 팩트를 체크해 보자.

인간이 살아가며 가장 먼저 배우는 운동은 걷기와 달리기이다. 걸으려면 뒤집기, 일어서기, 중심 잡기, 아장아장 걸으려는 도전, 그 뒤에 조금씩 걷기가 가능해진다. 이 걷기가 생각하지 않아도 될 만큼 익숙해지고, 그에 맞는 대근육들이 발달하면, 그 뒤에는 슬슬 달리기 시작한다. 엄마가 '뛰지 마!'를 아무리 외쳐도 뛰면서 넘어지고 무릎이 까지고를 반복하며 청소년기까지 자라나는 골격에 맞추어 대근육 골격근들도 함께 성장한다. 그리고 전력 질주가 가능해진다.
결국은 전력 질주가 가능하려면 1. 목 가누기 2. 기기 3. 일어서서 중심 잡기 4. 아장아장 걷기 5. 걷는 것에 익숙해지기 6. 조금씩 달리는 연습을 본능으로 하기 7. 근육의 발달과 더불어 안정된 달리기가 가능해진다.

골프는 4가지로 볼 수 있다. 근력, 가동성, 안정성, 파워. 멀리는 치고 싶은데, 비거리는 결국 맨 마지막의 달리기와 같은 것이라, 일어서서 중심 잡기에 해당하는 근력, 걷기가 가동성, 달리기 시작해 넘어지지 않는 안정성, 그다음이 전력 질주에 해당하는 파워이다. 그렇다면 답은 나왔다. 우리는 제대로 서서 걷지도 못하는데 뛰고 싶은 것이다. 따라서 서는 법, 걷는 법, 달리는 법을 차례대로 내 몸에 주입하면 된다. 물론 과정

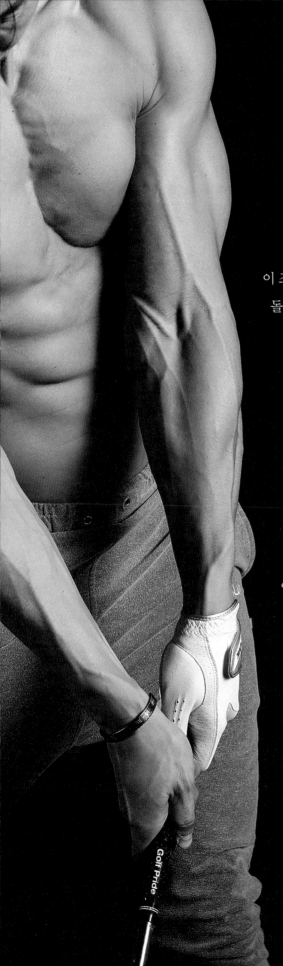

이 조금 힘들 것이다. 하지만 여러분은 그 과정 없인 영원한 백 돌이다.

레슨은 매일 받아도 운동은 안 한다. 주제 파악들이 안 되는 거다. 가르치는 사람도 답답하다. 왜 저게 안 되지? 당연히 안 된다. 평생을 앉아 있고, 누워 있고, 움츠려 있고, 운동은 생전 안 하던 사람들이 타석에서 스윙한다? 당연히 안 된다. 그건 기술적인 문제가 아니다. 기본적인 하드웨어를 갖춰야 소프트웨어를 심었을 때 작동된다. 쿨하게 팩트 폭행을 이야기하자면 주니어 때부터 밥 먹고 공만 친 프로들은 수없는 반복 숙달로 된 거다. 선수가 아니라면 운동은 기본으로 깔아 줘야 하고, 레슨은 기술적인 문제로 보면 된다. 기본이 안 깔렸는데 기술을 구사하는 게 말이 되는가. 이 책을 보고 디테일하게 내 몸을 들여다보고 주제 파악을 정확히 하자. 나를 이겨야 다른 놈도 이긴다.

차례

PART 3 골프 스윙은 몸을 아프게 만들 수밖에 없다

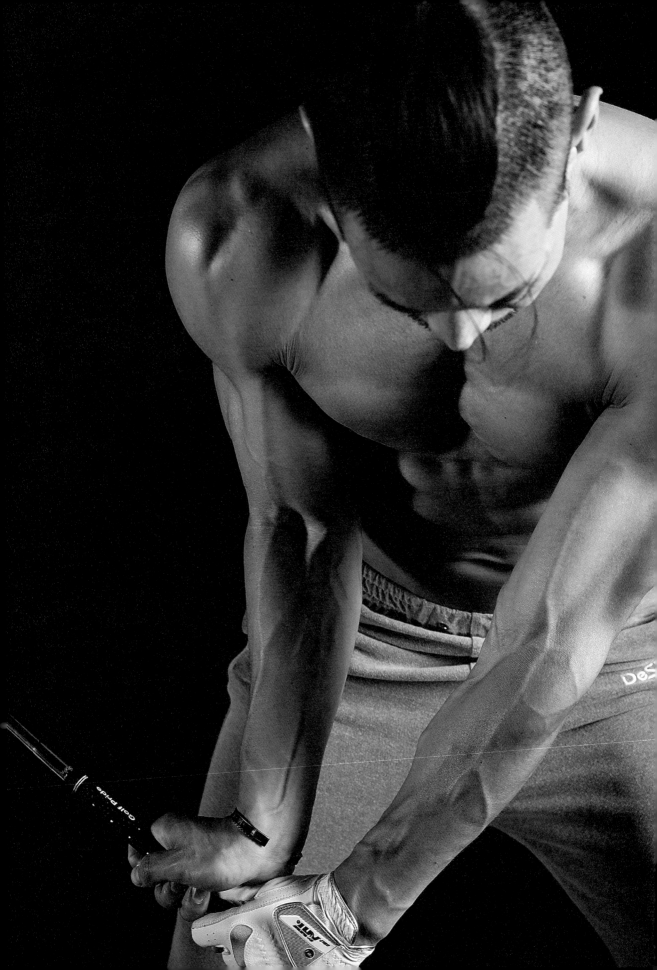

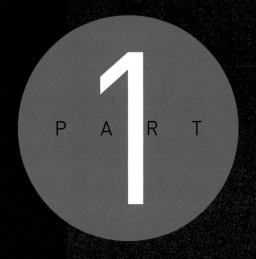

PART 1

모두 궁금하지만
얻을 수 없던 정보들

내가 골프를 시작한 이유?

솔직히 말하자면 나는 지금도 골프를 칠 주제가 못 된다고 생각한다. 내가 어릴 적 골프라는 종목은 상당히 고급 스포츠였고, 대충 알기로도 제대로 하려면 일 년에 1억은 깔고 가야 하는? 내 어린 시절의 형편에는 어차피 쳐다도 못 볼 그냥 남의 이야기였다. 이십 대 후반 삼십 대 초반, 어설프게 골프를 치며 몰려다니는 주변인들을 보면 별로 좋아 보이지 않기도 했고, 그렇게 잊고 살며 서른아홉까지 왔다. 좋아하는 큰 형님이 한 분 계시는데, 몸이 급격히 나빠져 재활과 퍼포먼스 트레이닝을 병행해 드리던 중, 컨디션이 슬슬 올라오며 80% 이상으로 복귀되던 시점에 '이제 형님 슬슬 골프를 시작해 보셔도 좋겠습니다.'라고 권했다. 결국 재활의 최종 목적지는 좋아하는 스포츠로, 일상으로 완벽히 복귀했기에 그분께 예전에 좋아하셨던 골프를 추천해 드렸다. 조금씩 그분의 움직임을 관찰하며 관심을 가졌던 골프. 골프 트레이닝의 이론은 꽤 잘 알았지만, 실질적인 경험이 없는지라 자신 있게 추천해 드리지 못했다. 이건 성격이다. 내 기준으로 보아 내가 직접 경험해 보지 않은 이론은 그저 '지극히 단순화시킨, 모순이 없을 수가 없는 정의'일 뿐이기 때문이다. '몇 달만이라도 배우며 느낌이라도 느껴 보고 골프를 추천해 드려야겠다.' 싶어 그렇게 장비 하나 없이 레슨을 시작하고, 누구나 그러하듯 7번 하나 딸랑 들고 쫄래쫄래 연습장을 다니던 중, 형님이 챙겨 주신 그해 KPGA 모 대회에서 우승한 프로 골퍼의 장비 풀세트(심지어 태극 마크 국대 백에 담긴……)가 부담스러웠지만, 나는 똑딱이를 타이틀리스트 718mb 머슬백에 다이내믹 골드 s300으로 시작했다.

1년 반을 거의 매일 연습하지만, 필드를 안 나가 봤기에 내가 잘 치는지는 모르겠다. 솔직히 나는 숫자를 낮추고 싶은 욕심이 없다. 내 골프의 목적은 스윙의 정확한 이해와 분석 그리고 100%를 경험해 본 뒤 만들어 낸, 보여 주는 골프를 위한 트레이닝 방법의 모든 것을 만드는 것. 그게 내 골프의 이유였기 때문이다. 깊게 발 좀 담가 보니 골프는 결국 자세로 시작해서 비거리로 끝나더라. 왜 골프가 세상에서 가장 어려운 운동이라고 하는지 알 것도 같다. 정지된 공을 손끝부터 발끝까지 단 하나의 관절도 빼지 않고 모조리 가동해서 공을 타격하는, 1초도 되지 않는 시간에 모든 관절각을 조절해 가며 가동성과 안정성, 파워가 조화롭게 나와 줘야 하는 타이밍이 엄청나게 중요한 스포츠더라. 나는 프로 골퍼도 아니고 누구보다 골프를 잘 치는 사람도 아니다. 어쩌면 앞으로도 필드를 나가 보지 않을 수도 있다. 아직은 그렇게 시간적인 여유를 갖고 살지 못하기에. 그 시간에 좀 더 생산적인 일을 하고자. 내가 필드에 나갈 것도 아닌데 평일 주 5일을 매일 80분씩 공을 때린 이유는 '운동을 가르치려는 사람은, 이론을 베이스로 한 두꺼운 지식을 기본으로 하되 반드시 그 운동을 수준급으로 할 줄 알아야 한다.'라는 나의 지론 때문이었다.

본격적으로 '이거 한번 깨 봐야겠다.' 싶었던 시점에서 골프와 골프 트레이닝에 대한 시장 조사를 해 보았다. 사실 정말 좋은 것이라면 돈 상관없으니 모조리 배워서 섭렵하고 싶은 마음에 꽤 오랜 시간을 시장 조사에 쏟아부었다. 하지만 아직은 연습장 아카데미 위주의 주니어 교육 시스템이 대부분이었고, 레슨 프로들의 레슨은 대부분 스윙의 포인트만을 잡아 주지, 왜 그 동작이 안 되고, 왜 힘이 늘지 않고 실리지 않는지를 가르쳐 주지 않았다. '자세와 각도가 이래야 한다.'라고 알려 주지만, 그 움직임이 왜 나오지 않는지는 당연히 그분들도 모르는 게 맞다. 아니 나름의 방식들로 알려 줬을지도 모른다. 하지만 설득되고 이해되기에는 턱없이 부족했다. 그때 생각으로는 프로는 자신들이 잘 치는 사람들이더라(맞는 프로를 만나기 힘들다). 어쩌면 내가 또라이인지도 모른다. 아니 사실 맞다. 하나를 시작하면 내가 만족할 만한 정도일 때까지 파야 하는 성격이니까. 궁금한 것이 너무나 많았다. 모든 운동, 아

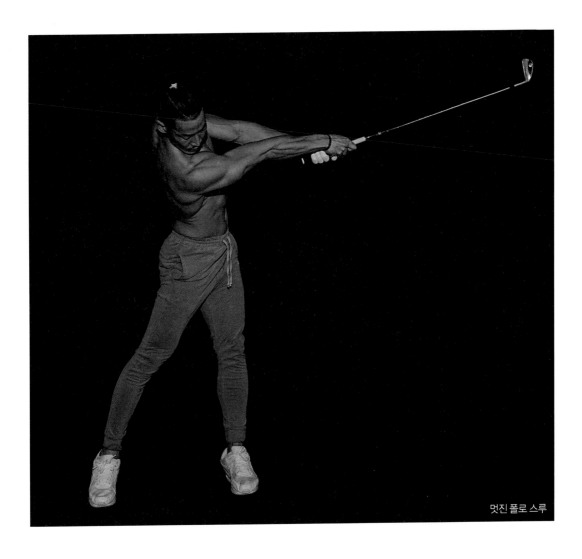

멋진 폴로 스루

니 세상 모든 것이 그러하겠지만, 제대로 하려면 결국 내가 파야 하더라. 몸에 한 겹 한 겹 입히며 이해하고, 그것들이 쌓여 다시 머리로 이해되는 것이 운동이기에, 매일매일 80분을 녹화하며 모니터하고, 내가 이상적으로 생각하는 스윙에서 어떤 포인트가 부재인지 매일 연구했다. 그리고 하나씩 하나씩 깨나갔다.

　자연스레 경험과 지식이 쌓이며 초특급 속성으로 장비와의 상관관계, 주제에 맞는 장비 선택 방법 등 모든 것을 섭렵해 나갔다. 20년 차 운동꾼이자, 나름 맨몸 운동으로 정점을 찍어 본 세팅된 몸이라고 생각했다. 내가 사람들을 가르치며 자주 하던 말이 스치더라. '그 동작을 하고 싶으면 일단 그 동작을 하세요.' '보강 운동은 그 동작을 할 줄 아는데 더 이상 진도가 나가지 않을 만큼 올라갔을 때 디테일을 완성하려고 하는 겁니다'. 처음 똑딱이부터 우드 드라이버까지 60분짜리 40회 레슨을 연달아 받아 버렸다. 그리고 느낀 것. 역시 운동에는 정석 따위 없구나. 내가 원하는 레슨을 하는 곳은 없더라. 궁금한 게 너무 많은데. 내 또라이 같은 궁금증을 이론을 곁들여 해결해 주는 프로, 당연히 쉽지 않을 것을 안다. 평생 공만 칠 만큼 한 우물만 파도, 프로로서 투어 성적 한 번 못 내는 이들이 대부분인데. 재활과 기능 해부학 등 골프와 연관성 있는 학문을 팔 시간은 당연히 없었을 것이다. 결국 내가 파야겠다 싶었다. 요즘은 유튜브라는 너무 좋은 선생이 있기에. 내가 목표로 하는 선수들을 정하고 그들의 스윙을 분석하고 또 보며. 톱클래스의 선수 중 내가 '이상적으로 가장 멋지고 안정적인 움직임이다.' 싶은 선수들의 슈퍼 슬로우 스윙을 수천수만 번 분석한다. 그리고 이론을 찾아가며 이해하고 매일 딱 하

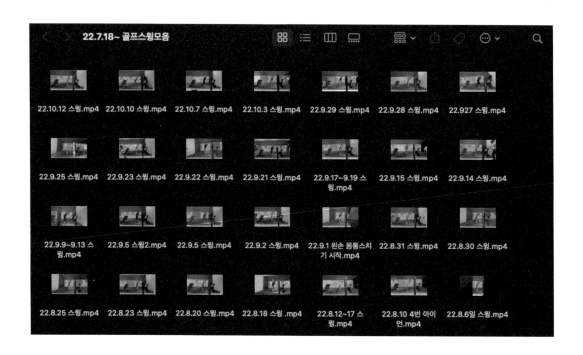

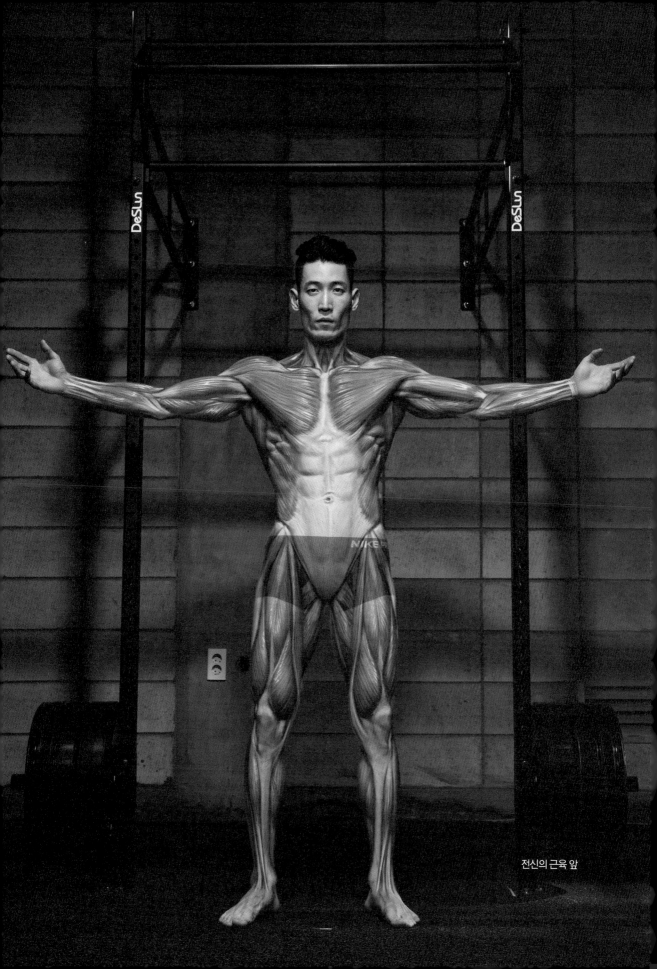

전신의 근육 앞

나씩을 연습한다. 그렇게 며칠 또는 몇 달에 하나씩 깰 때마다 다음 포인트로 넘어갔다. 그리고 어느 정도 딱딱 떨어지게 맞을 때쯤부터 내 몸에서 기능적인 부재나 제한에 대해 인지되기 시작하고, 그 부분을 채워 나가기 시작했다. 모자란 부분을 채우려면 연습도 필요하지만. 그 비중은 적다. 결국 부족한 기능과 파워 지구력을 채워야 했다. 그때부터 트레이닝 방법을 공부하고 연구하고 내 몸에 직접 실험하기 시작했다. 나는 키 175cm, 체중 66kg으로 작은 체구이다. 그런데 골프를 치다 보니 나도 남자라고 피가 끓고 '롱 드라이브'에 욕심이 생기더라. 처음에는 체중을 불려 힘을 실어 볼까도 싶었다. 하지만, 지금 상태에서 먼저 최적화해 보고 모자란다면 그때 실어 보자고 결론을 내고 아직도 열심히 시도 중이다. 모든 운동은 적어도 최선을 다해 2년은 해 보아야 그 느낌이라도 알 수 있다는 나의 지론 때문이다.

그 과정 중에 가장 공인된 기관의 교육을 받아 보고 싶었다. 그렇다 할 기관은 국내엔 아직은 없고 유명 골프 브랜드에서 소속 프로들이 수십 년간 쌓인 스윙 분석을 베이스로 골프 트레이닝을 교육하는 한국 지부의 교육을 이수해 보았다. 그 결과 느낀 것은 그래서 뭘 어떻게 하라는 거지? 분석과 검사까지는 어느 정도 인정하겠으나 제공해야 하는 솔루션 측면에서 아쉬운 점이 많았다. 나에겐 나보다 더 많은 선수 트레이닝과 재활에 대한 지식과 경험을 쌓은 팀원들이 있다. 그들이 꽤 오랫동안 세계적인 논문들을 파고 나의 이론과 경험에 대입시켜 가며 자료를 만들기 시작했다. 그리고 나에게 대입시켜 가며 내 몸은 점점 안 아프기 시작했고, 그 내용들이 정리되어 갔다.

레슨을 받으며 선생님은 말해 주지 않은 또는 골프를 처음 접하는 이들이 궁금해할 다양한 정보를 나름대로 운동 전문가인 나 자신의 실전적인 성향과 경험에서 얻은 지식과 생각을 바탕으로 담아 보려고 한다. 그리고 하나를 파면 지구 핵까지 파고드는 성향의 또라이 골린이로서의 과정과 함께 나의 전문 분야인 운동을 줄 것이다. 지금껏 나의 다른 스토리들이 그러했듯이 살아 있는 경험에서 나오는 순간순간의 생각들이 스포츠 의학과 기능 해부학에 바탕을 둔 골프 트레이닝이 단언컨대 여러분의 스윙을 더 멋지게, 더 강하게 그리고 아프지 않게 해 줄 것이라고 장담한다.

왜 사람들이 그토록 '골프를 힘들어하는가?'에 대한 답을 찾고 싶었다. 서양의 프로 선수들을 대상으로 빅 데이터를 내고, 그 결괏값으로 트레이닝 방법론을 제시하는 방식과는 분명히 차별성 있는, 평범한 동양인의 체형에 맞춰 연구한 데스런의 골프 트레이닝은 당신의 문제점 파악 및 솔루션을 제공할 거라고 확신한다.

운동과 골프를 어떻게 병행하는가. 힘들어서…

골프를 치다 보면 아프고 힘들어 운동해야 한다는 말을 들었는데, 골프만으로도 지금 죽을 만큼 힘들다.

그런데 어떻게 운동까지 하는가. 나는 골프를 2021년 3월 1일부터 시작했다. 지금 이 책을 쓰고 있는 것이 2022년 10월 20일이다. 눈이 오나 비가 오나 코로나가 오나 일요일 빼고 매일 골프를 쳤다. 많게는 400개에서 적게는 150개씩 매일 공을 쳤다. 몸을 좋게 유지해야지, 골프로 인한 피로는 점점 밀려오지. 버겁던 시절이 있었다. 그래서 운동은 쉬고 골프만 한두 달 쳐 봤다. 바로 지난달에도 그랬다. 결론은 힘은 점점 더 없어진다. 자세는 점점 더 망가진다. 힘은 점점 더 부치고 공은 더 안 맞는다.

결론은 운동을 기본으로 주 3회 이상 깔아 주고 골프를 매일 할 때가 가장 파워는 물론 안정성도 좋았다.

되지도 않는 몸으로 백날 공만 패 봐야 답 없다. 충분한 가동성, 안정성, 파워 지구력을 함께 훈련한다면 훨씬 더 빠른 발전이 있으리라 150% 장담한다.

장비 아무도 말해 주지 않는 골프 클럽 이야기

초보 골퍼에게 클럽 피팅과 많은 클럽의 경험이 먼저 선행되어야 하는 이유

제일 처음 레슨을 받으러 찾아가면, 대부분 7번 아이언을 준다. 그걸로 일명 똑딱이를 배우며 골프에 입문한다. 처음 한 달간 3개 정도의 7번 아이언을 경험해 봤다. 그런데 이건 뭘까 싶을 만큼 거리도 천차만별, 느낌도 천차만별이었다. 스윙은 물론 힘 전달도 개판이었지만, 하나는 맞으면 220m(완전 쉬운 캐비티백 아이언)가 가 버리고, 하나는 맞지도 않을뿐더러 130m(머슬백 아이언)도 갔다가. 이건 너무나 혼란스러웠다. 그래서 물어봤다. '왜 이래요?' 답은 그냥 '힘이 좋아서 그래요'. 그래서 결국 파 봤다. 물론 기본 힘은 좋았겠지만, 아니다. 많이 나가는 채는 채가 그냥 보내 주는 채였다. 반발력 스위트 스폿 등 그냥 시니어와 초보자를 위한 채였다. 그래서 맞으면 너무 가고, 안 맞아도 원래 거리 정도 보내 주는데, 아이언 세팅은 이러면 안 되었다. 그리고 그때 파던 것들이 도움이 되어 이제 내 장비 정도는 내가 판단하고 선택해 보게 되었다. 그 판단 기준에서 먼저 조금은 머리 아프겠지만, 이해해야 하는 몇

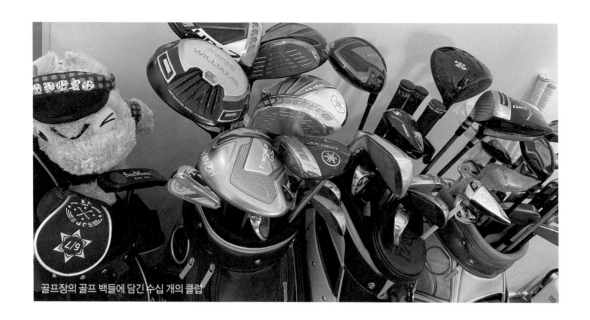
골프장의 골프 백들에 담긴 수십 개의 클럽

가지 포인트들이 있다. 이것을 반드시 알아야 하고, 계속 헤매지 않으려면 분명히 이해하고 들어가야 한다. 운동 동작에서 기본적인 기능 해부학을 알아야 하듯이, 다음에 나오는 장비의 종류와 용어들을 이해하고 간다면, 당신의 '골프 라이프'는 반드시 크게 업그레이드될 것이다.

아이언 선택하기

아이언 헤드의 종류는 크게 3가지로 나뉜다. 가장 일반적으로 사용하는 아이언은 머슬 백(MUSCLE BACK) 캐비티 백(CAVITY BACK), 중공 구조. 거기서도 단조(forged) 아이언과 주조(cast) 아이언 두 가지 종류가 있다.

캐비티는 말 그대로 뒤가 파여 있고, 공이 맞으면 앞으로 반발력이 생기는, 스위트 스폿이 넓다. 뒤가 파인 구조로 조금 더 반발력이 생겨 거리가 나고, 헤드 자체도 큰 만큼 스위트 스폿이 넓다. 그렇기 때문에 임팩트가 대충 들어가도 헤드가 미스를 커버해 주고 공을 방향 잡아 제법 강하게 보내 준다. 결론은 일정한 궤도에서 벗어난 어느 정도 미스 샷은 큰 차이 없이 보내 준다는 말이다. 쉽다는 말이다. 현대 골프 발명 중 가장 큰 발명으로 불리며, 현재 전체 골퍼의 80% 이상이 이 캐비티 백 구조의

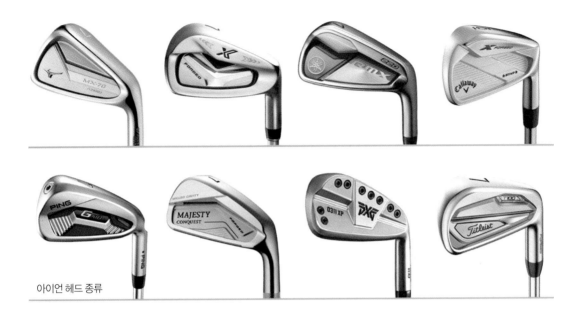

아이언 헤드 종류

아이언 헤드를 사용한다.

중공 구조는 가운데가 비어 있는 모양으로, 볼을 띄우기 쉽고 잘 나가 주어 노인들이나 완전 초보자들에게 적합한 아이언 헤드이다.

머슬 백의 특징은 일단 엄청나게 작고 잘빠졌다. 이쁘다. 그 대신 스위트 스폿이 정말 손톱만 하다. 2022년 기준 프로 선수 중에도 이제 많은 이가 캐비티 백으로 넘어갈 만큼 어려운 채이며, 스위트 스폿이 좁은 만큼 조금의 실수도 용납하지 않는다. 골퍼만 잘 친다면, 좌우 방향으로 돌려 치는 컨트롤 샷과 말 그대로 공을 떨어뜨려 주며.

공이 떨어져서 굴러가는 정도인 런(run)도 적어, 초 상급자들만이 머슬 백을 사용한다고 한다.

주조는 형틀에 쇳물을 부어 굳히는 구조. 단조는 금속을 일정 모양이 될 때까지 강하게 눌러 모양을 잡고 때려서 예전 일본검을 만드는 방법처럼 단단하고 강하게 만들어진다.

현재 골프채 제조업체들의 말을 인용하면, 프로 선수들도 블라인드 테스트를 하면 일부 선수를 제외하고는 단조와 주조를 구분하지 못할 만큼 주조의 기술과 재료가 좋아졌다고 한다. 그래서 시합에서 작고 날렵한 아이언을 들었더라도 그게 mb가 아닐 확률이 높다는 말이다. mb는 이제 시니어 프로 선수들의 아무나 못 치는 스웨그 정도로 여겨지는 것 같다. 왜 굳이 그걸 쳐야 해? 쉬운 게 있는데 하고 말이다.

나는 아이언을 타이틀리스트 기준 첫 똑딱이 t300으로 시작했고. 이건 아마도 프로분 레슨 시 웬만하면 흥미를 느끼도록 잘 맞추는 도구들로 사용을 할 거로 예상한다. 관용성이 가장 좋은 아이언 헤드

였다. 그대로 헤드 안에 들어가면 거의 웬만큼 간다. 심지어 스위트 스폿에 맞으면 7번이 200이 넘어간다. 모든 이가 공통점으로. 시작하면 뭘 잡든 멀리 치고 싶어 한다. 7번 아이언 잡고 굉장히 세게 치면 '아, 쟤 이제 골프를 시작했구나.' 하면 된다. 나도 그랬다. 남들보다 강하고 빠르게 멀리 나가면 이기는 느낌이 든다. 골프 시작 초반 mb 받은 지 한 달 정도쯤에 난 내가 '골프 신동'인 줄 알았다. 그런데 아니었다. 그저 골프채가 공을 멀리 보내 줬을 뿐 지금 그때 영상을 보면 스윙이 말도 안 되게 개판이다. 아이언은 세팅 거리대로 딱딱 떨어뜨려야 한다.

그런데 거리가 너무 나가 버리면 왔다 갔다 하는 폭이 커진다. 오히려 많이 나가는 게 안 좋은 거다. 그래서 프로가 권유해 머슬 백 비스름하니 생겼지만 캐비티 백인 타이틀리스트 t100을 한 세트 샀다. 요즘 프로 선수들이 대부분 그걸 쓴다기에. 하지만 몇 주 뒤 팔아 버렸다. 생긴 건 비슷하지만, 내 기준에 정타가 날 때 머슬 백의 그 쫘악! 정말 그냥 묻어 나가는 그 느낌을 지울 수 없던 것이 첫 번째 이유다. 뭔가 비겁하게 쉬운 걸 찾아가는 듯한 느낌이 두 번째 이유다. 그래서 곧바로 팔아 버리고 머슬 백을 선택. 그리고 내가 이걸 죽어도 깨부숴 버리겠다는 다짐으로, 그 선수가 쓰던 4번 드라이빙 아이언을 빼 버리고 4번까지 클래식 머슬 백인 718mb forged(단조) 아이언으로 세팅했다. 자꾸 쉽고 편한 것을 찾으면 안 된다고 생각했고, 누군가 유튜브에 그 말을 하더라. '머슬 백'은 최고의 스윙 코치라고 말이다.

머리 아픈 깡통들(유틸리티 우드 드라이버)

이 대목에서 남자들 관심이 엄청날 것으로 예상한다. PGA 평균 드라이버 거리가 과거 90년대부터 꾸준히 올라가 2020년대에 드디어 300야드 시대가 열렸다. 최고 비거리가 아니라 게임 중에 300야드들을 쉽게 넘긴다. 물론 우리나라보다 페어웨이가 매우 넓기에 ob 걱정 없이 때릴 수 있겠지만. 그만큼 장비의 발달과 더불어, 골프 선진국의 스윙 메커니즘을 분석하고 트레이닝 방법들이 진화되고 있다는 증거이다. 내가 처음 골프를 트레이닝 연구 목적으로 시작하며 정한 목표. 정확히 내가 원하는 스윙과 비거리 300m를 칠 수 있을 때 골프 트레이닝을 본격적으로 세상에 알려 보겠다 했다. 그런데 300m는 생각보다 빨리 달성되었다. 그래서 350m로 상향 조정하고, 300m를 컨트롤로 때릴 수 있을 때로 목표를 상향하고, 목표 달성을 8개월 앞두고 있다. 나는 하겠다고 다짐한 것은 몸이 빠개져도 해낸다. 사실 과거에 큰 부상을 한 번 겪었다. 그 부상에서 벗어나려고 노력하면서 선진 스포츠 의학과 선수 트레이닝을 전공하고 지금 나의 천군만마가 되어 주는 선수 트레이너, 재활 트레이너, 기능성 트레이너 선생님들을 모셔 왔다. 이분들이 내 몸이 어떻게 빠개져도 무조건 원래 상태로 돌려줄 거라 확신해 내 몸이 빠개지는 것은 두렵지 않다. 계속 강조하겠지만 기존보다 더 큰 파워와 퍼포먼스를 욕심내면 자잘한 부상과 통증은 자연스레 동반된다. 다만 올바른 회복 운동과 발달 운동이 동반되어야만 가능하다. 정말 가만히 있으면 가마니 된다. 많이 운동하고, 많이 연습하고, 최선을 다해 회복해야 한다.

아마도 나와 같은 아마추어 골퍼들의 거리 세팅을 보면 7번부터 150m를 기준으로 한 클럽(10m)씩 늘어나서 아이언이 200m 아래에서 끝나고 유틸리티나 우드로 넘어갈 것이다. 또 우드는 쓸어쳐야 하는 구조라 대부분 요즘은 유틸리티를 두 개씩 사용하기도 한다. 나의 경우 웨지 58°, 52°, 46°, 4~9번 타이틀리스트 718mb를 사용하고, 4번 아이언에서 220~230m까지 본다. 그리고 21° 유틸리티 한 자루를 갖고 있다. 이걸로 240m를 본다. 물론 티에서는 드라이버만 치고, 나머진 다 내려놓고 치는 기준이다. 최근 PGA에서 디샘보가 파4 원 온을 하고 바로 퍼터를 치켜들고 그린으로 걸어가는 영상이 공개되었다. 또 세계 장타 대회 wldc(world long drive championship)도 주목받으면서 400야드 대의 드라이버 비거리는 남자들의 꿈의 거리가 되었다.

골프는 트레이닝이 꼭 필요하다고 확신했고, 스윙 연습과 트레이닝 및 리커버리의 비중은 오히려 트레이닝 리커버리 쪽이 훨씬 높다고 확신했다. 그러나 대중이 그것을 궁금하게 하려면, 인정받을 만한 결과물과 데이터가 필요했다. 이젠 나이를 좀 먹어서 예전처럼 들이대진 못하겠지만, 다시 한번 2년을

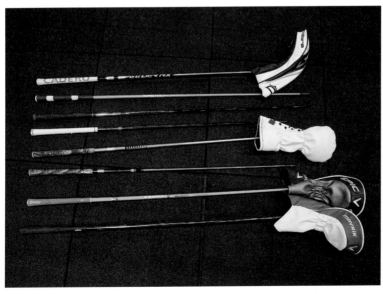
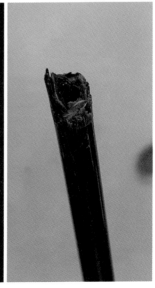

잡고 과정을 찍어 두고 결과를 보여 줘야겠다고 결심했다. 결과 없는 과정은 의미가 없기에. 그렇게 결심했고, 꿈은 크게 가지라고 했던가. 나의 스윙 모델은 '로리매킬로이'. 드라이버 비거리 350m를 목표로 삼았다. 그렇게 보여 주고 인정받은 뒤에 결과 있는 과정을 공유한다면, 프로들의 스윙처럼은 되지 않아도 내가 이 트레이닝을 증명하려고 이만큼 노력했고, 그 결과 뒤에 보이는 과정은 힘을 가질 테니, 모든 클럽을 대상으로 스윙을 만들기 시작했다.

샤프트는 뒤에서 다루도록 하고 드라이버 헤드를 먼저 보자. 골프를 시작한 지 2년이 안 되었기에 과거의 드라이버는 모른다. 그 짧은 기간에 10개가 넘는 드라이버 헤드를 사 보았다. 일단 브랜드들의 특성을 알아보고 싶기도 했고, 신상이 나오고 브랜드에서 인플루언서들에게 돈 주고 시킨 현혹성 광고에도 넘어가 보았다. 어차피 요즘 아이언이든 드라이버든 뻥 로프트(공을 띄우는 걸 어려워하는 아마추어들에게 어필하는 데 쓰인 로프트 각도보다 살짝씩 높게 세팅되어 출시됨)가 있어 $8°$, $8.5°$, $9.5°$, $10.5°$ 헤드를 다 사 봤지만 가장 낮게 조절해서 쓰곤 했다. 주로 $8°$ 이하로 썼고, 지금은 LD 헤드(long driver 선수들을 위해 만드는 국내에서는 구할 수 없는 캘러웨이 소속 롱 드라이버 선수들에게 지급되는 헤드)를 $5°$로 사용한다. 물론 발사각은 $8°$에서 $12°$ 정도로 나온다. 드라이버 헤드가 깨진다는 말이 어이없었지만 진짜더라. 그게 때리라고 만든 건데 때린다고 깨져? 하지만 깨지더라. ld 헤드는 페이스 면 자체가 상당히 두껍고 웬만해선 깨기 힘든 구조라고 한다. 현재 드라이버 연습장 똥볼 기준 볼 스피드 75~80미터 퍼 세크, 내공 기준 83~85미터 퍼 세크 정도 나온다. 누구랑 같이 쳐 본 적이 없어서 그것이 빠른 스피드인지는 잘 모르겠다. 하지만 유튜브에서 본 장타 선수들의 볼 스피드를 보니 90m가 넘사벽의 기준인 듯하더라. 영상을 찍어서 봐도 내가 치는 것을 직관할 수 없기에 체감도 안 된다. 볼 스피드에 4를 곱하면 정타 기준 거리가 m로 나오니까, 300 정도는 안전하게 나가는 것이다. 마지막으로 갔던 피팅숍의 KPGA 프로님 말. 이 정도 치면 헤드는 아무 의미 없어요. 아무거나 끼고 치세요. 맞는 말 같다. 그냥 안 깨지고 너무 뜨지만 않으면 된다. 물론 메이저 브랜드들에서 매년 또는 2년에 한 번 신상 드라이버가 나오기에 기분상 바꿔 줘도 괜찮지만. 맞힐 줄만 알면 3x 샤프트 47.5인치 세팅을 치다가도 45.5인치 r 샤프트도 300m가 나가더라. 그 헤드, 그 깡통의 문제가 아니다. 내 스윙이 문제다. 스윙을 만들어라. 그리고 스윙 전에 내 몸을 알고 체력과 가동성 파워를 만들어라. 그럼 그냥 갖다 대고 반스윙만 해도 250m는 간다.

샤프트의 스티프와 cpm 중량

샤프트는 일단 무게가 있다. 대부분 40g대, 50g대, 60g대, 70g대 정도다. 그리고 강도는 대표적으로 L, R, SR, S, X, TX, XX, XXX 정도다. 레이디 샤프트는 대부분 40g대, r은 50g대, 나머지는 50g대부터 70g대까지 모두 있다. 다만 가볍고 단단할수록 공정이 복잡해지고 더 가벼운 원단으로 말아야 해서 가격대가 많이 올라간다. 나도 처음에는 해외 장타 선수들이 70g대 xxx를 사용하니 나도 그래야 하는 줄 알았다. 하지만 모두 경험해 보니, 나는 다윗인데 골리앗이 쓰는 칼을 휘두르는 격으로 속도가 현저히 줄어든다. 모두 경험해 본 결과, 50g대 샤프트 2개를 지금 연습 중이다. 50g대 xxx와 50g대 s이다. 이건 정말 방법이 없다. 모두 사서 경험해 보는 수밖에 없다. cpm은 cycle per minute라고 해서 측정기 위에 올려서 튕겨 주고 1분에 몇 번 떨리는지를 재는 것이다. cpm이 높을수록 그 샤프트의 강도는 단단하고 높고, 낮을수록 그 샤프트의 강도는 낭창거리고 낮다고 한다. 다만 cpm의 기준은 브랜드마다 측정 방법이 다를 수밖에 없어 브랜드를 막론하고 절대 기준이 될 수가 없다는 것이 함정이다. 또 L flex의 cpm이 남성용 R flex보다 높게 나올 수도 있기에 절대적인 기준은 될 수 없다.

헤드 스피드 (mgh)		샤프트 CPM (45.0")
70 ~ 80		205 ~ 220
80 ~ 90		215 ~ 235
90 ~ 100		230 ~ 255
100 ~ 110		250 ~ 275

토크, 킥 포인트

샤프트의 토크 값은 샤프트가 얼마나 비틀리는지의 기준이다. 토크 값이 클수록 비틀림이 크고 낮을수록 작다. 일반적으로 프로 골퍼 기준 3.2 정도인 샤프트를 사용하며 더 빠른 스윙을 구사할수록 그 값은 낮아진다. 나는 2.8 샤프트를 쓴다.

킥 포인트는 말 그대로 공이 맞을 때 샤프트의 휘어짐이 나타나는 지점을 말한다. 골퍼의 스윙 스피

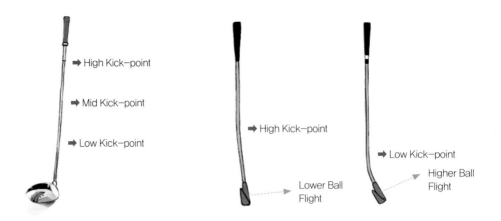

드에 따라 달라지는데, 스윙 스피드가 빠른 상급자들은 대부분 하이 킥 포인트의 샤프트를 쓰고, 미들 킥은 성향에 따라 선택하며, 로우 킥은 힘이 없어서 빠르게 스윙을 못 하기에 알아서 아랫부분이 휘어져서 톡 하고 올려 쳐 주는 것이 필요한 골퍼가 쓴다. 쉽게 설명하면 드라이버가 공에 맞아서 공이 15°이면 가장 적합한 탄도라고들 말하는데, 로프트 각이 평균 9.5°라면, 나머지 5.5°는 샤프트가 휘어져서 그 각을 보상해 줘야 최적의 탄도가 나온다. 스윙 스피드가 너무 낮아서 샤프트를 휘지 못한다면? 볼의 탄도는 9.5°로 그대로 나갈 것이다. 그런데 또 스피드가 너무 빨라서 샤프트가 너무 많이 휘어들어 온다면? 타이밍을 못 맞추면 25° 등 높은 탄도의 똥볼이 나온다. 따라서 킥 포인트 또는 샤프트의 스티프 정도로 그 골퍼에게 맞게 샤프트를 선택해야 한다.

토털 웨이트와 스윙 웨이트

그립 샤프트 헤드 무게추까지 모두 결합할 때의 총무게를 토털 웨이트라고 하고, 스윙 웨이트 저울로 측정하는 기준에 따라 여성 기준 c 단위에서 남성 롱 드라이버 선수 기준 e 단위까지 올라가는데 국내 남자 프로 기준 가장 많이들 세팅되는 스윙 웨이트는 d2~d4라고 한다. 나는 e1을 사용한다.

토털 웨이트는 결국 총무게라 아무리 힘이 좋아도 체중과 절대 근육량이 적다면 토털 웨이트를 가벼운 쪽으로 선택해야 한다. 내가 경험해 본 샤프트는 50g대 스윙 웨이트 d2에서 60g대 70g대를 거쳐 지금은 58g대 스윙 웨이트 e1을 사용한다. 난 70g대 샤프트를 쓸 때 삼국지의 장비 정도는 되어야 사

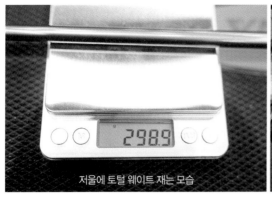
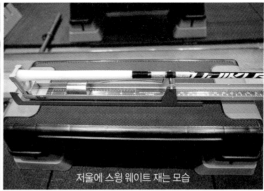

저울에 토털 웨이트 재는 모습   저울에 스윙 웨이트 재는 모습

모창을 들고 자유롭게 휘두르는데, '장비 반만 한 덩치로 사모창을 들고 휘둘렀구나.' 생각했다. 남들이 무거운 거 쓰니까 나도 무거운 거 쓰면 더 잘나가겠지? 아주 큰 착각이었다. 70g대 x 그 샤프트 이틀 만에 매물을 행했다. 70g대를 날렵하게 휘두를 수 없다면 가볍고 나에게 맞는 강도의 샤프트를 찾는 것이 현명하다. 70g대를 며칠 쳐 봤을 때 휘두를 힘이 없어 볼 스피드 70도 안 나오던 경험이 있다. 주제 파악을 잘해야 한다. 그 20g을 들면 느껴지지도 않을 무게지만, 실제로 휘두르면 이게 말이 안 되게 느려진다. 골프는 진짜 과학인가 보다.

분명 나에게 맞는 스윙 웨이트를 빨리 찾아야 한다

골프 클럽을 귀싸대기 때리듯이 쫙 감아서 공을 쳐야 한다는 말 들어 봤을 것이다. 또 채찍을 휘두르듯 스윙해 보란 말도 들어 봤을 것이다. 스윙 웨이트가 안 맞는다면 공이 맞는 순간에 빨라지거나 느려질 수 있다. 그리고 너무 가벼우면 힘에 비해 스윙 스피드를 못 낼 수 있다. 나 같은 경우에는 드라이버 샤프트를 20개 정도 사 봤다. 무게추도 2g 단위로 17g까지 모두 사서 직접 꽂아 보며 볼 스피드 속도를 측정해 보고 스윙 웨이트를 기록해 보고 최적의 스윙 웨이트를 찾았다. 이게 어떻게 보면 천만 원짜리 스윙 웨이트 값일 수 있던 거였다. 참고로 같은 샤프트에 같은 그립, 같은 헤드라면 무게추 2그램이 올라갈 때마다 스윙 웨이트가 1씩 올라간다. 뭐가 맞을까 싶어 피팅숍에 가서 시타를 해 본다고들 해서 나도 몇 번 가 봤다. 그런데 피팅숍에서 시타 몇 개로는 절대 알 수가 없다. 익숙한 환경도 아니고,

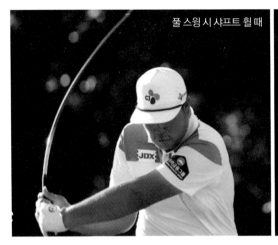

풀 스윙 시 샤프트 휠 때

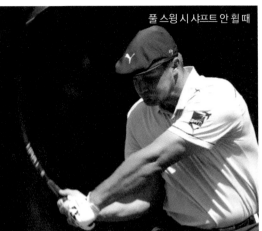

풀 스윙 시 샤프트 안 휠 때

빨리 몇 개 쳐 봐야 한다는 생각에 그게 내 속도와 내 스윙이 나올 수가 없고, 일단 몸을 안 풀었기에 정확할 수가 없더라. 결국 샤프트를 다 사서 그립 무게별로 갈아 보고, 저울과 추까지 싹 사고는 2주 안에 답이 나왔다.

나에게 맞는 강도의 무게와 플렉스를 찾아야 한다

할 말이 참 많다. 브랜드별로 샤프트를 참 많이도 사 봤다. 처음 받았던 드라이버는 타이틀리스트 ts3에 텐세이 오렌지 60g대 tx(tour x)였다. 스윙 웨이트는 d3.5였다. 현역 프로가 그것도 초 상위 선수가 전 시즌 사용하던 클럽이라 그냥 쳤다. 한 4개월 정도 그걸 썼던 것 같다. 그런데 물론 스윙이 안 좋고 아직 힘도 제대로 전달되지 못했겠지만, 죽어라 패도 280 이상이 안 나가더라. 다들 해 보듯 장비 탓을 하고 일단 헤드를 바꾸기 시작했다. 샤프트를 무거운 쪽 x로 계속 바꾸고 올라가 보지만, 속도가 더 안 나온다. 와, 욕이 나오면서 돈지랄을 시작했다. 아마도 고개 끄덕이는 이들이 많을 것이다. 그렇게 45.5인치로 치던 거리보다 좀 더 치고 싶은 욕심에 결국 또 47.5인치 롱 드라이버로 가고, 샤프트는 xxx 강도까지 갔다. 그 세팅으로 장타 선수의 초입 단계라는 3 스윙 연속 300m를 처음으로 쳐 봤다. 물론 그 드라이버 하이킥에 cpm 2.8 온갖 딱딱할 조건을 다 갖췄지만, 버겁지만 정타를 쫙 맞았을 때의 느낌은 너무 좋았다. 그 샤프트를 지금 4개째 쓴다. 데미지가 축적되면 샤프트가 부러지더라. 그리고 그렇게 드라이버 찾아 삼매경 끝에 최근 찾은 드라이버. 47.5인치 세팅에 s flex이다. 세상 편할 수가 없다. 아직 타이밍 적응은 못 했지만, 이 세팅으로 볼스피드 85에 321m까지는 나가더라. 나는 성향이 휘었다가 타이밍 맞춰 던지는 게 더 맞다. 이 대목에서 뇌리를 스치는 것. 프로들이 나만큼은 다 치겠구나. 단지 정확한 방향을 똑똑 떨어뜨리려고 60g대 x 정도로 80% 정도의 컨트롤 샷을 하겠구나. 나도 250 이상만 치면 된다면 예전 처음 그 프로분께 받았던 대로 세팅할 것 같다. '역시 짬밥은 무조건 이길 수가 없구나.' 요새 느낀다. 이래서 어떤 스포츠건 한 종목의 냄새라도 맡으려면 최선을 다한 2년이라는 시간이 필요하다.

그럼 나에게 맞는 플렉스를 찾는 법? 샤프트마다 적어도 200개 이상씩 쳐 봐라. 절대 시타로는 알 수가 없다. 시타 때 잘 맞아서 샀는데 몇 개 치고 몸 풀리니 세팅 바뀌고 안 맞는다. 이 경험 여러 번 해 봤다. 그냥 중고 매물을 사 봐라. 그리고 아니다 싶으면 수업료 내고 던져라. 요즘 골프용품 중고 장터가 어마어마하게 활성화되어 있다. 내가 과거로 돌아간다면. 알아보고 리스트업해 본 뒤 샤프트 20개를 한 번에 사 봤을 것 같다. 결국 다 꽤 오래 경험해 보고 그것들을 다 가져야 이거보다 이게 낫구나, 하고 알 수 있다. 나의 스윙과 몸의 스윙 메커니즘이 자리를 잡아 갈 테니 조금씩 더 좋아지는 것에 맞춰 또 바꿔 봐야 한다. 결론은 부지런해야 한다. 귀찮으면 그냥 그 채 들고 운동도 하지 말고 가서 계속 패기만 해라. 결국 그 자리에서 백날 계속 헤맬 것이다. 물론 힘 가동성 등 뒤편에 나올 몸을 세팅하면 모든 것이 바뀔 것이다. 내가 찾으라는 타이밍은 가동, 힘, 스피드가 다 될 때를 말한다.

갈 길이 멀다. 파이팅!

그립에도 종류가 많고 특색이 있다

실 그립, 반 실 그립, 고무 그립, 랩 그립 등 그립도 종류가 많다. 나는 롱 드라이브를 좋아한다. 실 그립, 반 실 그립은 프로들이 많이 쓴다. 그 이유는 wet 환경 때문이다. 비가 오면 랩 그립이나 고무 그립은 미끄럽다. 실 그립이 dry 환경에 조금 미끄럽겠지만, 비 올 때도 장갑만 바꿔 끼면 적당히 그립을 유지해 준다. 필드를 많이 나가는 사람들은 실 그립을 주로 낀다. 그립 장사는 아니지만, 나는 샤프트에 아이언 헤드를 연결하거나 드라이버 샤프트에 슬리브를 꽂는 에폭시 작업 빼고는 다 직접 많은 경험을 해 봤다. 그립도 그램 수가 있다. 40그램대부터 60그램까지. 물론 다 써 봤다. 처음에 스탠더드가 나에

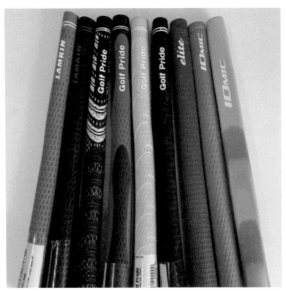

그립의 종류

겐 두꺼워서 자꾸 채가 도나?(두껍긴 네가 정타를 못 맞혀서 돈단다) 여성용 얇은 그립으로 바꾸고 또 왕손용 제일 두꺼운 그립도 바꾸고. 결국 난 스탠더드가 맞더라. 결국 그립은 어떤 두께가 나의 스윙 안에서 가장 안정성을 주는지를 느끼고 결정하고, 재질은 어떤 것이 가장 안 미끄럽고 안정감을 주느냐로 결정한다. 무게에 대한 이야기는 아래에서 하겠다. 결론은 궁금하면 그만 묻고 경험해라. 경험만이 해결해 줄 것이다.

그립, 샤프트, 헤드 무게 그리고 샤프트의 길이에 따른 스윙 웨이트의 변화

이건 공식이다. 그냥 외워라. 스윙 웨이트는 샤프트에 헤드를 결합한 총길이에서 어느 쪽으로 무게를 더 태워 주느냐에 따라 헤드 쪽이 무거워지면 스윙 웨이트가 올라가고, 그립 쪽에 태워 주면 스윙 웨이트는 내려간다. 스윙 웨이트를 변화시키는 요인은 같은 샤프트와 헤드라면 저 두 개만 보면 되고, 아예 샤프트도 바꿀 거라면 아래 공식을 대입해서 계산해 봐야 한다.

헤드의 무게추 2g을 높일 때마다 스윙 웨이트가 1씩 올라간다.

그립이 5g 무거워질 때마다 스윙 웨이트가 1씩 내려간다.

샤프트가 8g 무거워질 때마다 스윙 웨이트가 1씩 올라간다.

샤프트 길이가 0.5인치 늘어날 때마다 스윙 웨이트가 2씩 올라간다.

실제로는 브랜드 특성마다 진짜 너무 다르다. 무조건 쳐 보고 같은 세팅 안에서 무게추 그립만으로 그 채만의 스윙 웨이트만 찾으면 된다. 가장 최적이 무엇인지를 말이다.

장갑은 맞춤이나 한 사이즈 작은 것을 선택해라

장갑도 참 예민하게 봤던 포인트 중 하나이다. 장갑은 절대 겉돌면 안 된다. 맞히는 곳을 알아 두기는 했으나 거기까지는 아직 못 해 봤다. 내가 선택한 것은 풀 양피에 한 사이즈 작은 내 기준에 손이 크지 않아 22호를 낀다. 그러면 처음에 좀 타이트하다. 하루만 치면 딱 맞게 늘어나 핏 된다. 무조건 작게 껴라. 하루면 늘어난다. 어차피 며칠 치면 찢어져 버리고 또 새걸 끼지만 장갑이 돌면 채가 같이 돈다. 작게 끼고 잠깐 피 안 통하는 게 낫다. 그래서 선수들이 이동할 때마다 벗나 보다.

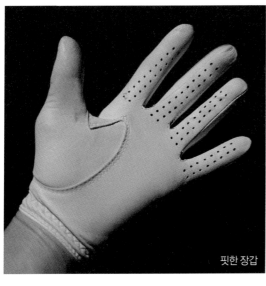

핏한 장갑

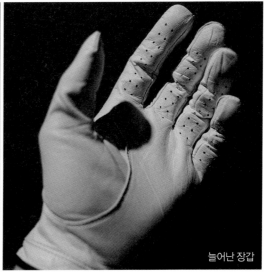

늘어난 장갑

골퍼에게 골프 트레이닝은 필수다!

가동성

보디 스윙이 되려면 올바른 가동성→기본 근력 지구력→근 파워→안정화의 순서이다. 그 위에 스윙을 입혀야 한다. 백날 레슨받고 스윙 연습해도 안 되는 놈은 안 된다(백날 스윙 연습해 봐야 다친다).

많은 인 도어 연습장과 스크린 연습장을 경험해 보며 타석에 있는 사람들을 관찰한다. 평생 사람 몸을 만드는 일을 하는지라, 그냥 스쳐도 보인다. 저 사람의 문제는 무언지. 물론 아무리 선수라고 해도 제 몸이 어떤지는 다른 사람이 봐 줘야 안다. 그게 재활과 선수 트레이닝을 스스로 할 수 없는 이유이다. 누군가는 다리가 털리고 있고. 누군가는 요추 고정 흉추 회전이 안 되어서 백스윙 각도가 안 나오니 엎어 치는 사람, 누군가는 팔로만 치는 사람 등 대부분의 사람이 몇 안 되는 문제점 안에서 쳇바퀴를 돈다. 그들이 가는 루트를 그대로 밟아 보고 싶었다. 그래서 나도 일단 냅다 쳐 봤다. 그리고 그 영상들을 자료로 남겼다. 골프는 테이크 어웨이, 정확한 힌지 코킹과 함께 백스윙, 백스윙 톱, 전환 동작, 다운스윙, 임팩트, 폴로 스루, 피니시의 순서로 1초라는 시간 안에 저 동작들이 순차적으로 나와 줘야 한다. 그런데 대부분의 아마추어 골퍼를 보면 이미 테이크 백이나 백스윙 동작이 안 되더라. 그런데 공을 2시간을 치더라. 레슨해 주는 프로님들도 엄청 답답할 거다. 이거 이러면 안 되는데 이 사람은 왜 안 되지? 아무리 해도 늘지 않을 수밖에 없다. 효율이 많이 떨어진다. 그리고 집에 가서 아마 자신이 좋아하는 프로의 스윙을 보겠지? 그리고 자신은 따라 한다고 해 볼 거다. 나도 그러했다. 매킬로이는 PGA 선수 중에서도 흉추의 가동성과 백스윙의 아크 각이 $20°$가 더 나온다고 한다. 요추를 $20°$만 돌린 상태에서 흉추로 $90°$를 돌려 버리니 합이 $110°$가 나온다.

엄청난 가동성을 확보해 놓은 상태에서 여유 있게 풀며 때릴 수밖에 없고, 가속력은 붙을 수밖에 없다. 그렇게 치고는 싶은데 아마 대부분 허리가 안 돌 거다. 그리고 그렇게들 말한다. '나는 유연하지 못해서.' 말도 안 되는 핑계들을 댄다. 확실히 말해 주겠다. 반드시 구분해서 알아야 한다. 유연성과 가동성은 다르다. 당신은 가동이 안 되는 것이다. 억지로 꺾어서 누가 눌러 주면 허리가 $90°$ 돌 것이다. 그런데 내가 클럽을 잡고 백스윙하면 그 각이 안 나온다. 가동성은 내 의지나 내 근육으로 끌고 들어가는 각도를 말한다. 투수가 공을 던진다고 치자. 투구 자세로 공을 뒤로 최대한 빼고 크게 어깨를 써서 던지지 않고 머리 위에서 그냥 던진다고 하자. 전력투구 시속 150km/h가 나오는 선수도 공을 돌려 던지는 각도를 제한하면 그 속도는 반도 안 나온다. 골프도 마찬가지다. 그 상하지의 분리와 분리할 수 있는 정도에 따라 백스윙의 회전각이 나오고, 가동성이 안 나오는 이에게 컨트롤 샷은 안 하는 게 아니

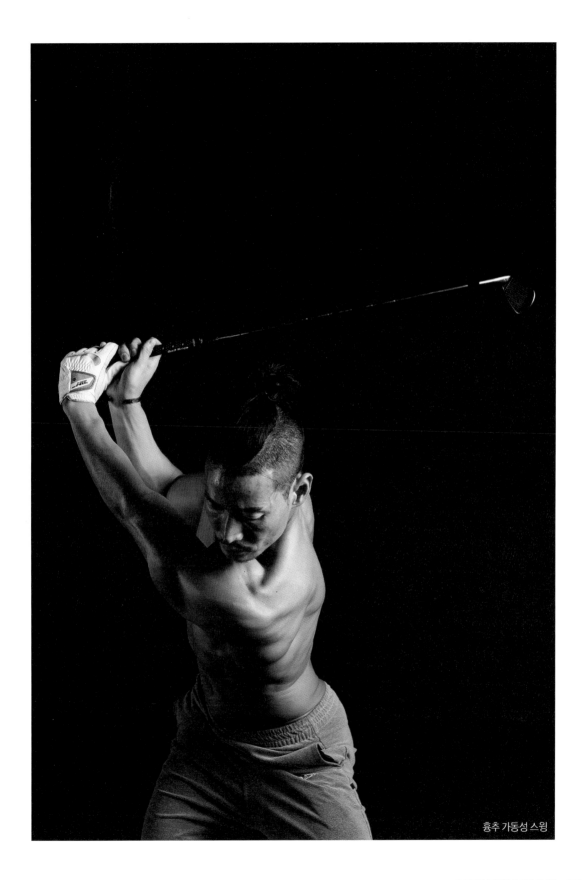

흉추 가동성 스윙

라 못 하는 것이다. 당신의 백스윙 흉추 로테이션 각이 70°밖에 안 나오는데 매킬로이는 110°를 확보해 두고 70°를 쓰는 컨트롤 샷을 구사한다. 당연히 여유 있는 각도와 힘을 확보해 두고 그것을 60%로 스윙하는 것이 정확도가 높을 것이다. 그게 컨트롤 샷이다. 결론은 당신도 그 각을 확보해야 한다. 그게 최우선이다. step 1은 가동성 확보이다. 그 가동성이 확보되지 않으면 무조건 다친다. 힘으로 끌고 갈 수 없는 영역으로 자꾸 반동으로 채를 던져서 가져가고, 그러면 폴로 스루 이후에 피니시도 내 각을 크게 벗어나며 감속 구간에서의 엄청난 속도의 힘과 그 스트레스를 관절이 다 브레이킹으로 받아야 한다. 결론은 허리 나가고 어깨 망가진다는 소리다. 그리고 그 거리를 뽑아내려고 흉추각이 안 나오는 이유로 없는 속도를 다른 관절들이 대신 보상해서 낸다. 그러면 또 그 올바르지 못한 힘으로 인해 다른 관절도 다친다.

기본 체력과 근력

자, 그래서 step 1에서 올바른 가동성을 확보하는 시간을 가졌다고 치자. 그럼 이제 또 공을 쳐 본다. 백스윙, 폴로 스루 다 올바르게 가동되고 아프지 않다. 다음은 뭘까? 기본 근력인 지구력이다. 공을 하루에 몇 개 정도 칠 수 있는가? 나는 400개를 80분 안에 쳐 봤다. 골프가 이렇게 힘든 운동이었는가를 그때 알았다. 일단 다리가 떨린다. 어드레스 기본 셋업을 80분 버틴다. 물론 풀고 쥐고를 반복하지만, 처음에 허리가 끊어지더라. 처음에는 시간으로 주어지는 연습장의 시스템상 공을 많이 치게 되더라. 욕심은 많아서 많이 치면 좋은 줄 알았다. 하지만 결국 빈도가 몸을 세팅하는 것은 맞기에 그 시기를 그냥 겪어 보았다. 그런데 결론은 하지부터 온몸의 모든 근육량과 지구력 확보가 필수였다. 그냥 웨이트 트레이닝하면 되냐고? 반은 맞다. 하지만 잘하고 싶은 운동이 있다면 그 운동에 해당되는 최적화시킨 운동을 해야 한다. 올바른 골프 트레이닝의 방법은 따로 있다. 골프는 회전 운동과 수직 운동의 조화이다. 요즘 우상혁 선수가 핫하다. 대단한 사람이다. 나는 초등학교 때 높이뛰기 선수였다. 그때 기억으로 5학년 때 145cm 정도를 넘었던 것 같다. 높이뛰기는 대각선에서 원을 그리며 달려가며 수평 속도를 올리고 그 수평 속도를 한 발 수직 점프로 전환해 얼마나 높이 뛰어오를 수 있는가. 그리고 배면을 통해 그 봉을 떨어뜨리지 않고 넘을 수 있는가. 그렇게 몇 cm를 넘는지 그 정도를 겨루는 경기이다. 골프도 마찬가지다. 클럽마다 길이가 다르고 스윙의 각이 달라지지만, 그 스윙 각도 안에서 얼마큼 치면 반력을 잘 사용해서 회전 운동과 수직 운동을 잘 전환하느냐가 헤드 스피드 볼 스피드를 결정한다.

나는 욕심이 없고 그냥 딱딱 맞춰 치는 세팅만 되었으면 한다? 하는 골퍼라면 가동성 확보 이후, 적당한 근력 지구력만 확보해 주고 바로 안정화 트레이닝으로 넘어가면 된다. 하지만 비거리와 강한 임팩트에 대한 욕심이 있는 골퍼라면 근력 운동의 단계에서 신중하게 덤벼야 한다. 회전 운동, 수직 운동 그리고 사용되는 관절, 즉 적어도 13개 이 조합을 최적화시켜서 단 1초에 밀어 넣으려면? 모든 면에서 여유가 넘쳐야 한다. 사람이 처음에 취업하면 회사 사람들 눈치도 보고 업무 파악도 하고 업무 환경도 세팅하고 정신이 없다. 그런데 그건 그냥 출근하면 해야 하는 기본이다. 그 와중에 내게 주어진 일을 해내고 다음 일을 생각하는 데 걸리는 기본적인 시간이 있다. 그리고 내 기본적인 일을 하며 다른 일을 또 해내고 영역 확장이 된다면 그 사람은 일을 잘하는 사람이고, 결국 멀티가 되는 사람이고, 곧 후배도 돕고 다른 팀 일도 돕고 미팅도 하는 등 여러 가지 일을 같은 시간 안에 해낼 수 있다. 골프는 멀티가 아니라 십여 개의 포인트를 한 번에 해야 한다. 그래서 어려운 거다. 멀티가 되려면 하나씩을 따로 떨어뜨려서 여유 있게 해내고 생각할 만큼 익숙해야 한다. 운전도 그렇다. 처음엔 액셀, 브레이크, 핸들, 깜빡이, 룸미러, 사이드미러 이것만으로 온몸에 쥐가 나고 다리가 풀린다. 익숙해지고 시간이 지나면 운전하며 통화하고 멀티 조작을 하고 심지어 문자도 보고 전화 목록을 찾고, 강의를 듣는 등 가지가지 다 한다. 이게 골프에서도 적용되려면? 기본적으로 저것들이 따로따로 다 되어야 한다. 가동성은 운전의 기본 기술, 근력 지구력은 그 운전에 여유를 줄 것이며, 파워는 고마력 자동차를 끌 수 있는 기술, 안정성은 어떤 차를 타도 능수능란하게 다루도록 해 줄 것이다.

백스윙은 가동성이다

잘하는 테이크 어웨이 백스윙, 백스윙 톱의 모습을 보자. 나는 다음 사진을 정지 상태에서 찍었다. 반동 주고 순간에 찍은 것이 아니다. 발바닥, 무릎, 고관절, 가슴이 보는 방향, 어깨의 방향과 움직인 각도, 손목의 방향, 머리의 고정(회전축의 고정)을 보자. 인 도어 연습장에 가면 프로들의 연습 장면을 목격할 수 있다. 그들을 보면 구간별로 끊어서 연습하는 것을 볼 수 있다. 그것은 구간별로 몸의 신경과 골격근에 그 구간까지 가는 움직임과 정지 동작을 입히는 것이다. 그리고 그 메모리를 통해 연속 동작에서 변수를 최소화하고자 반복 숙달하며 그 동작을 한 겹 한 겹 몸에 입힌다. 평생 공 친 프로들은 왜 아직도 그 동작을 할까? 느끼는 거다. 내가 지금 잘 가고 있는지, 올바른 궤도 안에 있는지를 말이다. 물론 자기가 느끼고 보는 것이 한계가 있기에 타이거 우즈조차도 매번 코치의 레슨을 받는다. 구분

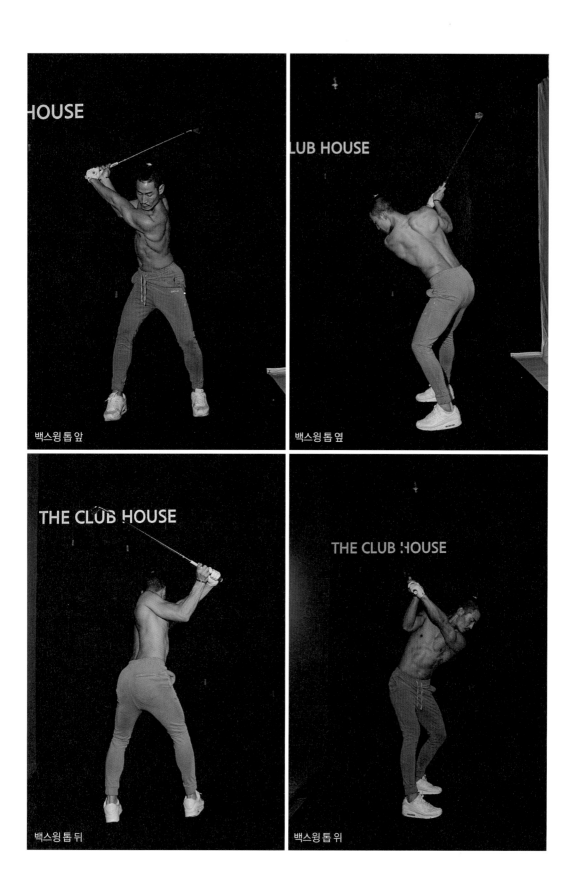

백스윙 톱 앞

백스윙 톱 옆

백스윙 톱 뒤

백스윙 톱 위

동작에서 저 동작이 나오지 않는다면 연속 동작에서는 잠시 잠깐 나올 수는 있겠지만, 그 궤도가 계속 변할 것이다. 말 그대로 백스윙을 던지듯이 잠깐 반동으로 가져가서 관절각이 계속 변할 것이기 때문이다. 그 말은 공이 정타가 맞을 확률, 또 내 의지대로의 방향 세팅에서 어긋날 확률이 높아진다는 말이다. '걸렸으~' 하는 느낌이 뭔지 알 것이다. 그게 간혹 걸려서는 안 된다. 10 중 8개는 걸려야 한다. 프로들이 그렇단다. 10개 샷을 하면 8개는 걸린단다. 근데 우리는 10개 중 한두 개가 걸린다. 이러면 잘 맞는 날은 싱글 치고, 안 맞는 날은 100돌이가 된다. 이러면 또 장비를 탓하기 시작하며 장비 바꾸고 레슨받으러 간다. 가동성부터 확보하면 거리 문제는 해결 못 하겠지만 딱딱 맞히는 것은 가능해질 것이다. 거리까지 잡고 싶으면 이 책에서 제시하는 모든 과정을 클리어해야 한다. 물론 물리적인 키, 체중, 근육량 등의 제한이 있기에 2배, 3배의 힘을 늘릴 수는 없으나 당신이 가진 환경 안에서 최고치까지는 갈 수 있을 것이다.

임팩트는 파워다

impact. 비거리를 필요로 하는 드라이버는 +어택 앵글(어퍼 블로), 볼을 세워야 하는 아이언은 -어택 앵글(다운 블로), 쓸어치는 페어웨이 우드는 0어택 앵글(사이드 블로)이다. 아이언은 얼마나 땅에 헤드를 잘 처박아서 백스핀을 잘 먹여 공을 보내 원하는 곳에 떨어뜨리느냐의 싸움이다. 드라이버는 얼마나 공을 앞으로 감아쳐 최대한 백스핀 없이 2,000 미만으로 런이 많이 나오게 해서 멀리 보내느냐의 싸움이다. 그러려면 내 백스윙과 전환 후의 다운스윙으로 인한 속도를 최대화하고 그 힘을 공에 잘 전달하는 능력이 필요하다. 여기서 PGA 톱 상위권 선수인 매킬로이와 존람의 예를 들겠다. 매킬로이는 가동성이 다른 선수들보다도 월등히 좋다. 존람은 그 3분의 2 또는 반 정도밖에 안 나온다. 그런데 이 둘의 비거리는 비슷하다. 존람은 어릴 적 구조적인 오른발 문제로 가동성이 확보될 수 없었기에 다른 방향이 발달해 그 속도와 파워를 만들어 낸 케이스다. 백스윙의 아크가 얼마나 큰가는 롱 드라이버가 아니면 크게 의미가 없을 수 있다. 같은 각도에서 얼마나 잘 던져서 힘을 그대로 공에 전달할 수 있는가는 기술적인 측면도 있지만, 트레이닝을 통해 최대치를 발휘하도록 하는 것이 중요하다. 그게 선수 트레이닝의 원칙이다. 한 명 한 명의 가동성이 다르고, 그 안에서 또 특출나게 잘 쓰는 근육의 부위들이 있다. 그럼 그것을 활용하여 최적화시켜 장점으로 단점을 극복하도록 해 줘야 한다. 물론 기본을 다 갖추고, 나머지도 다 잡고 싶은 상위권의 이야기이지만, 기본이 되어 있다면 10~20% 보상 패턴의 훈련을

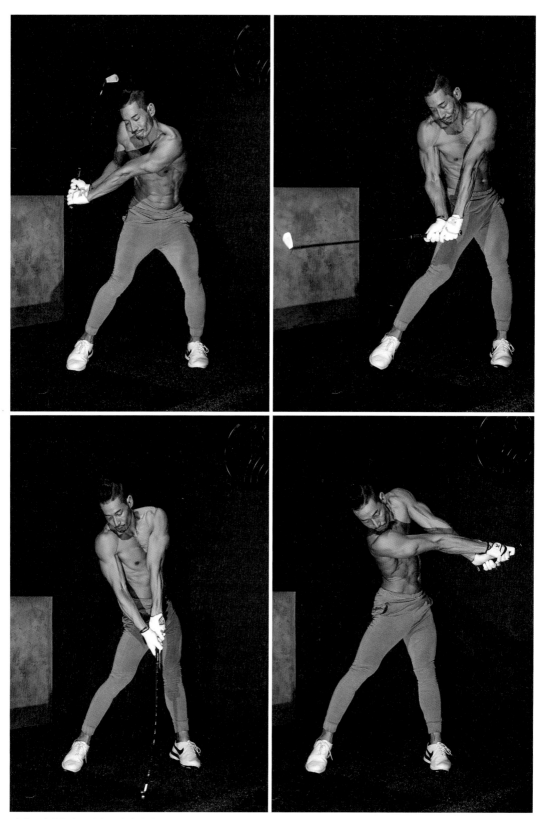

임팩트 시의 올바른 패턴 공 맞기 직전

통해 충분히 채워 넣을 수 있다.

프로들의 게임을 보면, 숏 아이언으로 풀 샷을 잘 안 한다. 짧은 아이언은 풀 스윙으로 칠 필요가 없다. 풀 스윙을 못 해서 안 하는 게 아니다. 풀로 안 쳐도 안전하게 그 정도 감을 수 있기에 그렇게 치는 거다. 하프 또는 하프보다 큰 아크 안에서 얼마나 정확한 임팩트를 주느냐의 싸움이다. 단 이 또한 내가 낼 힘의 120%를 만들어 놓아야 더 예리하고 날카로운 컨트롤이 가능해진다. 자동차로 예를 들면 2,000cc 차도 간신히 바닥을 밟으면 200km까지 달릴 수는 있다. 하지만 5,000cc 대배기량의 차는 액셀에 가볍게 발만 대도 어느샌가 200km까지 버겁지 않게 속도를 올린다. 이처럼 회전과 파워 면에서 최대치를 확보해 두고 여유 있게 쓰는 것이 컨트롤이다. 회전과 수직의 전환 그 안에서 최적화시켜 놓은 몸 상태는 컨트롤을 조금 더 예리하게 하도록 도와줄 것이다.

폴로 스루도 가동성이다

폴로 스루, 골프 움직임의 메커니즘 관점에서 보면 임팩트 이후의 감속 구간을 말한다.

빠르고 큰 스윙 이후의 브레이크 동작이며, 아름답고 멋진 스윙의 완성인 피시로 접어드는 구간이다. 임팩트 시 힘이 들어간 방향에 따라 안쪽, 가운데 또는 바깥으로 헤드가 빠질 수도 있다. 추구하는 스윙의 궤도가 어떤 스윙이든 양팔이 곧게 펴진 테이크 어웨이와 같은 동작이 폴로 스루 구간에서도 나와 주어야 하는데, 연습장에서 대부분의 골퍼를 보면 이쁘게 팔을 포개고 들어가는 동작보다는 깎아 친 뒤에 나타나는 치킨 윙 동작으로 주로 관찰되곤 한다. 그 이유가 뭘까?

골프는 단방향 타격 운동이다. 힘을 계속 진행 방향대로만 주고 백스윙 가동만 신경 쓰지 폴로 스루 구간에서의 움직임과 가동은 신경들을 안 쓴다(대부분의 골퍼를 두고 양쪽의 가동성을 테스트해 보면 대부분 왼쪽이 오른쪽보다 가동되는 범위가 매우 좁다). 양 구간에서 모두 팔이 곧게 펴지고, 광배근이 최대로 늘어나지 않으면 헤드가 그리는 원의 크기가 작아지고, 그러면서 힘과 거리의 손실이 발생한다. 그래서 우리가 처음 똑딱이를 배우는 기간에 반스윙, 하프 스윙을 하며, 90 to 90 '뒤로 악수, 앞으로 악수'를 먼저 배우고 가는 것이다. 뒤로 악수는 테이크 어웨이에서 하프 스윙 자세가 나온 뒤 앞으로 악수는 폴로 스루로 연결하는 것이다. 요즘 트렌드는 피니시 동작을 최소화하여 임팩트에 쏟아붓고 폴로 스루 구간에서 스윙을 끝내는 것이라고 한다. 하지만 멋진 피니시 동작의 가동이 가능하면서 필요에 의해 생략하는 것과 안 되어 못 하는 것은 천지 차이이다.

해결하는 방법으로는 흉추의 가동성 운동과 날개뼈의 회전 운동 그리고 벌림 모음 동작에서 원활한 힘을 쓰도록 등 근육 및 회전 근개를 강화해서 그 가동 범위를 늘려야 한다. 폴로 스루에서 왼팔이 곧게 던져지지 못하고 구부려지는 이유는 흉추가 회전 못 하고 그 범위가 작아서 가슴이 정면보다 더 뒤쪽을 보지 못하고, 왼쪽 날개뼈의 모음 동작으로 연결하지 못하는 몸의 상황에서, 몸통의 가동성을 더 확보하기 위해 팔꿈치를 사용하여 회전력을 더하는 것이다. 다시 말해 하체와 상체 회전의 감속 구간에서 감속보다 회전력을 가속하기 위해 팔꿈치의 힘을 사용하여 회전력을 더하는 것이 치킨 윙이다. 대부분 남자는 여자처럼 어떻게 유연하게 스윙하냐고들 말한다. 어떻게 보면 유연성과도 연관되지만, 대부분은 가동성이다. 힘을 주기에 근육이 가동되고 그 각도를 만드는 것이지, 유연하게 움직이는 것이 아니라는 말이다. 남자가 여자보다 근육이 많아서? 그렇다면 더 할 말이 없다. 근육이 많고 그 근육을 쓸 줄 안다면 오히려 더 가동되어야 하는 것이 맞다. 뒤에 나오는 운동을 섭렵해 가며 한 겹 한 겹 몸에 그 능력들을 익혀 스윙해 보면 자연스레 나도 여자처럼 스윙이 부드러워질 수 있구나, 내 몸이 그 범위에서 움직이는 능력이 떨어지거나 약했을 뿐이구나, 라는 것을 알 수 있을 것이다.

스윙에 정석은 있는가

정석보다는 멋진 스윙의 기준은 있다. 과연 나는 어디에서 합의할 것인가?

누구의 스윙을 정석이라고 할 수 있는가? 타이거 우즈? 로리 매킬로이? 그 둘은 가장 성적이 좋고 오랜 기간 톱클래스를 유지했으며, 많은 사람이 그들의 스윙을 즐겨 보고, 그것이 좋은 스윙이다, 스윙의 정석이다, 라고 모두 극찬하며 시간이 지나며 그게 정석처럼 굳어져 갔다. 기능 해부학적으로 접근하자면 해부학적 자세에서 고유 관절 가동 범위라는 것이 정해져 있다. 물론 개인차가 미세하겠지만, 기본적으로 나와야 하는 범위는 정해져 있다는 말이다. 대부분의 아마추어 골퍼를 잡아다 해부학적 자세에서 관절 가동 범위를 측정해 보면 가동성이 턱없이 부족하다. 골프뿐만 아니라 그 기본적인 가동 범위가 나오지 않는다면 내 몸의 성능을 다 내지 못할 뿐만 아니라 언제든 부상당할 수 있는 환경에 노출되어 있다. 반드시 그 고유 관절 각도만큼의 가동성은 확보해 주는 것을 목표로 해라. 그리고 기본 이후에 매킬로이의 각도는 옵션이다. 물론 아픔과 고통이 따를 것이다. 노력해서 못 할 것은 없다. 단 그 고통과 인내를 얼마나 감당하느냐가 문제이다. 골프의 목적이 프로 준비인 사람도, 그저 동네 친구들과 게임 치러 다니는 명랑 골퍼일 수도, 여러 가지 유형이 있을 것이다. 노력의 정도도 다르고 들인 시간의 정도도 다르다. 주제 파악을 하고 기준을 정해야 한다. 단순히 자세는 필요 없고 타수를 줄이려는 것인지(스윙을 저렇게 해도 공이 나가는구나 싶은 어른들, 싱글 치는 분들 많더라), 기본부터 스윙 자세, 비거리까지 모두 잡고 초반에 고생하더라도 오래도록 주변인들의 부러움을 받으며 골프 라이프를 즐길 것인지는 스스로 판단하고 합의하면 된다. 확실한 것은 모든 운동이 그러하듯 세계적으로 타고난 우리가 이름 대면 아는 이들을 빼고는 노력을 많이 한 사람이 2등은 할 수 있다. '나는 욕심 없는데?' 하면 안 하면 되고, '난 꼭 멋있고 싶어!' 하면 덤벼라. 준비해 주겠다.

피니시도 가동성이다

피니시는 어떤 공을 칠 것인지에 따른 필수적 결과 요소이다. 샷 메이킹에서 중간 과정을 내가 조절하며 칠 수 없는 아마추어의 경우 스윙의 결과물인 피니시로 중간 과정을 조정하여 샷을 만들어 치기도 한다. 그런데 피니시는 왼쪽 발끝부터 발목 관절, 무릎 관절, 고관절, 요추, 흉추, 어깨 관절까지 펴진 상태에서 거의 180°를 회전하는 동작이기에 멋진 피니시를 위해서는 엄청난 가동성이 필요하다. 프로 선수들도 남자 선수들은 피니시 동작에서 왼쪽 무릎이 구부러진 상태에서 피니시를 연결하는 선수

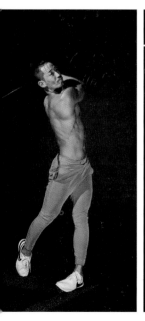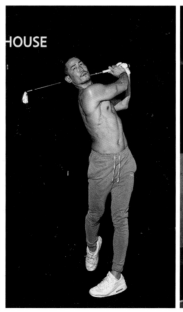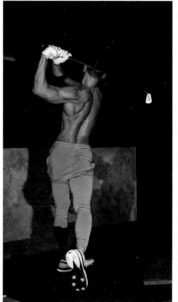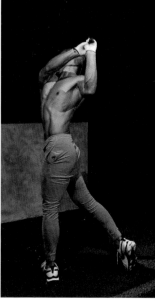

피니시 영역에서 나와야 할 관절 각도 크롭 컷들

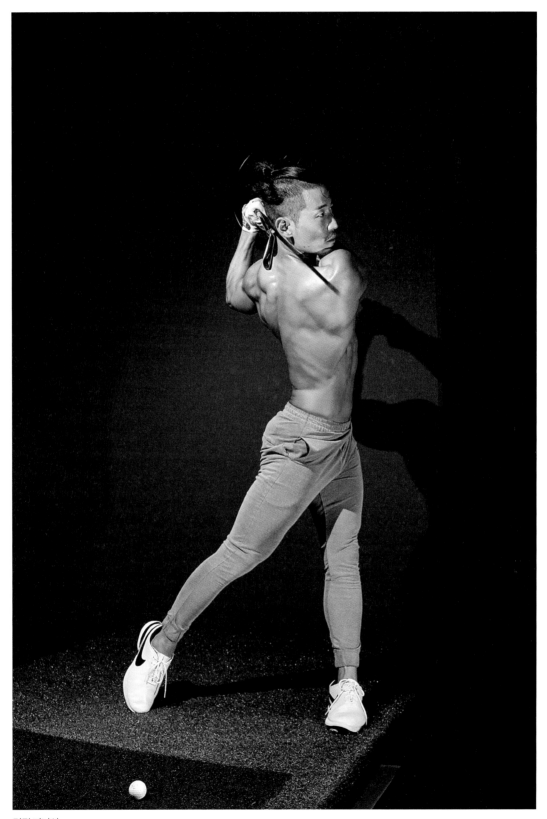

멋진 피니시

들도 있다. 이는 지면 발력을 완전히 활용하지 않는 스윙이라고도 볼 수 있지만, 잘 치는 프로 선수의 기준에서는 본인의 스윙에서 최적화시킨 스윙이기에 좋다, 나쁘다고 말할 수는 없다. 오히려 무릎이 안 펴진 상태에서 완벽한 피니시가 나온다는 것은 기능적으로 봤을 때 무릎을 구부려 놓고도 나머지 관절들에서 그만큼 각을 더 확보할 수 있다는 말이기에 가동성은 더 좋다고 봐야 한다. 마지막 영역이지만 스윙에서 빠질 수 없는 멋짐의 영역이기에 욕심이 난다면 뒤에 나오는 운동 파트의 모든 것을 성실히 해 보자.

거리는 관심 없고 쇼트게임만 잘하고 싶은데도 운동이 필요?

멀리 쳐야 해서 운동해야 한다고들 안다. 운동은 정교함을 위해서 필요하다. 버틸 때는 버텨 주고, 움직일 때는 제대로 움직여 줘야 오히려 정교한 스윙이 나온다. 어프로치는 하체는 바닥에 박아 두고 흉추 각도로 클럽의 각도를 만들어 친다. 그러려면 견고한 하체의 안정성과 원하는 만큼의 꼬임을 만들어 줄 흉추 가동성, 즉 결국 날개뼈의 안쪽 모음과 벌림의 견고한 기능이 필요하다.

골프공 100개를 치려면 엄청난 체력이 필요하다

스윙이 계속 달라지고 몸이 떨리는 이유는 근력이 부족해서이지, 골프채 잘못이 아니다

골프를 만만히 봤다. 반성 중이다. 제대로 하자면 꽤 많은 근력과 지구력이 필요하다.

먼저 어드레스를 잡는다. 그리고 관절들을 정비해서 편하고 안정화된 위치를 찾아 세팅하고, 테이크 어웨이, 백스윙, 톱 전환, 다운스윙, 임팩트, 폴로 피니시 이 모든 것을 공 하나에 실어 보낸다. 그것도 평소 쓰지도 않는 방향에서 온 힘을 다해서 말이다. 처음에 80분에 400개씩 칠 때의 나를 존경한다. 미친 거다. 비효율적이었다. 하지만 그렇게 과욕으로 움직여도 봐야 힘을 뺄 줄도 알고, 이제는 그때 공 4개 칠 시간 합쳐서 하나에 집중할 줄도 안다고 생각한다. 허리를 20° 정도 구부려 다리와 허리에 힘줘서 클럽을 끌고 올라가 스윙할 때 과연 그 동작을 연속적으로 수행했을 때 일관적으로 똑같이 나오려면 어느 정도의 체력이 필요할까. 내가 느끼기로는 지금까지 공을 20만 개 쳤다면 그 스윙을 뒷

받침하도록 엄청난 체력이 필요했을 것이다. 처음에는 내가 기존에 가진 체력과 근력에 자만했다. 어떻게 해도 나는 다 버틸 것이다, 라고 생각했던 것 같다. 그렇게 왼쪽 무릎 외측상과 인대 부상, 오른쪽 갈비뼈 미세 골절, 왼쪽 회전 근개 미세 파열, 오른쪽 가운뎃손가락 관절 변형, 왼쪽 견갑 거근의 지속적인 과사용 통증 등 고질적인 문제가 생겨 이를 해결하려고 리커버리까지도 섭렵하기 시작했다. 그리고 한 일 년 전쯤 매뉴얼대로 골프 트레이닝을 데스런 팀과 함께 만들기 시작하며 트레이닝과 리커버리를 동시에 하기 시작했다. 그 결과 안정화되어 가며 이제 스윙을 완성하며 내 최종 목표인 드라이버 거리 350m와 골프 트레이닝을 완성해 가고 있다.

골프를 치기 전에 왜 아무도 웜업을 안 하는가

연습장에 가면 웜업이나 가동성 운동을 제대로 하는 사람을 단 한 번도 보지 못했다.

아카데미생들이나 프로들은 아주 간단히 반대 스윙 정도 하고 웨지 잡고 바로 시작하더라. 물론 골프가 직업이고 생활인 선수들은 자신만의 루틴이 존재하겠지만, 일반인들이나 아마추어 골퍼들 기준으로 정말 단 한 번도 보지 못했다. 그래서 내 첫 번째 목표가 생겼다. 적어도 데스런의 골프 트레이닝을 모든 이에게 시킬 수는 없겠지만, 5분 웜업 루틴을 만들어서 이것만큼은 전국의 어느 연습장을 가도 모두 타석에서 하도록 만들고 싶다. 골프 스윙은 적어도 10개 이상의 관절이 복합적인 움직임을 내며, 폭발적인 힘도 동시에 내야 한다. 그런데 하루 23시간을 움직이지 않고 살아가는 현대인들이 연습장에 차를 타고 딱 주차창에서 타석까지만 걸어 들어가서 바로 스윙한다. 왜 23시간이냐고? 영업직이나 몸 쓰는 직업이 아닌 이상 아침에 일어나서 화장실에 앉았다가 식사, 출근하며 잠깐 이동, 그것도 몸을 움직이는 것은 잠깐 이동 수단을 타고 이동 그리고 앉아서 일, 점심시간 잠깐 이동하고 앉아서 식사한다. 또 사무실에서 일, 퇴근할 때 잠깐 움직임, 앉아서 저녁 식사, 취침, 정말 하루 한두 시간 빼고는 다 앉거나 누워 있다. 그리고 시간 없다고 빨리빨리, 바로바로 스윙한다. 몸이 제대로 움직일까? 하루 길어야 2시간 움직인다. 그러면 일 년에 8,030시간을 앉거나 누워 있고, 730시간을 움직인다. 압도적으로 가만히 앉아 있거나 누워 있는 시간이 길다. 무조건 제대로 된 웜업은 필수이다. 선택이 아니다. 스윙이 완전히 달라지는 것이 느껴질 것이다.

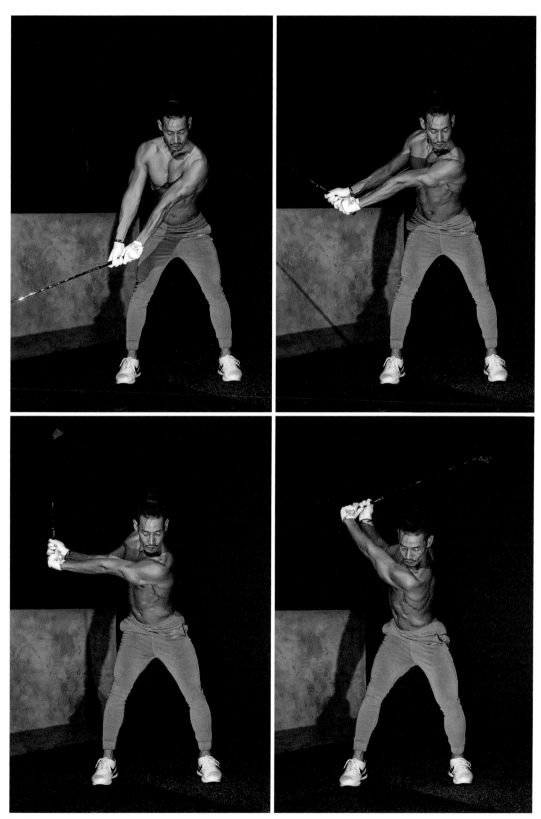

데이크 어웨이에서 백스윙 톱

도대체 왜 백스윙이 안 되고 엎어치는가

골프의 80%는 백스윙이다. 그 궤도와 범위에 따라 모든 것이 결정된다.

백스윙에서 올바른 궤도로 돌지 못하면, 덜 돌아간다면 당연히 채는 out to in 궤도로 들어갈 수밖에 없다. 다들 들어는 봤을 거다. in to in 또는 in to out 결국 둘 중 하나가 올바른 궤도인데, 둘 다 공통으로 in에서 시작한다. in은 안쪽을 말한다. in으로 가져가지 못하는데 in to의 궤도가 나오길 바라는 것 자체가 말이 안 된다. 가장 중요한 것은 흉추의 회전과 그 이후의 오른쪽 어깨의 외회전인데, 정상적인 어깨 외회전의 각도는 80°이지만, 골프 스윙에서 필요한 어깨 외회전 각은 110° 정도이다. 어깨 외회전 각이 110° 정도 확보되어야 백스윙 탑에서 팔꿈치가 지면에 수직 방향으로 서 있을 수 있는데, 최대한 만들어도 안 된다면 그땐 스윙 플레인에 대해 알아볼 필요가 있다. 아래에 스윙 플레인에 관해 설명하겠다.

원 플레인 스윙과 투 플레인 스윙

one plane swing: 말 그대로 백스윙의 클럽 궤도와 임팩트까지 궤도가 거의 비슷하게 하나의 선으로 합쳐지는 스윙을 말한다. 대표적으로 타이거 우즈와 로리 매킬로이가 있다.

two plane swing: 백스윙은 어퍼하게 올라가고, 다운스윙의 양을 많이 떨어뜨려서 임팩트로 접어들며 쉽게 말해 올려 들고 샬로잉을 이루며 낮춰서 다운스윙으로 임팩트로 접어드는 스윙을 말한다. 대표적으로 저스틴 존슨이 있다.

원 플레인과 투 플레인 스윙의 가장 큰 차이는 백스윙에서 만들어지는 어깨와 팔의 위치. 탑에서 어깨의 면과 팔의 면이 동일하다면 원 플레인 스윙, 어깨와 팔의 면이 다른 면에 위치한다면 투 플레인 스윙이다. 그럼 나는 어떤 스윙을 해야 하는가. 그것은 본인의 가동성과 스피드에 달렸다. 나의 스윙 모델은 로리 매킬로이였기에 나는 처음부터 원 플레인으로 정하고 팠다. 하지만 초기 40시간을 레슨해 준 선생님은 계속 투 플레인으로 가르쳐 주곤 했다. 처음 배우는 사람이고 당연히 투 플레인밖에 안 될 것으로 예상했을 것이다. '당구는 큐걸이'라고 나는 모든 운동은 선이 예뻐야 한다고 생각한다. 자세가 예쁘면 못 하기도 쉽지 않다. 그래서 원 플레인으로 굳히고 닥치고 파기 시작했다.

원 플레인 스윙은 아마추어가 따라 하기엔 다소 어렵다. 타이거 우즈, 로리 스윙을 따라 하다 망하

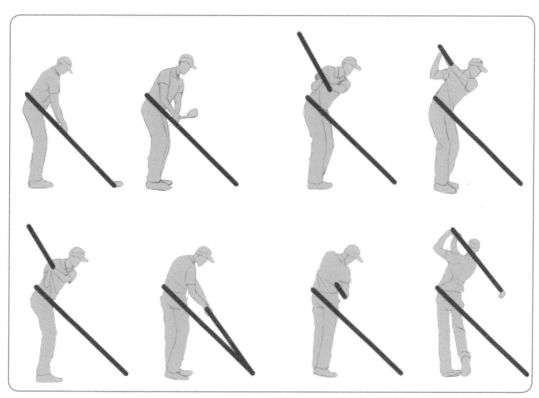

원 플레인 스윙

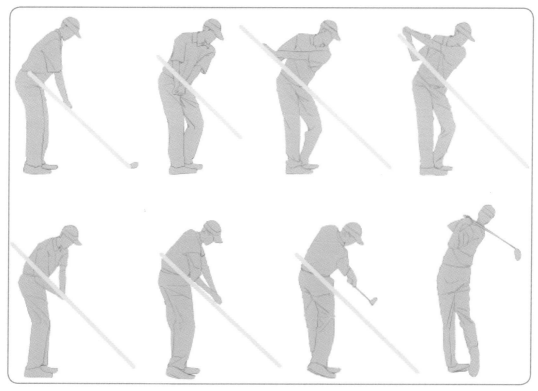

투 플레인 스윙

는 사람이 대부분이라고 할 만큼 쉽지 않다. 전 세계 골퍼 중 10%만이 원 플레인 스윙을 구사한다고 한다.

원 플레인 스윙이 왜 어렵나. 다운스윙이 거의 없을 만큼 백스윙 자체를 낮게 가져가야 하는데, 그렇게 되려면 몸의 꼬임, 즉 흉추의 로테이션 각과 날개뼈의 모임이 훨씬 많이 나와야 한다. 상하체 분리 및 꼬임을 잘 만들어서 톱으로 가져가도 꼬임을 풀어내는 다운스윙의 연결이 투 플레인보다 훨씬 빠른 속도로 진행되어야 한다.

투 플레인 스윙은 꼬임이 많지 않아도 거리를 많이 내는 방식이다. 원 플레인 대비 톱이 높으며, 다운스윙의 양이 많아지고, 내려오는 팔의 다운 포스와 지간의 지연 등 더욱 힘을 장전해 낼 수 있기 때문이다. 그 대신 샬로잉이라는 동작(헤드를 높이 들고 아래로 떨어뜨리며 멋진 궤도를 그리는)이 나와야 하고, 타이밍을 맞추기가 상당히 힘들다. 하지만 대부분 아니 거의 모두에게 투 플레인 스윙이 적용된다. 유연성, 가동성이 좋지 않아도 팔을 들어서 떨어뜨리며, 그 각도를 보상해 주는 스윙이기에 회전력을 조금 빼더라도 스윙이 가능해지기 때문이다.

지금 골프 스윙을 멈추고 내 몸을 골프 스윙에 맞게 세팅해 보자

어차피 세팅이 바뀌면 스윙을 다시 입혀야 한다. 하지만 단언컨대 그 몇 개월에 당신이 원하는 스윙을 만들어 줄 것이다

골프 선수들이 운동하기 꺼리는 이유는 근육 운동을 하면 근육통이 생기고, 현재의 우세한 근육보다 더 우세한 근육이 생기면 스윙 리듬이 깨지고, 그러면 모든 것이 꼬이기에 세팅해 놓은 스윙을 건드리지 않으려고들 한다. 그런데 나이가 한 해 한 해 먹어 가는 것은 생각 못 한다. 근육은 1년에 1kg씩 감소하고, 지방은 1kg씩 상승할 것이다. 그러면 가만있어도 힘은 떨어지고, 스피드가 줄어들면 쓸데없는 힘이 들어가 오히려 망가진다. 그래서 비시즌에 근력 운동을 하고, 시즌 들어가기 직전부터 스윙을 입히기 시작한다. 운동을 아예 안 하는 선수들이 대부분이었다가 최근 들어 골프의 트렌드가 파워 골프로 넘어가면서 다들 기본적인 근력 운동 정도는 할 것이다. 물론 선수들 기준이다. 당신이 아마추어 골린이라면 솔직히 망가질 스윙이 없다. 지금도 최적화된 스윙은 아닐 것이다. 그렇다면 몸 상태를 먼저 최적화시키고 공을 친다면? 예를 들어 공만 열심히 쳐서 갈 과정이 2년이 걸릴 거라고 치자. 몸을 먼저 세팅하고 공을 치면 1년이면 끝날 것이고, 2년이면 완성될 수도 있다. 무조건 기본적인 자기 몸 세팅을 점검해 보고 준비가 덜 된 부분을 보강하고 간다면 훨씬 그 과정이 빠르고 빠르기에 더 재미있을 것이다. 다들 공을 그렇게 열심히들 치는 이유가 남들보다 멋지고, 멀리 치고, 더 적게 치고 싶어서 아닌가. 우월한 이들에게는 분명히 이유가 존재한다. 그 안에 들인 노력을 보면 그들의 우월이 이해될 것이고, 그 과정에 분명한 이유가 있음을 알게 될 것이다. 분명한 것은 골격근의 올바른 세팅과 그 세팅 값의 유지 보완 안에서 스윙을 입혀야 일관적이고 파워풀한 스윙이 만들어진다는 것이다.

성장통

안 쓰던 근육과 안 움직이던 방향에서의 격한 단방향 운동은 반드시 통증을 동반한다. 그것이 근육통이든 부상이든 무조건 동반된다. 나 같은 경우는 딱 워너비 스윙이 있었다. 여자 선수 '마리아 파시'와 남자 선수 '로리 매킬로이'였다. 그냥 그렇게 치고 싶었다. 그들은 주니어 시절부터 가동성과 파워를 동시에 훈련하며 안정화할 대로 한 세계 정상급 선수들이다. 그런데 내가 다 늙고 신체 그래프 곡선이 고꾸라져 가는 40세 시기에 시작해서 그들만큼의 가동과 파워를 줄 수 있을까? 노력 여하에 따라 있을 수도 없을 수도 있다. 그때는 선택이다. 내가 무리 없이 늘릴 만큼 미비한 성장만으로 만족할 것인가 아니면 어디 몇 군데 내주더라도 '육참골단'의 마음으로 하나씩 얻어 볼 것인가를 말이다. 물론 나는 후자를 선택했다. 지금도 매일매일 성장 중이다. 그러면 통증과 친해져야 하고, 그 통증의 원인을 알아가며 올바르게 리커버리해 줘야 한다. 알면 당황스럽지 않고 대응이 가능하다. 사람의 불안 심리는 무지에서 온다. 대한민국의 어깨 분야 일인자가 '수술이 아니면 답이 없다.'고 답할 만큼 심하게 다쳐 보고 완벽하게 재활 후 하고 싶은 모든 운동을 다 하는 입장에서 이야기하면 아프지 않은 운동선수는 없다. 간혹 세계적으로 타고난 선수들이 있지만, 그게 아니면 나는 한계를 넘으려는 노력이 없었다고 판단한다. 운이 몇억분의 1 확률로 좋든가. 사람은 닥치지 않으면 미리 준비하지 않는다. 대부분은 그러하다. 리커버리나 기능적인 움직임도 결국 아파 보고, 불편하고, 힘들고, 짜증이 저 끝까지 나 봐야 판다. 나도 그러했다. 그래서 나는 적당히 아프고 다쳐 보는 것은 찬성이다. 올바르게 재활 및 회복시켜 줄 만한 전문가가 이제 내게는 있다. 믿고 때린다. 끊어지기 직전에 고치면 되니까. 단 휴식과 케어가 필요하다. 성장하고 싶다면 무리해서 해라. 가만히 있으면 아무 일도 일어나지 않는다.

비거리는 결국 스피드이다

아이언은 볼 스피드 곱하기 3, 드라이버는 볼 스피드 곱하기 4 정도를 비거리(m)로 판단한다.

누군가는 7번 아이언을 120으로 보고 누군가는 180으로 본다. 120 치는 사람은 무엇이 부족해서 그것밖에 못 치는가. 정타가 안 맞을 수도 있지만, 결국 헤드 스피드가 느린 것이다. 헤드 스피드 곱하기 1.5를 하면 볼 스피드가 나오는데, 결국은 헤드가 공을 느리게 때리니 당연히 나가는 볼이 느리고, 느린 공은 거리가 짧게 날아가서 떨어진다.

그러면 결국 헤드를 빠르게 휘둘러야 한다. 그런데? 또 정확하게 스위트 스폿에 휘둘러 넣어서 높이까지 딱 맞춰 넣어야 한다. 답은 정해져 있다. 결국 그걸 휘두르는 내 몸을 강하고 안정되게 만들어야 한다. 앞에서 쭉 다루겠지만, 관절의 고유 각도가 있고, 그것을 회복하고 추가 회복해 더 많이 움직여지는 관절의 안정성과 힘을 넣어 주는 것이 순서이다. 시간이 걸릴 것이다. 비거리를 늘리고 싶으면 백날 연습장 가서 두 시간씩 팬다고 안 늘어난다. 자세만 계속 망가진다. 제공되는 모든 테스트에 성실히 임해 보고 솔루션이 나오면 시키는 대로 해 보자. 절대 무조건 일 년 내내 매일 팬 것보다 빠르고, 자세는 점점 안정될 것이다.

근육을 늘리기보다 잠자는 지금 가진 근육을 먼저 깨워라

예를 들어 당신이 키 175cm에 체중 70kg, 근육량 35kg라고 해 보자. 골프를 잘 치려고 힘과 스피드를 늘리려고 근육량을 5kg 늘렸다고 치자. 골프가 소름 끼치도록 유의미하게 발전될까? 아닐 것이다. 일단은 가진 근육이 올바른 가동 범위 안에서 최대한 퍼포먼스를 발휘하도록 가동성 운동, 안정화 운동, 스피드 훈련, 파워 트레이닝 등의 운동을 통해 주어진 내 몸의 엔진 마력 안에서 최대 토크를 발휘해 보도록 한다. 그리고 모자란다면 그때 엔진을 손보도록 한다.

여기서 또 자동차를 예로 들자면, 대부분 남자는 고마력 자동차를 좋아한다. 600마력 오버에 80 토크란 소리를 하지만 그 차를 컨트롤할 만한 사람은 거의 없다. 그냥 폼 잡는 거다. 감당도 못 하지만 시동 걸고 방방대고 하차감을 느끼기 위함이지, 그 차 성능을 반도 못 쓰는, 대부분 2,000cc짜리 중형차도 80% 이상 컨트롤하는 드라이버는 잘 없다. 한때 레이스를 배운 적이 있다. 경차 클래스부터 1,600cc 자동차로 배웠다. 결국 그만둘 때까지 1,600cc까지도 다 컨트롤하지 못했다. 마찬가지다. 고유한 자기 힘부터 충분히 다 끌어내서 컨트롤할 때까지는 주어진 환경 안에서 트레이닝하고 연습해라. 그리고 90% 이상을 쓰는데 모자란다면 그때 엔진과 프레임(근육량만을 늘리는 운동을 하기를 권장한다)을 생각해라. 뻣뻣한 상태에서 근육량을 늘린다고 덩치만 커지면 스윙에는 오히려 더 방해될 수 있다는 것을 명심하자.

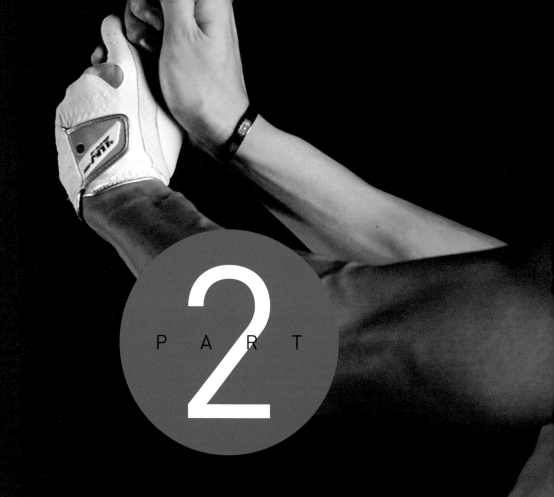

PART 2

스포츠 의학 연구에서 말하는
골프 트레이닝의 방향

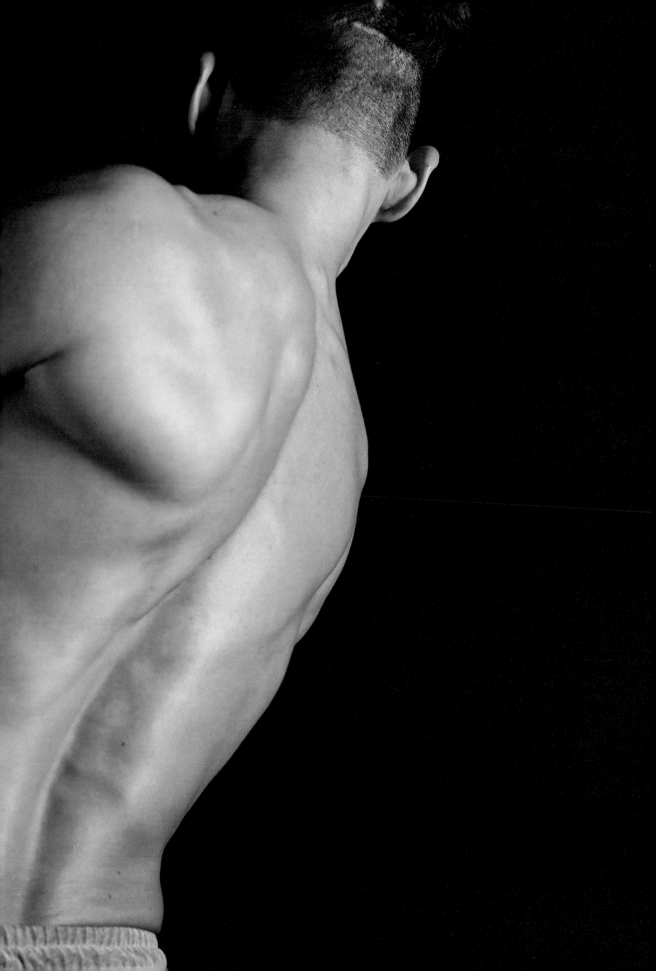

스윙을 하며 왜 자꾸 목이 돌아갈까

자, 프로님들께서 자꾸 목을 고정하란다. 그게 왜 안 될지 생각해 보았는가?

지금 당장 목을 돌려서 왼쪽 쇄골, 오른쪽 쇄골에 닿는지 평가해 보자. 되는가? 목이 90°를 도는가? 아마 안 될 것이다. 그런데 우리가 목을 고정하고 백스윙 시 어깨 90° 또는 그 이상 폴로 스루 시나 반대로 그 이상이 돌아야 프로같이 머리를 고정한 스윙이 나온다. 골프에서 기본은 가동성이다. 목을 케어해 봐라. 목의 가동성을 확보하면 한 곳을 바라보고, 스윙 자세는 훨씬 안정될 것이다.

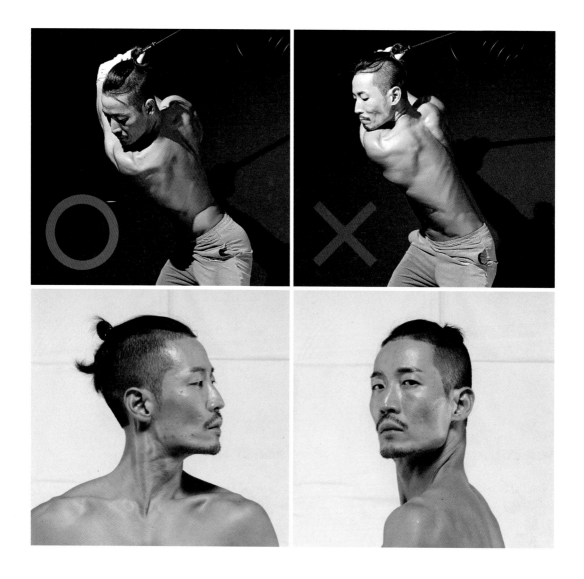

약점 보완의 끝이
결국 전체적인 퍼포먼스의 향상일 수밖에 없는 이유

대부분 부상이나 손상 그리고 자세를 교정하는 대상자들은 재활 운동 또는 교정 운동의 과정을 마치고 통증이 사라지거나 몸이 조금이라도 편안해지면, 자신들이 완벽하게 예전으로 돌아갔다고들 생각한다. 그러나 그것은 아주 큰 착각이다. 잘 생각해 보자. 당신의 그 손상과 불균형이 급성으로 불가항력적인 상황에서 온 것일 수도 있겠지만, 대부분은 오랜 기간 축적되어 온 몇 년, 몇십 년짜리 잘못된 자세나 운동 부족에서 축적된 업보와 같은 것인데, 단 몇 달 운동해서 그게 깔끔하게 없어진다? 단 몇 달 안에 통증만 조금 떨어져도 그 재활 코치는 엄청 능력 있는 코치이고, 당신은 간신히 통증 지수가 조금 떨어진 상태일 뿐이다.

그래서 재활이든 교정이든 가동성이든 그 끝에는 반드시 파워와 퍼포먼스 트레이닝이 꽤 긴 시간 행해져야 한다. 이미 우리 몸이 한번 다운되면 아무리 깔끔하게 개선되었다고 생각해도 예전 컨디션에 온전히 미치지 못한다. 그래서 병원이나 재활에서 말하는 안전하게 보장하는 재활 후 퍼포먼스 레벨이 70~80%이다. 그것도 매일 아침저녁으로 재활과 컨디셔닝에 전념했을 때의 이야기이다. 나 또한 어깨 슬랩 방카르트가 동시에 다 찢어졌을 때 재활 운동을 7개월 동안 아침 7시, 저녁 9시에 했다.

일반인들? 대략 많은 시간을 투자한다고 해도 반년 정도를 주 2회, 많으면 3회 시행한다. 물론 자신들의 허용 시간 안에서 최선이라 생각하겠지만, 턱없이 부족한 시간이라는 사실을 반드시 인지해야 한다. 아픈 사람, 다친 사람, 운동을 더 잘하고 싶은 사람 등 모든 사람의 입장에서 그럼 도대체 뭘 얼마나 오래, 어떤 강도로 진행해야 그때 완성인 거야? 라는 질문을 던질 수 있다. 초기 재활(신체 본연의 움직임과 각 관절과 근육의 원래 각도와 힘으로 회복시켜 주는 자동차의 점검과 소모품 교환, 오일류 교환, 휠 얼라이먼트 등)을 마친 뒤에도 퍼포먼스 트레이닝에 초점을 맞춰 또 오랜 기간을 트레이닝해 줘야 한다. 퍼포먼스 하니까 BMW의 m performance가 떠오른다. BMW라는 자동차 회사에서 스포츠 버전 자동차를 만들고 그것을 m으로 표기한다(물론 껍데기만 m도 있다). 고성능의 차들은 그 성능을 유지하려고 소모품도 자주 갈아 주고 또 그만큼 성능으로 끌어올려 어느 정도 주기를 두고 아르피엠 빵빵 쳐 줘야 길이 그렇게 나고 언제든 그 정도 퍼포먼스를 뽑아 준다. 고성능 차를 사고 10년 넘게 세워 뒀다가 정비 한 번 하고 탄다고 원래 성능이 나올까? 아니다. 주기적으로 소모품 교환 및 점검(재활 운동 및 교정 운동)해 주며 주기적인 고 아르피엠 사용 고속 주행(퍼포먼스 트레이닝)해 주어야 그 성능이 오래 가고 안정적인 편차 없는 성능이 나오고, 오랜 기간 유지하며 탈 수 있다.

결론은 통증을 원래 움직임으로 돌리고, 내가 원래 하던 신체 능력의 120% 정도까지는 성능을 끌어올려 주고, 그 상태에서 오랜 기간 유지해야 내가 생각하는 내 몸의 성능이 100% 간신히 나올 수 있다. 그것이 완성된 내 약점과 신체 불안 요소의 온전한 해결이다.

골프에서 파워 트레이닝은 무엇을 말하는가

골프라는 특정 종목에서 파워 트레이닝은 무엇일까. 그것을 말하기에 앞서서 파워 트레이닝에 대한 개념부터 설명하겠다.

'파워 트레이닝이란?'

일반적으로 빠르게 최대한 힘을 발현하는 행위를 도와주는 운동법을 말한다.

여기에는 가속이라는 변인(성질이나 모습이 변하는 원인)이 존재한다. 움직임이 빠르고 역동적인 많은 동작에서 최대한 빠른 속도로 힘을 내려고 큰 근육군들과 작은 안정근들이 힘을 저장했다가 한 번에 안정적이고 효율적으로 폭발시켜 주는 힘줄까지 복합적으로 운동시켜 주는 것을 말한다.

골프에서 파워 트레이닝은 타 구기 종목과는 차별화된다. 정적인 상태에서 폭발적인 힘을 가해야 하는 스포츠라 수영이나 육상의 스타트 자세, 원반던지기나 투포환 등 회전을 가해야 하는 종목과 성향이 비슷하다. 하지만 골프에서는 위의 타 종목들과는 다르게 단순히 반복적이고 폭발적인 파워뿐만 아니라 정교하고 일정한 타점의 위치까지 유지해야 해서 더욱더 까다로운 스포츠라 할 수 있다.

골프 스윙에 바로바로 영향을 주는 파워 트레이닝은 수직 점프 종류들이다. 문헌에서는 수직 점프의 측정 정도와 피실험자들의 골프 스윙의 파워가 비례한다는 결과가 있다. 수직 점프를 잘하는 골퍼가 골프 스윙에서도 지면의 반발력을 최대한 잘 활용하여 스윙 파워 측면에서 절대적으로 우위라는 것이다.

즉, 말 그대로 얼만큼 근력으로 중력을 멀리 차 내고 점프할 수 있는지의 능력과 골프에서의 지면 반력을 쓸 수 있는 능력이 같다는 말이다. 문헌에는 골프의 스윙 스피드와 지면 반력의 지수를 빠르고 높게 올려 준 것은 버티컬 점프라고 나와 있다. 기본적인 전신의 근력 운동과 앞에 나올 가동성 운동에 더불어 흡사 농구를 할 때 리바운드를 하듯이 높고 멀리 뻗어 올라가는 수직 점프를 두 발 또는 한 발 그리고 랜딩까지 신경 써서 트레이닝해 보아라. 그것이 바로 비거리와 직결될 것이다.

수직 점프 종류

01 : 양발의 파워 버티컬 점프

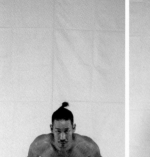
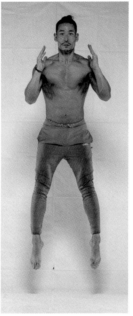

02 : 버티컬 점프 랜딩

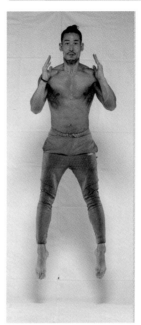

03 : 원 레그 플라이오 홉

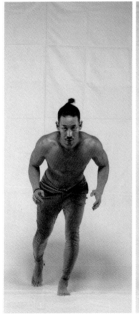
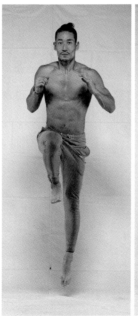
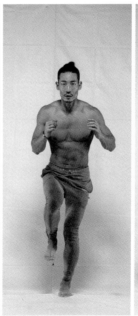
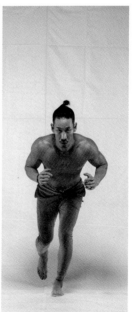

04 : 스쿼트

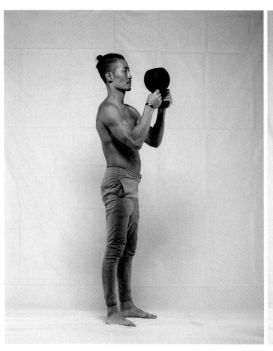 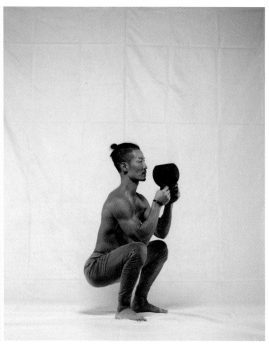

05 : 스플릿 스쿼트

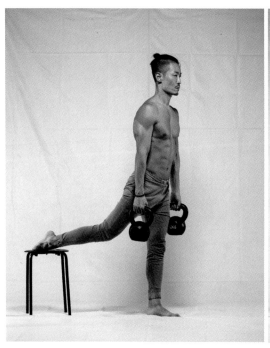 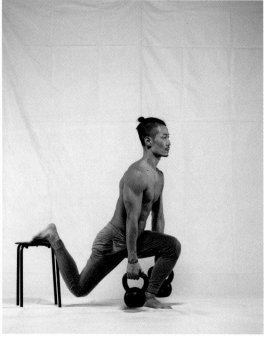

06 : 스플릿 점프

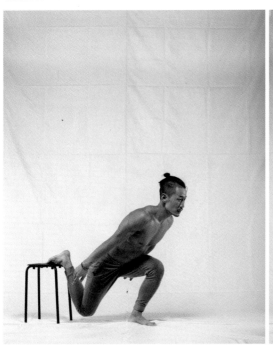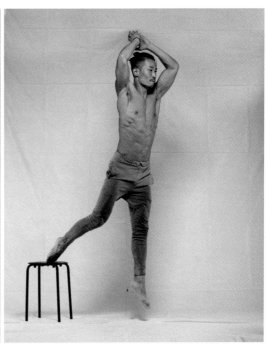

07 : 원 레그 점프 양쪽 이동 교차 점프 관련한 종목들

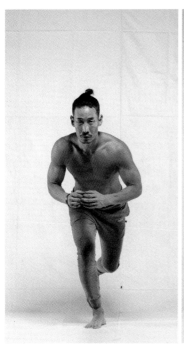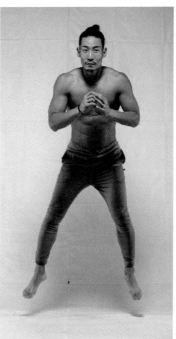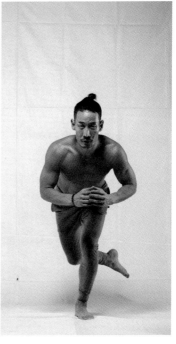

회전 운동

회전 운동 종류

양발이 지면을 순간적으로 잘 받치고 차 주는 하체의 수직 파워 트레이닝을 통해 힘을 길렀다면, 이제는 회전이라는 매개체를 추가해 줘야 한다.

골프 스윙의 특성상 순간적으로 회전의 각도와 속도 안에서 그 속도를 살리고, 지면의 반력을 이용해 공을 잘 때려 내야 비거리 증가와 더불어 안정된 타수를 확보할 확률이 높아진다.

하지만 골프를 접하는 대부분의 이에게 상체 최대 각도에서 회전이란 경험 자체가 매우 부족하고, 그래서 낯선 동작이기에 준비 없이 그대로 클럽을 휘두르면 부담되고, 부상으로 이어질 확률이 높다.

그러므로 트렁크 로테이션, 즉 몸통이 회전하는 길을 우선 만들어 준 뒤에 점진적으로 저항하는 힘과 속도를 내어 안정된 회전을 만들어 주어야 한다. 또한 스윙의 특성상 단편적인 방향으로 진행해서 그 반대 방향과 양방향에서 해내는 다양한 회전 운동을 진행해서 안정성과 파워 두 가지를 모두 잡아 내야 한다.

01 : 메디신 볼 스로

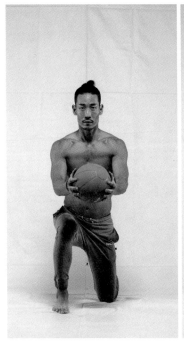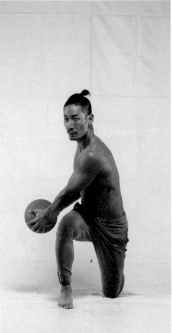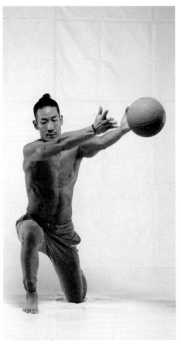

02 : 케이블(밴드) 로테이션

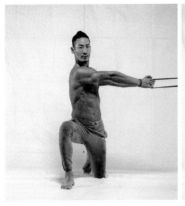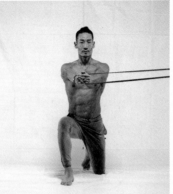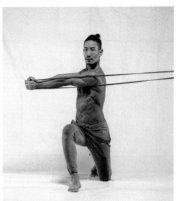

03 : 밴드 동작들

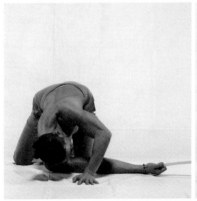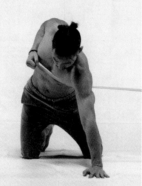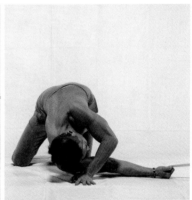

04 : 케이블(밴드) 편심 운동

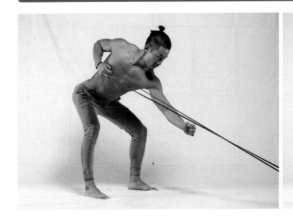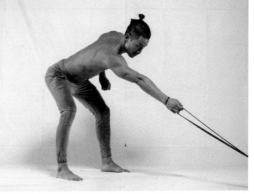

PAP(Post activation potential) 트레이닝

PAP 트레이닝은 많은 골퍼에게 매우 생소한 파워 트레이닝이다.

대부분 힘이 부족한 골퍼들이 백스윙을 가져갈 때 곧게 올리는 것이 아니라 앞으로 한 번 휘저었다가 올리는 동작을 내곤 한다. 하지만 이 동작이 선행된 후 백스윙은 일관적인 궤도 안에 있기 힘들다.

PAP 트레이닝은 간단하게 말하자면 스윙이라는 연속적인 운동 동작의 구성에서, 첫 번째로 진행한 운동 동작으로 인해 두 번째 운동 동작에서 파워가 증가하도록 만들어 주는 운동 방법이라고 생각하면 된다. 골프는 정적인 상황에서 짧은 스윙의 동작 안에 큰 힘을 밀어 넣어야 하는 스포츠 종목이기에, PAP 트레이닝은 급성으로 파워가 증가하는 데 매우 필요한 트레이닝 방법이고, 등척성 상태에서 신경계의 흥분도를 최고조로 만들어 주어 임팩트 순간에 맥시멈 파워를 유발하는 데 굉장히 효율적인 훈련 방법이라고 볼 수 있다. 또한 근력 운동과 플라이오메트릭이라는 운동을 함께 결합하여 더 높은 신경 활성도를 근육에 전달하고, 많은 근육 동원도를 순간적으로 유도해 낼 수 있다.

01 : 맨몸 스쿼트+박스 점프

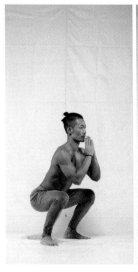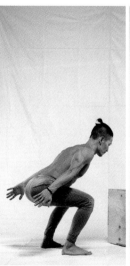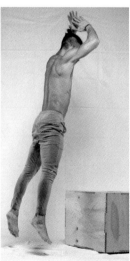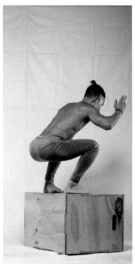

02 : 벤치 프레스+플라이오메트릭 푸시업

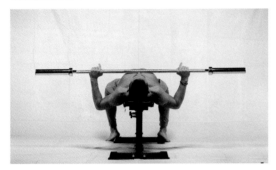 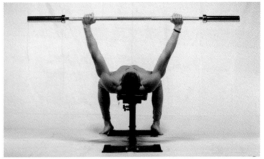

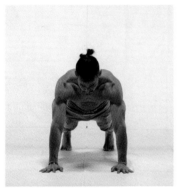 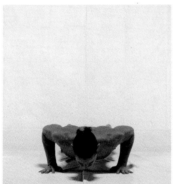 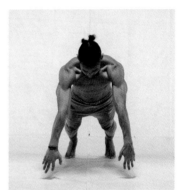

일반적인 정적 스트레칭은 당신의 골프 퍼포먼스를 저하한다

　일반적인 정적 스트레칭은 당신의 골프 퍼포먼스를 저하한다. 스트레칭의 종류는 두 가지이다. 정적인 자세에서 홀드시키고 버티는 정적 스트레칭. 움직임 안에서 해당 근육의 활성도를 높이는 동적 스트레칭. 정적 스트레칭은 정지된 상태에서 적정 시간 동안 해당 근육과 부위를 신장시키는 행위를 뜻한다. 동적 스트레칭은 역동적인 움직임을 통해 신체에 열을 증가시켜 관절의 가동 범위를 증가시켜 주는 행위이다. 보통 일반적으로 사람들은 운동 전에 관절을 꺾어 버티는 정적 스트레칭을 하라고들 들었고, 그렇게들 하곤 해 왔다. 과연 운동 전에 시행하는 정적 스트레칭이 운동 퍼포먼스에 긍정적인 영향을 줄까? 위 논제로 많은 스포츠 의학 연구자들의 갑론을박이 수년째 이어지고 있다. 통상적으로 적정 스트레칭을 하루에 최소 30분 이상 꾸준히 실시했을 때 퍼포먼스에 긍정적으로 영향을 끼친다고 연구에서는 나타난다. 반면에 동적 스트레칭은 빠르면 7분 길어도 15분 이내로 진행되는데, 이 또한 경기력에 상당히 긍정적인 영향을 미친다고 연구에 논의되어 있다. 긍정적인 요인으로는 스피드, 부상 예방, 파워 증가 등의 변인들이 존재한다. 여기서 우리는 비판적인 사고를 해 볼 필요가 있다.

골프 치기 전에는 동적 스트레칭으로 몸을 풀어야 한다

많은 최신 연구에서는 과거 정적 스트레칭에 우선하던 다양한 운동 종목 선수들의 운동 기능에서, 정적인 스트레칭보다는 동적 스트레칭의 긍정적인 효과를 강조하고 있다. 그렇다면 골프라는 특정 종목에서는 어떨까. 골프 스윙 전의 지속적인 정적 스트레칭은 근육과 뼈를 연결하는 힘줄과 근육에 Slack(근육의 강직이 깨지고 너무 느슨해짐)을 만들어 클럽에 힘 전달이 오히려 약해진다고 연구에서 말하고 있다. 또한 정적인 스트레칭 후에 변경된 신경 활동이 여러 관절이 동시에 움직이도록 하는 것과 적절한 활동전위(축삭을 따라 이동하여 전기적인 흥분성을 신경 세포의 세포체로부터 축삭의 말단에 전달하는 역할을 한다)를 배제한 채로 근육의 움직임을 촉진하여 조정 능력과 힘 생성을 줄인다. 이는 정적 스트레칭으로 인해 신경 생리학적인 시스템으로 발현되는 골프 스윙을 골격근으로부터 생성되는 힘의 생성이 일시적으로 손상될 수 있다고 나타나 있다. 골프 스윙 전의 동적 스트레칭은 골프 스윙에서 스윙 패스가 커지고, 클럽 헤드 스피드가 매우 큰 폭으로 향상해 주기에 당연히 볼 스피드도 증가하며, 임팩트의 포인트 또한 좋아진다고 나와 있다. 각 운동의 관점으로 보았을 때 동적 스트레칭은 급성으로 관절 가동 범위를 증가시켜 준다. 따라서 스윙 직전에 동적으로 스트레칭을 실시하면 증가한 가동 범위로 인해 클럽의 회전각과 파워가 커진다. 또한 동적 스트레칭은 근 신경계 측면으로 조정 능력이 향상되고, 스윙에서 조정 능력의 향상은 곧 타이밍을 맞추는 능력이 같이 향상되는 것으로 정의되기에, 이는 어떠한 동작을 하기 전에 근육의 장력을 미리 맞춰 놓은 능력을 촉진하여 백스윙 시 임팩트까지 가속을 증가시키고, 클럽에 닿는 부위를 일정하게 맞춰 주는 영향을 끼친다. 단순히 몰랐다면 여기서 동적 스트레칭을 알고 적용하면 되는 부분이고, 아는데도 불구하고 귀찮아서 실시하지 않았다면 이 악물고 여러분의 퍼포먼스를 스스로 저하했다는 말이다. 동적인 스트레칭을 할 때 연습장의 분위기? 주위의 시선을 의식하는 건 적어도 골프라는 종목에서 불필요하다고 생각한다. 필자는 심지어 실내 연습장에 누워서 흉추 로테이션을 하기도 한다. 개인 스포츠이고, 철저하게 내 경기력, 내 퍼포먼스, 내 몸을 생각해서라도 반드시 동적인 스트레칭을 해 주길 바란다.

어깨 워밍업 드릴

01 : 팔꿈치 굽히고 어깨 신전 굴곡(굴곡 때 손등 위, 신전 때 손바닥 위)

① 팔꿈치를 굽히고 손등은 천장을 보게 한 후 팔을 등 뒤로 보내 준다.

② 엄지를 바깥으로 돌려주며 팔을 올린다.

③ 팔꿈치를 굽힌 상태를 유지하며 최대한 귀 옆까지 두 팔을 올려 준다. 이때 손등은 천장을 보게 한 상태를 유지

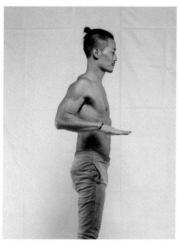
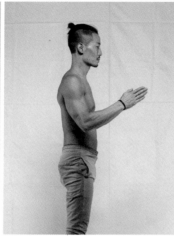
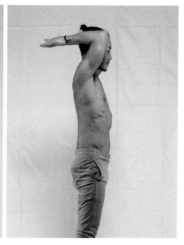

02 : 팔꿈치 굽히고, 손등 마주 보게 해 위로 올리고, 뒤로 넘기며 팔꿈치 펴고 손바닥 바깥

① 손등을 마주 본 상태를 유지하고 가슴 쪽으로 팔을 모아 준 상태에서 시작한다.

② 손등을 돌려주며(손바닥이 마주 보게) 팔을 위로 올려 준다.

③ 모은 팔을 최대한 벌려 가슴을 활짝 열어 준다. 이때 두 손은 뒤통수에 위치한다.

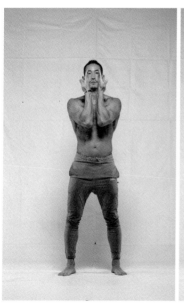
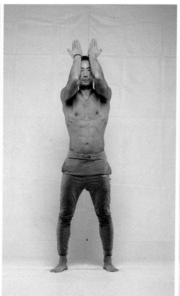
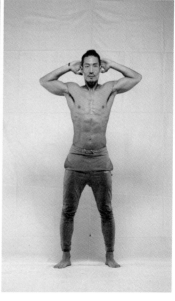

④ 바로 전 자세에서 팔꿈치를 펴 준다.　⑤ 팔꿈치를 완전히 편 상태에서 손목까지 꺾어 주며　⑥ 바로 전 자세를 유지하며 팔을 내려
　　　　　　　　　　　　　　　　　　　두 손바닥으로 바깥을 민다는 느낌을 유지한다.　　　주며 첫 번째 자세를 만들어 준다.

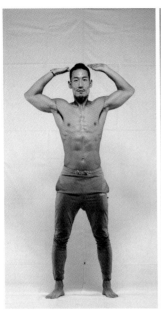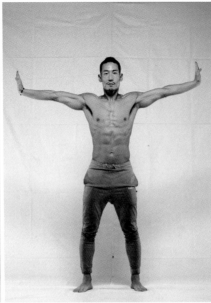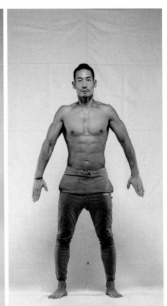

03 : 차렷 자세 견갑골 돌리기

① 턱을 당기고 가슴을 편
상태에서 두 팔을 편안하게
내려놓고 차렷 자세로
시작한다.

② 시작 자세에서 어깨를
앞으로 밀어준다.

③ 전 자세에 이어 어깨를 귓불
높이까지 으쓱하고 올려
준다.

④ 전 자세에 이어 어깨를
최대한 뒤로 밀어준 후 다시
시작 자세로 돌아온다.
(어깨로 동그란 원을
그린다는 느낌)

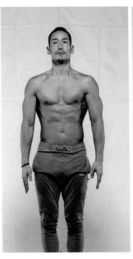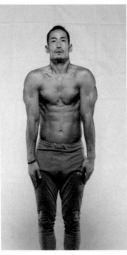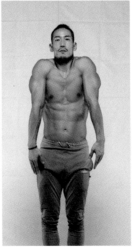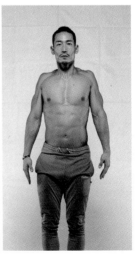

ⓘ 한방향으로만 돌려주기보단 반대방향으로도 돌려줘야 한다.

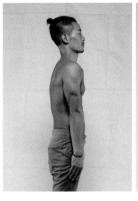 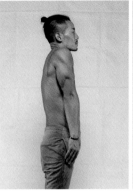 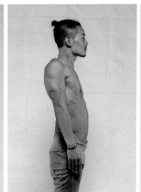 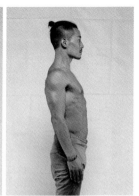

04 : 날개뼈 앞으로나란히 서클

① 두 팔을 앞으로나란히 자세로 올려 시작
자세를 준비한다.

② 양팔을 앞으로 밀어준다.

③ 양팔의 포지션을 유지한 상태에서
어깨를 귓불에 닿을 정도로 올려 준다.

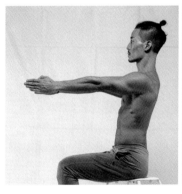 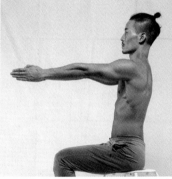 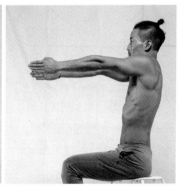

④ 팔꿈치를 굽히지 않고 최대한 뒤로 보내
준다.

⑤ 뒤로 보낸 어깨를 천천히 내려 준다.

⑥ 어깨를 내리며 첫 번째 자세로 돌아간다.

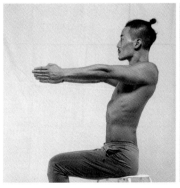 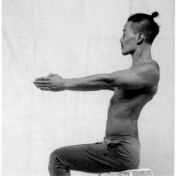 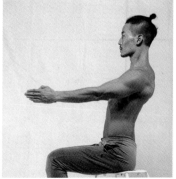

ⓘ 천천히 어깨로 최대한 큰 원을 그린다는 느낌으로 돌려주어야 한다.

05 : 흉추 들고 스캡션 레이즈(빠르게)

1 손바닥을 앞을 보게 하고 편안하게 서 있는 상태로 시작한다.

2 호를 그려 준다는 느낌으로 팔을 올려 준다.

3 두 팔이 귀 옆에 닿았다면 다시 처음 자세로 빠르게 돌아간다.

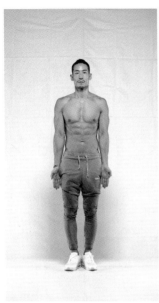 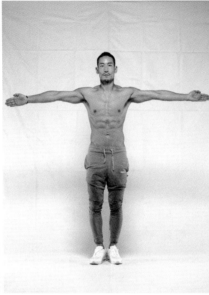 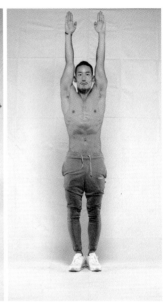

06 : 어드레스 자세 흉추 돌리고 가슴 펴고 팔 펴며 견갑골 후인

1 주먹을 쥐고 팔꿈치를 굽혀 가슴 쪽으로 모아 주고, 하체는 어드레스 자세를 취해 준다.

2 오른쪽으로 상체만 돌려주며 동시에 두 팔을 펴 준다 (날개뼈를 조이는 느낌).

3 다시 첫 번째 자세로 돌아간다.

4 오른쪽으로 돌린 것과 마찬가지로 왼쪽으로 똑같이 돌려준다.

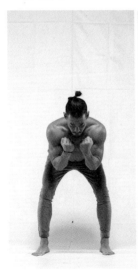 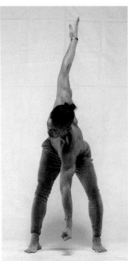 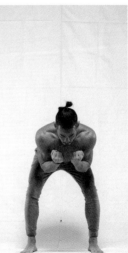 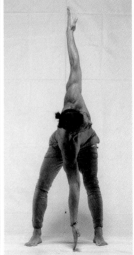

07 : 기도 자세로 두 손 꼭 눌러 주고, 머리 뒤로 넘겨 목덜미에 위치, 머리 넘기고 팔꿈치 모아 주기

1 두 손을 기도하듯 가슴 쪽으로 모아 주는 자세로 시작한다.

2 두 손바닥을 모은 상태로 팔꿈치만 벌려 주며 손을 머리 뒤로 넘겨준다.

3 두 손바닥이 목덜미까지 올 정도로 넘겨준다.

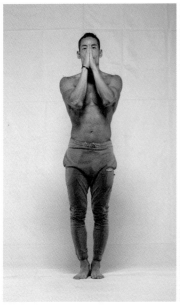
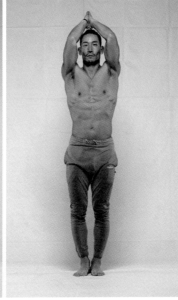
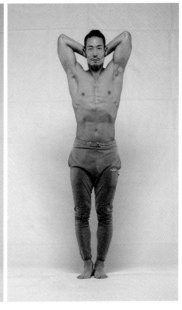

4 이때 팔꿈치를 완전히 벌려 손바닥이 목덜미에 안정적으로 안착시키게 만들어 준다.

5 전 자세에서 팔꿈치로 목을 감싸며 붙여 준다. (이때 손바닥을 떼어 주고 손가락들만 붙어 있게 만들어 준다.)

6 전 자세에서 팔꿈치를 붙인 상태를 유지하고, 머리를 뒤로 넘겨준다.

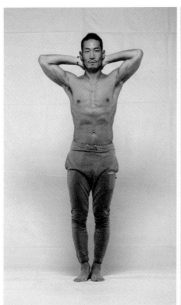
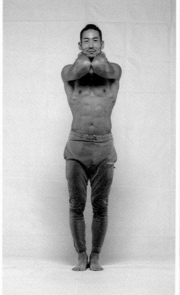
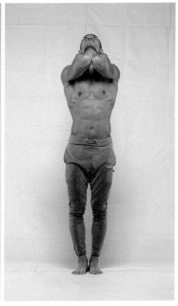

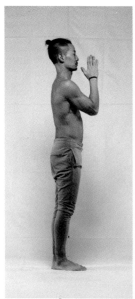 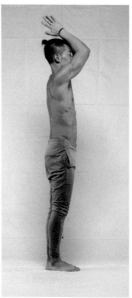 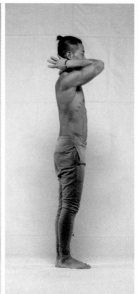 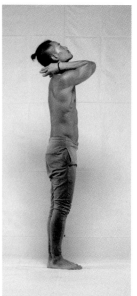

08 : 머리 뒤에서 손가락을 갈고리 모양으로 서로 당기면서 몸통 돌려 가며 좌우 밴딩

① 두 손을 교차하여 갈고리 모양을 만들어 주고, 양옆으로 당겨 준 자세에서 시작한다.

② 시작 자세에서 만든 두 손을 머리 뒤로 넘겨준다.

③ 양손을 서로 다른 방향으로 당겨 준 상태에서 상체를 한쪽으로 구부려 준다.

④ 나머지 반대쪽도 똑같이 구부려 준다.

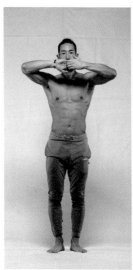 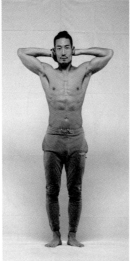 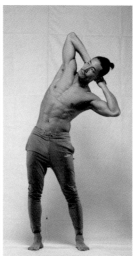 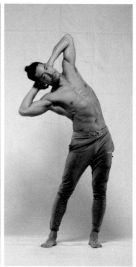

! 이때 양손의 교차는 중간에 바꿔서 세트를 진행해 준다. 상체를 구부려 줄 때 하체가 반대로 빠지지 않도록 주의!

스윙 직전 하체 워밍업 드릴

01 : 이삭 줍기

① 차렷 자세에서 시작한다.

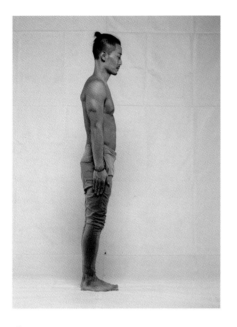

② 주 다리의 발목을 강하게 꺾고, 다리를 곧게 펴 준 상태에서 상체를 숙여 준다.

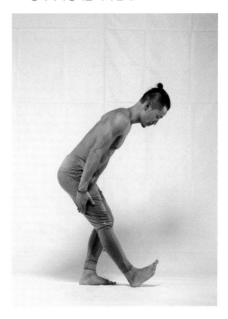

③ 하체는 상태를 유지하고, 상체를 더 숙여 주며 곧게 편 두 팔을 반대 다리 뒤쪽으로 보내 준다.

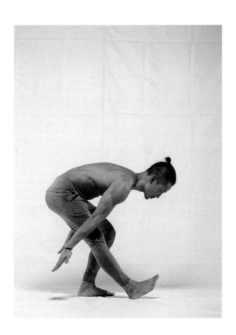

④ 상체를 살짝 들어 곧게 편 팔을 주 다리의 앞코 앞으로 보내 주며 상체를 다시 전 자세처럼 숙인다. 그리고 전 자세와 현 자세를 반복한다.

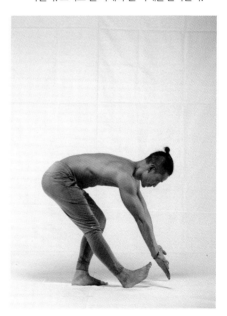

02 : 한 발씩 허들 돌리기

① 두 손을 허리에 위치하여
올바르게 서 있는 상태에서
시작한다.

② 시작하려는 다리를 들며
무릎을 살짝 구부려 준다.

③ 무릎을 더 구부려 90°
정도까지 만들어 준다.

④ 구부린 다리를 앞쪽으로
넘겨준다. (그리고 2번
자세로 돌아가 반복)

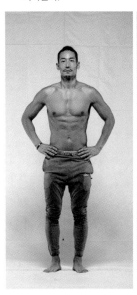 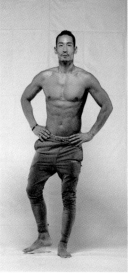 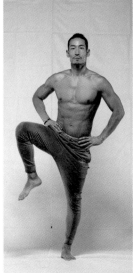 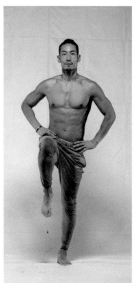

03 : 한 발씩 스윙 좌우

① 올바르게 서 있는 상태에서
양손을 허리에 올려놓는다.

② 실시하려는 다리를 밖으로 벌려 준다.

③ 정점까지 벌려 주고, 최대한 끝까지 안으로
넣어 모아 준다. 그 후 벌리고 모으는 자세를
반복한다.

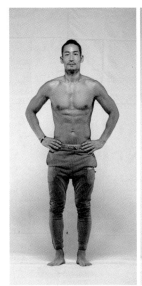 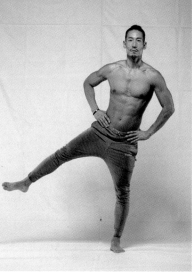 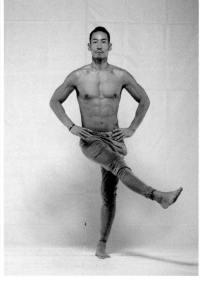

04 : 한 발씩 스윙 앞뒤

① 올바르게 서 있는 상태에서 양손을 허리에 올려놓는다.

② 시작하려는 다리를 곧게 펴고 뒤로 차 준다.

③ 엉덩이에 힘이 들어갈 때까지 뒤로 찼다면, 뒤 허벅지가 많이 늘어나지 않을 정도로 다리를 곧게 펴 준 뒤 앞으로 차 준다.

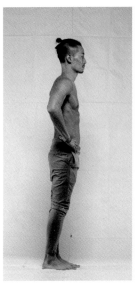 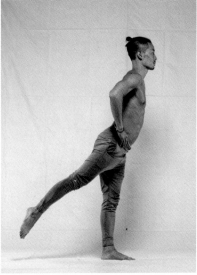 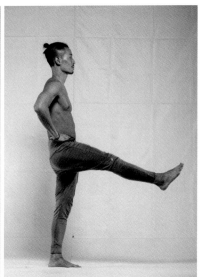

05 : 런지 오버헤드 발목 무릎 밀면서 신전

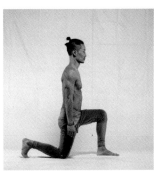

① 주 다리를 먼저 앞에 위치해 둔 런지 자세에서 시작한다.

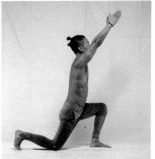

② 두 팔을 곧게 편 상태에서 상체를 앞으로 밀어주며 팔을 올린다.

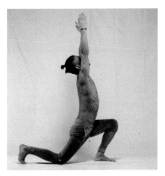

③ 허리를 꺾지 말고 발목과 무릎을 앞으로 밀어준다는 느낌으로 상체를 젖혀 준다.

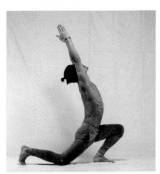

④ 정점에 이르렀을 때 뒤쪽으로 뻗은 다리의 골반 앞쪽이 늘어난다는 느낌을 받으며 자세를 반복한다.

06 : 크레센트 햄스트링

1 주 다리를 앞에 위치해 두고, 런지 자세로 시작 자세를 취한다.

2 양손을 바닥에 닿게 위치하고, 뒷다리의 무릎을 폄과 동시에 앞쪽에 위치한 다리 무릎도 펴 준다.

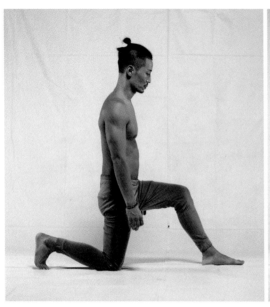 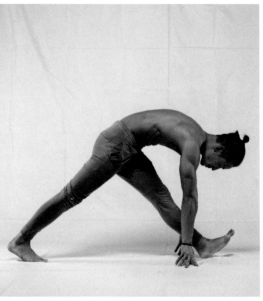

07 : 크레센트 햄스트링 고관절 내회전 & 외회전

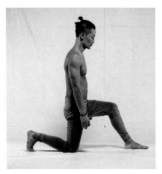

1 주 다리를 앞에 위치해 두고, 런지 자세로 시작 자세를 취한다.

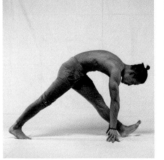

2 양손을 바닥에 닿게 위치하고, 뒷다리의 무릎을 폄과 동시에 앞쪽에 위치한 다리 무릎도 펴 준다.

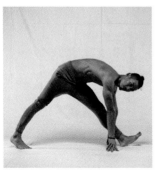

3 전 자세를 유지한 채로 몸통을 안쪽으로 돌려준다.

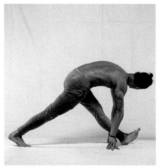

4 안쪽으로 돌린 후 다시 바깥쪽으로 돌려준다.

08 : 뒷짐 어드레스 무릎 교차로 펴기

1 허리에 두 손을 겹친 상태로 시작 자세를 취한다.

2 두 팔을 유지한 채 어드레스 자세를 취한다.

3 상체의 숙임 각도를 유지한 채 자신의 폴로 스루 방향으로 먼저 돌려준다.

4 이어서 백스윙 방향으로 돌려준다.

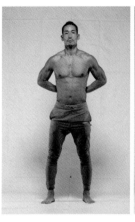 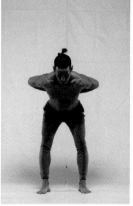 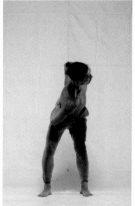 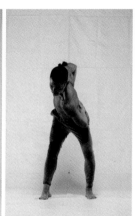

⚠️ 본 동작을 할 때 발가락에 힘이 들어간 상태로 살짝 앞으로 무게중심을 이동해서 진행해야 한다. 상체를 돌릴 때 무릎이 돌아가지 않도록 무릎뼈(슬개골)가 엄지발가락 방향을 향하게 항상 유지! 발 스탠스는 항상 11자를 유지한다.

필드 라잉 워밍업 드릴

01 : 옆으로 누워서 흉추 회전

1 새우잠 포지션을 만들어 준 후 천장 쪽에 위치한 무릎을 90°로 굽혀 당겨 준다. 그리고 바닥에 닿은 손으로 무릎이 뜨지 않도록 고정한다. 천장 쪽(돌리려는 쪽) 손을 앞으로 뻗어 시작 자세를 만든다.

2 견고하게 고정되었으면 시선을 엄지손가락에 고정한 후 천장 쪽에 위치한 팔을 천천히 반대쪽으로 넘겨준다.

3 팔을 넘길 때 날개뼈가 먼저 조인다는 느낌으로 넘겨준다.

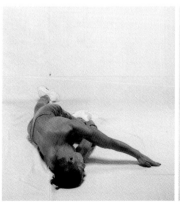 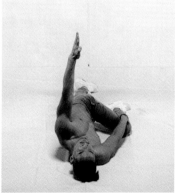 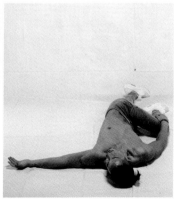

02 : 옆으로 누워서 흉추 돌리기

1 새우잠 포지션을 만들어 준 후 천장 쪽에 위치한 무릎을 90°로 굽혀 당겨 준다. 그리고 바닥에 닿은 손으로 무릎이 뜨지 않도록 고정한다. 천장 쪽(돌리려는 쪽) 손을 앞으로 뻗어 시작 자세를 만든다.

2 팔을 머리 위쪽으로 큰 원을 그린다는 느낌으로 돌려준다.

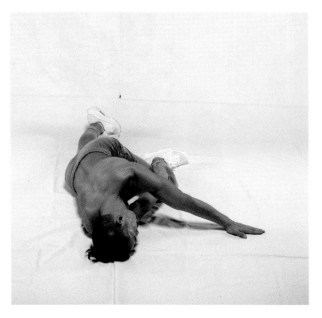

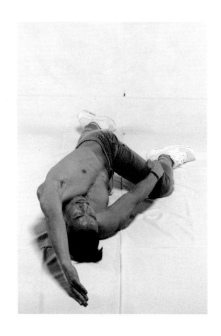

3 팔을 돌려줄 때도 몸통이 넘어가는 느낌을 받으면서 돌려준다. (이때 손등은 바닥을 향하게 돌려준다.)

4 원을 부드럽게 그렸다면 다시 동작을 반복한다.

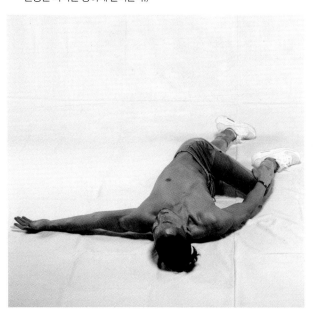

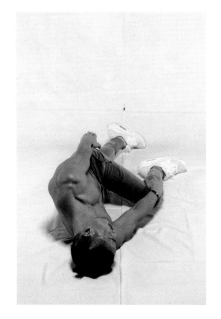

03 : 누워서 무릎 구부리고 내회전, 외회전 교차

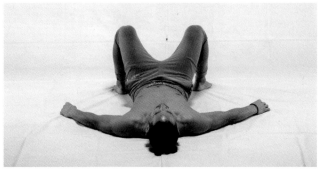

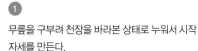
무릎을 구부려 천장을 바라본 상태로 누워서 시작
자세를 만든다.

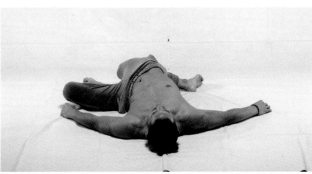

2
주 손과 반대 방향으로 먼저 다리를 넘겨준다. (이때
바닥에 닿지 않아도 괜찮다. 넘길 수 있을 만큼만!!)

3
넘겼다면 부드럽게 시작 자세로 돌아온다.

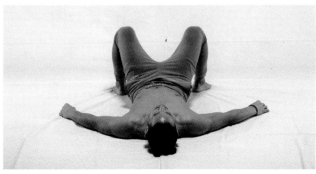

4
다시 주 손 쪽으로 다리를 넘겨준다.

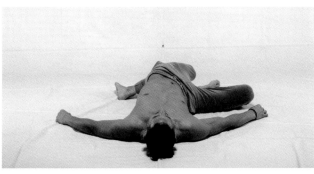

다리를 넘겨줄 때 시작 자세에서 만들어 놓은 하체에 포지션이 뒤틀리지 않도록 유지하며 넘겨준다. 허리에 자극이 오지 않을 정
도로 넘길 수 있을 만큼만 넘겨준다.

04 : 누워서 한 다리씩 크게 원 그리며 돌리기

1 두 팔과 다리를 뻗은 상태에서 천장을 보고 누워 시작 자세를 만든다.

2 주 발을 천천히 먼저 들어준다. 이때 무릎을 펴서 곧게 만들어 준다.

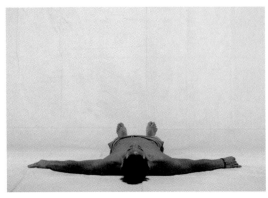

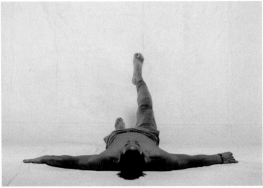

3 들어 올린 다리를 반대 다리 쪽 방향으로 원을 그린다는 느낌으로 넘겨준다.

4 넘겨준 다리를 머리 방향으로 원을 그린다는 느낌으로 올려 준다.

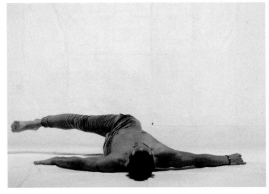

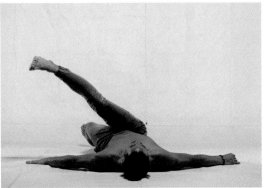

5 머리를 지나 주 발의 방향 쪽으로 원을 그린다는 느낌으로 돌려준다.

6 다리를 곧게 편 상태를 유지하며 처음 다리를 들어 올렸던 자세로 돌아오며 반복해 준다.

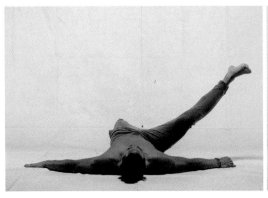

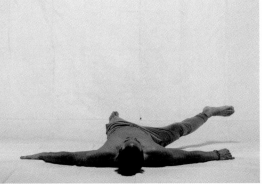

05 : 쿼드럽 오금 엉덩이 늘리기

1 네발 기기 자세를 시작 자세로 준비한다.

2 늘리려는 엉덩이의 반대 다리 발목을 늘려 주고 싶은 다리오금에 걸어 준다.

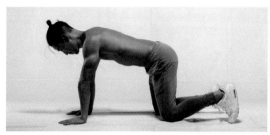 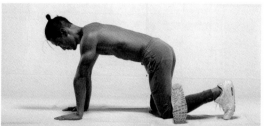

3 허리를 편 상태를 유지하고 전 자세에서 뒤로 눌러 준다.

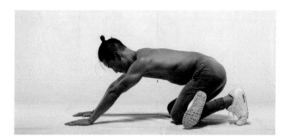

06 : 쿼드럽 다리 돌리기

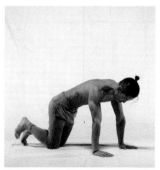

1 네발 기기 자세를 시작 자세로 준비한다.

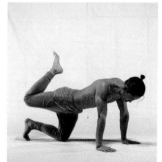

2 돌려야 하는 쪽의 무릎과 발목의 자세를 그대로 유지한 채 다리를 들어준다.

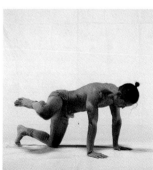

3 다리를 들어준 상태에서 해당 다리 방향으로 고관절을 돌려준다.

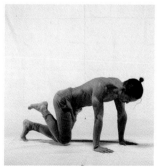

4 돌려주는 게 끝나면 첫 시작 자세로 돌아와서 동작을 반복한다.

07 : 쿼드럽 한 다리씩 펴고 엉덩이 신전

1 네발 기기 자세를 시작 자세로 준비한다.

2 발을 바깥으로 회전한 채로 다리를 곧게 펴서 올려 준다.

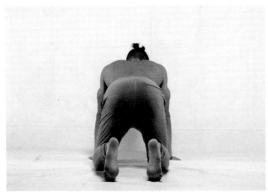

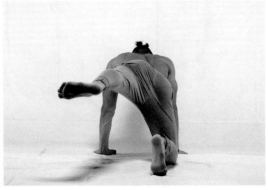

3 엉덩이가 다리를 들어준다는 느낌으로 곧게 편 다리를 들어준다.

4 다시 처음 시작 자세로 돌아와서 반대 다리를 올릴 준비를 한다.

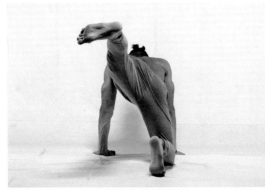

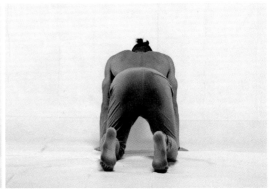

5 반대 다리도 마찬가지로 발을 바깥으로 돌려서 곧게 편 상태를 유지한다.

6 똑같이 엉덩이가 다리를 잡고 끌어 올린다는 느낌으로 다리를 올려 준다.

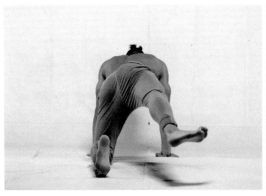

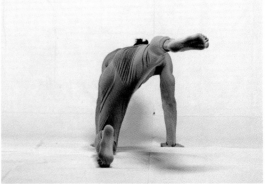

08 : 쿼드럽 싯

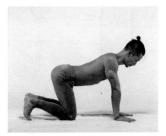

①
네발 기기 자세를 시작
자세로 준비한다.

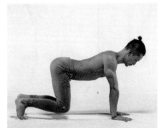

②
허리를 살짝 편 상태를
만들어 주고, 무릎을
지면에서 조금 들어 버텨
준다.

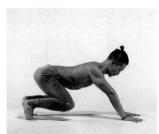

③
전 자세를 유지하며
무릎을 구부려 뒤로 앉아
준다.

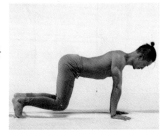

④
무릎을 지면에서 든
상태를 유지하며
엉덩이를 원래 자세로
돌아오게 한다.

09 : 쿼드럽 견갑골 돌리기

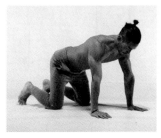

①
네발 기기 상태를 시작
자세로 준비한다.

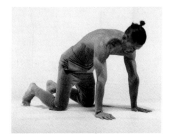

②
시작 자세를 유지한 채로
등을 최대한 높게 만들어
준다.

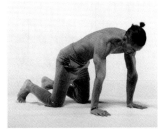

③
등을 높게 유지한 상태로
어깨를 앞쪽으로 올려
준다.

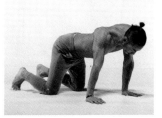

④
어깨를 앞쪽으로 올려 준
상태를 유지하며 등을
최대한 아래로 내려 준다.

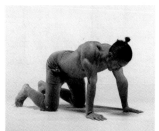

⑤
등을 최대한 아래로 내려
준 상태에서 어깨를 뒤로
보내 준다.

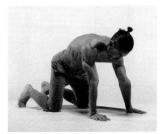

⑥
등을 둥글게 말아 다시
올려 주고, 어깨를 원래
포지션으로 돌아오게
한다.

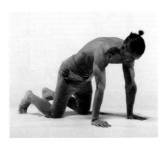

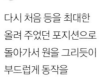

다시 처음 등을 최대한
올려 주었던 포지션으로
돌아가서 원을 그리듯이
부드럽게 동작을
반복한다.

10 : 쿼드럽 몸통 돌리기

① 네발 기기 자세를 시작 자세로 준비한다.　② 어깨 위치를 그대로 유지한 채 몸통을
아래로 최대한 내려 준다.

③ 어깨는 유지한 채로 내려 준 몸통을
돌리려는 방향으로 원을 그리듯이
이동해 준다.

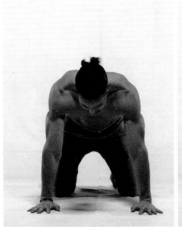

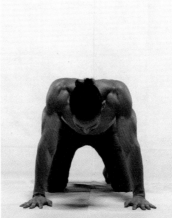

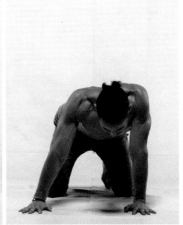

④ 이동하면서 등을 최대한 높게 만들어
주고, 둥글게 만들어 주어 움직인다.

⑤ 둥글게 만든 등을 유지하며 반대로
부드럽게 돌려준다.

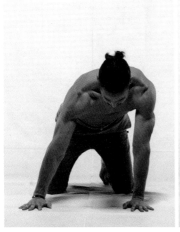

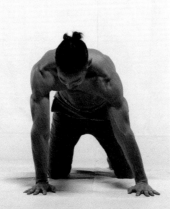

어깨 위치는 유지한 채로 몸통만 부드럽
게 돌려준다는 느낌으로 동작을 수행해
야 한다.

11 : 엎드려서 스콜피온

① 엎드린 상태에서 늘리려는 팔을 펴고, 팔꿈치를 살짝 굽혀 바닥과 밀착시켜 준다. 이때 반대 손은 손바닥을 지면에 닿게 해서 들어 올릴 준비를 하며 시작 자세를 준비한다.

② 늘리려는 팔과 반대에 위치한 다리를 곧게 들어 반대쪽으로 넘겨준다.

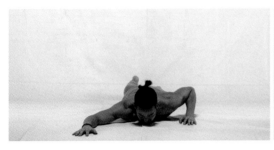
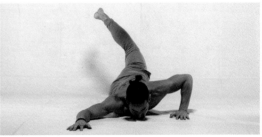

③ 다리를 넘겨주며 늘리려는 팔의 어깨가 지면에서 떨어지지 않도록 밀착해 준다.

④ 넘겨진 다리는 발의 앞코가 지면에 닿을 때까지 넘겨준다.

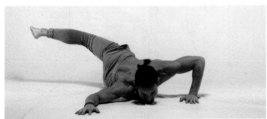
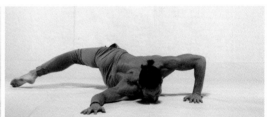

⑤ 발의 앞코가 지면에 닿고 천천히 시작 자세로 돌아와 동작을 반복한다.

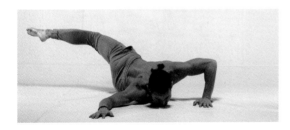

12 : 엎드려서 해바라기

① 손바닥과 팔이 지면과 밀착한 상태로 엎드려 시작 자세를 준비한다.

② 두 팔을 곧게 펴 준 상태를 유지하며 날개뼈를 접어서 들어 올려 준다.

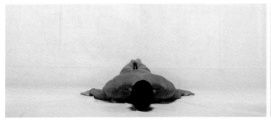
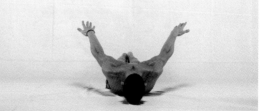

❸ 두 팔을 W자 모양을 유지하며 엄지를 위로 가게 하여 지면에 내려놓는다.

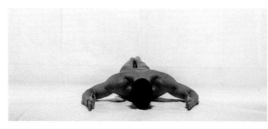

❹ W자 모양을 유지하며 날개뼈를 접어 주며 두 팔을 올려 준다.

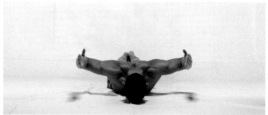

❺ 두 팔을 곧게 펴 준 상태를 유지하며, 어깨 선상과 수평이 되도록 유지하며 팔을 내려 준다.

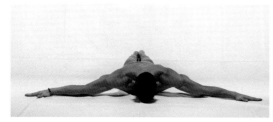

❻ 어깨 선상을 유지하며, 날개뼈가 접히면서 두 팔을 들어준다.

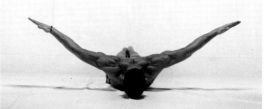

❼ 두 팔을 곧게 펴 주며, Y자 모양으로 팔을 내려 준다.

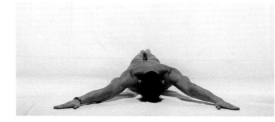

❽ Y자 모양을 유지하며, 귀 높이가 넘어갈 정도로 올려 준다.

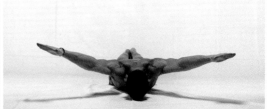

❾ 두 팔을 곧게 펴 주며, 양 귀에 밀착하여 지면에 내려 준다.

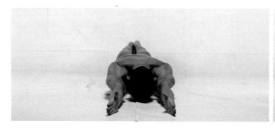

❿ 두 팔을 곧게 펴 준 상태를 유지하며, 양 귀 높이를 넘어갈 정도로 올려 준다.

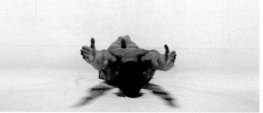

골프 연습과 필드를 다녀와서 쿨다운해야 회복이 빠르고 통증이 없다

쿨다운(cool down)이란?

요새 운동을 좋아하는 이들에게 쿨다운이란 용어는 한 번쯤은 들어 봤을 법한 용어이다. 쿨다운이란 본 운동을 마친 후 신체를 점진적으로 각성 상태에서 휴식 상태로 전환시키는 마무리 운동이라고 생각하면 된다. 자신이 실시한 운동의 강도에 따라 그 쿨다운의 강도 또한 달라진다. 그렇다면 왜 쿨다운을 해야 하는가? 자동차를 예로 들자면 고성능 자동차를 극한의 성능까지 끌어 당겨다 rpm 8,000영역까지 마구 밟고 차고에 들어왔다. 시동을 바로 끄지 않는다. 온갖 오일이 식고 엔진의 열이 내리고 차가 적당히 식을 때까지 기다렸다가 시동을 끈다. 연구에 의하면 쿨다운하면 심박수를 서서히 낮춰 주어 산소 부족 문제로 인한 현기증을 완화해 주고, 혈액 내 젖산의 양을 조절하여 빠른 회복을 돕는다고 한다. 하지만 이는 연구가 더 필요한 상황이다. 이 두 가지 이유보다 더 중요한 쿨다운의 좋은 점은 열이 올라왔을 때 근육을 이완시켜 주는 기회라는 점이다. 대부분의 사람은 오랜 기간 고정된 상태로 앉아 있거나 누워 있던 상태로 항상 굳어진 상태였을 것이다. 하지만 운동 시작 전 동적 스트레칭을 하고, 좋은 컨디션으로 골프를 즐긴 뒤에 여러분의 몸은 모처럼 뜨끈뜨끈하게 열이 올라온 상태이다. 이 기회를 놓치지 말고 굳어진 근육과 관절을 천천히 식혀 이완시켜 준다면, 다음 골프 때 조금 더 회복되고 향상된 컨디션으로 임할 수 있을 것이다. 그러므로 스윙을 마친 후에 반대 스윙만 하는 것이 아니라 반드시 전신의 근육 열을 식혀 주며 쿨다운 운동을 하는 것을 추천한다. 설사 귀찮더라도 반드시 한다면 훨씬 빠른 퍼포먼스의 향상과 운동 후의 컨디션이 좋아지기에 남은 시간의 컨디션 또한 상승함을 느낄 것이다.

쿨다운의 종류

쿨다운의 종류는 다양하다. 스트레칭, 조깅, 얼음 마사지 등. 하지만 강도의 기준점은 여러분들의 본 운동 강도의 반 정도의 강도에서 시작해야 한다. 우선 골프 스윙은 다른 역동적인 스포츠와는 다르게 가벼운 조깅으로 쿨다운하기보다는 정적 스트레칭을 추천한다.

위에서 정적 스트레칭이 퍼포먼스에 좋지 않다고 했으면서 왜 갑자기 정적 스트레칭을 하냐고?

그 이유는 여러분이 최적의 퍼포먼스를 내야 하는 본 게임이 끝났기 때문이다. 본 운동 이후의 쿨다운은 몸을 서서히 식히며 회복할 단계이기에, 이때는 퍼포먼스를 극한으로 끌어내도록 준비하는 것이 아닌, 몸을 편안한 상태로 돌려야 하는 단계라 정적 스트레칭을 하는 것이 좋다.

전신 쿨다운 동작

01 : 쿼드럽 다리 모으고 돌시 & 플랜타

① 네발 기기 자세에서 무릎을 들고 발목을 굽힌 상태에서 시작 자세를 준비한다.

② 전 자세에서 발목만 펴 주며, 발등이 지면을 바라보게 한 후 다시 시작 자세로 돌아가 반복한다.

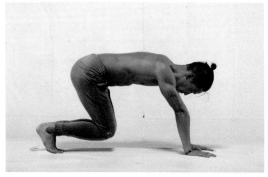
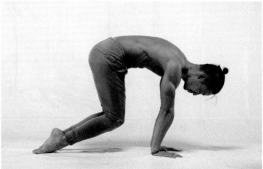

02 : 무릎 꿇고 다리 약간 벌려서 리버스 노르딕(발목 플랜타)

① 발목을 펴서 무릎을 꿇고 엉덩이에 힘준 상태 그리고 두 팔을 곧게 펴서 앞으로 나란히 상태로 시작 자세를 준비한다.

② 엉덩이와 상복부의 긴장을 유지한 채로 허벅지에 긴장이 가지 않을 정도까지만 뒤로 내려간다. 팔을 위로 올려 준다.

③ 허리에 힘이 아닌 늘어난 허벅지의 힘으로 천천히 시작 자세로 되돌아가서 동작을 반복 수행한다.

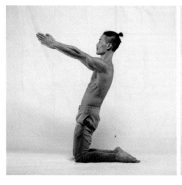
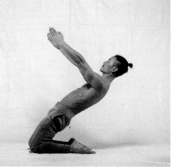
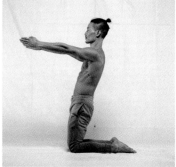

03 : 런지 자세 햄스 스트레칭

① 늘리려는 다리의 발목을 꺾어 뒤꿈치만 지면에 닿은 상태를 만들고, 런지 자세를 취해 시작 자세를 준비한다.

② 손끝을 지면에 닿은 상태로 만든 후에 엉덩이가 늘리려는 다리 반대 뒤꿈치에 닿을 정도까지.

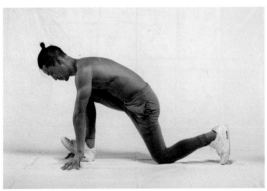 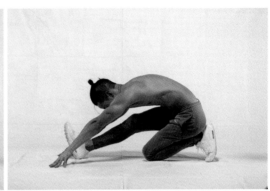

04 : 쿼드럽 피겨 4 엉덩이 스트레칭

① 네발 기기 자세로 시작 자세를 준비한다.

② 늘리려는 고관절의 반대 다리를 늘리는 다리 쪽의 허벅지로 올려 준다. (복숭아뼈가 사두근에 위치하게)

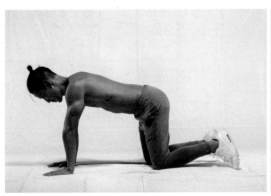 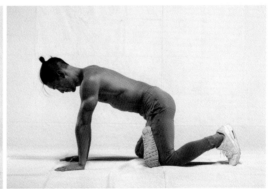

③ 허리를 편 상태에서 천천히 뒤로 앉아 준다.

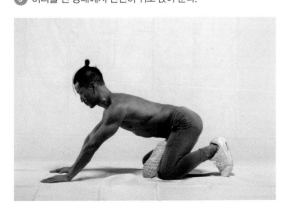

05 : 쿼드럽 L 흉추 회전

1 네발 기기 자세를 만들어 주고 두 팔을 본래 자세보다 약간 앞에 위치하게 시작 자세를 준비한다.

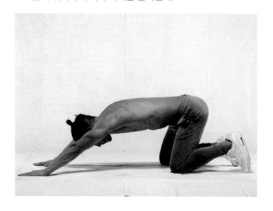

2 늘리려는 팔은 지면을 강하게 눌러 주고, 그 반대 팔을 몸통 안쪽으로 곧게 펴서 넣어 준다.

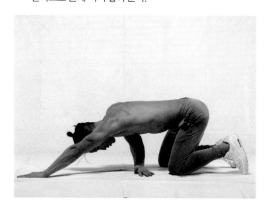

3 팔을 넣은 상태에서 허리를 고정해 주고 몸통을 더 돌려주어 늘려 준다.

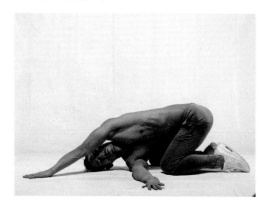

06 : 맥캔지

1 두 다리를 붙이고 두 팔은 구부려 가슴 옆쪽에 위치하게 하여 엎드린 상태에서 시작 자세를 준비한다.

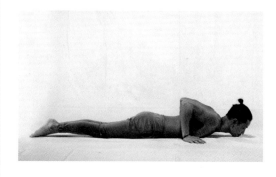

2 숨을 들이마시고 내쉬면서 천천히 상체를 들어 올려 준다.

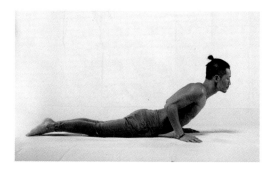

3 하체는 되도록 지면에서 떨어지지 않게 강하게 눌러 준 상태에서 상체를 위로 올려 준다.

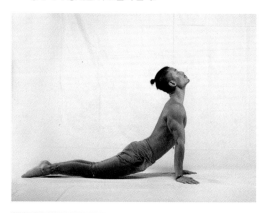

(!) 내 가동 범위가 가능한 범위 내에서 상체를 들어 올릴 때 머리를 뒤로 신전해 준다. 상체를 들어 올릴 때 두 팔은 곧게 펴 준 상태여야 한다.

07 : 차일드 포즈

① 네발 기기 자세를 시작 자세로 준비한다.

② 발목을 펴서 엉덩이와 상체를 뒤로 눌러 준다.

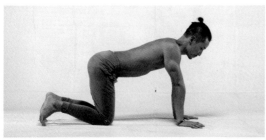
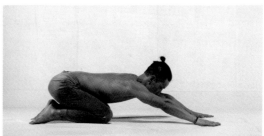

③ 발목을 펴서 엉덩이와 상체를 뒤로 눌러 준다.

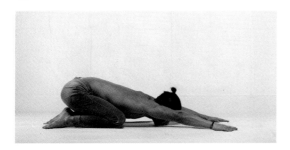

08 : 일어서서 팔을 사선 위로 뽑으며 후방 삼각근 스트레칭

① 서 있는 상태에서 늘리려는 팔의 손목을 반대 팔로 잡고 시작 자세를 준비한다.

② 늘리려는 팔의 반대 사선 위 방향으로 천천히 뽑아 준다.

③ 이때 허리를 최대한 움직이지 않도록 고정하여 팔을 더 뽑아 준다

사이드 뷰 〉〉〉

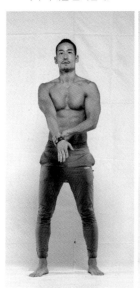
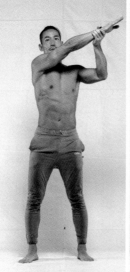
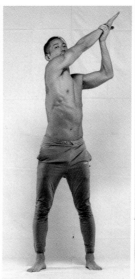
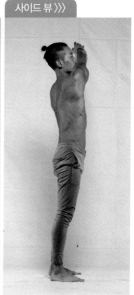

09 : 일어서서 두 팔 뒤로 허리에 놓고(손바닥 허리) 누르며 목 신전 굴곡 사이드 밴딩 측면 신전 굴곡

1 서 있는 상태에서 손바닥으로 허리를 누르며 시작 자세를 준비한다.

2 현재 포지션에서 날개뼈를 조여 준 상태를 만들어 준다.

3 두 번째 포지션에서 머리를 뒤로 넘겨준다.

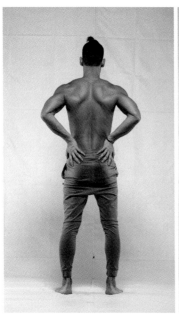 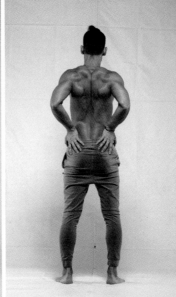 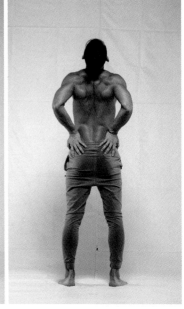

4 두 번째 포지션에서 머리를 앞으로 당겨 준다.

5 두 번째 포지션에서 머리를 측면으로 구부려 준다.

6 두 번째 포지션에서 머리를 반대 측면으로 구부려 준다.

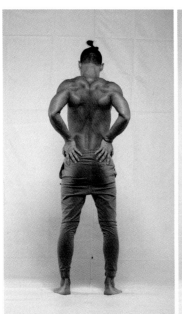 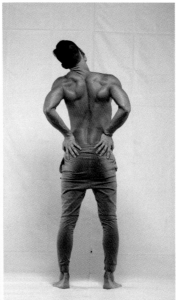 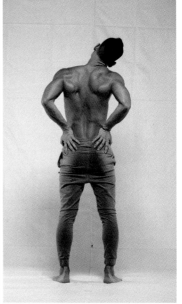

⑦ 두 번째 포지션과 동일하게 만들어 주어
날개뼈를 더 강하게 조여 준다.

⑧ 날개뼈를 강하게 조여 준 상태에서
머리를 측면으로 돌려준다.

⑨ 다시 정방향으로 돌아온다.

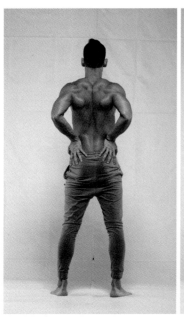
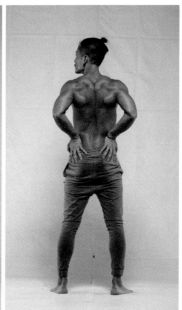
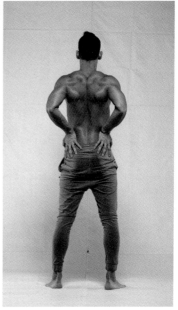

⑩ 반대 방향도 마찬가지로 돌려준다.

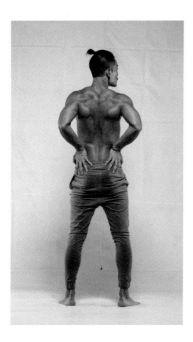

10 : 일어서서 두 팔 뒤로 허리에 놓고(손등 허리) 누르며 목 신전 굴곡 사이드 밴딩 측면 신전 굴곡

1 서 있는 상태에서 손등으로 허리를 누르며 시작 자세를 준비한다.

2 현재 포지션에서 날개뼈를 조여 준 상태를 만들어 준다.

3 두 번째 포지션에서 머리를 뒤로 넘겨준다.

4 두 번째 포지션에서 머리를 앞으로 당겨 준다.

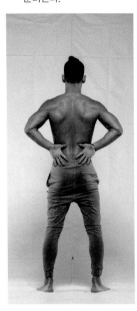
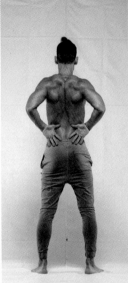
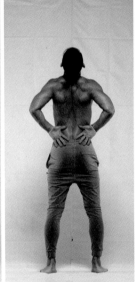
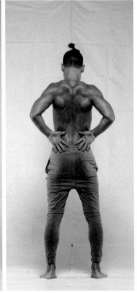

5 두 번째 포지션에서 머리를 측면으로 구부려 준다.

6 두 번째 포지션에서 머리를 반대 측면으로 구부려 준다.

7 날개뼈를 강하게 조여 준 상태에서 머리를 측면으로 돌려준다.

8 반대 방향도 마찬가지로 돌려준다.

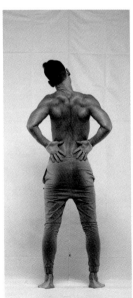
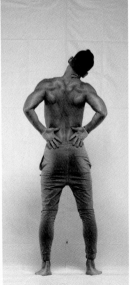
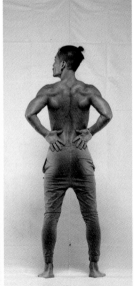
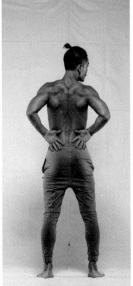

골프에서 운동 후 정적 스트레칭하는 것의 이점

골프 스윙 후 시행하는 정적 스트레칭은 근육의 불균형을 개선하는 데 큰 도움을 준다. 골프 스윙의 특성상 단방향으로 실시해, 정렬이 올바르지 않은 일반인들은 운동 후에 불편함을 호소할 확률이 상대적으로 높다. 정적 스트레칭을 골프 스윙 후 규칙적으로 실시해 주면 정렬이 올바르지 않은 이들의 불편함을 유의미하게 개선해 주고, 더 나아가서는 스트레칭으로 인해 근육 운동뿐 아니라 소량의 근비대 효과까지 있다. 파워와 힘이 더 강해지고 싶다면, 골프 스윙을 마친 후 쿨다운으로 휴식하며 정적인 스트레칭을 해 보자.

또한 골프 스윙 후에 여러분의 몸은 기계적으로 긴장된 상태이다. 이때 긴장된 신체 내 반응은 혈관을 압축하고 신장하여 혈류와 모세 혈관의 산소화 그리고 근육으로 가는 적혈구의 속도가 감소한다. 골프 후 정적 스트레칭을 하면 혈류는 골프 스윙 이전으로 크게 증가한다. 따라서 정적 스트레칭은 근육의 혈류에 반동 효과를 유발하므로 근육의 회복과 기능 개선에 크게 도움이 된다.

나와 프로들의 신체적인 기능 해부학을 비교해 보자

나는 잘 맞았는데, 잘 친 것 같은데 영상을 찍어 보면 오징어 한 마리가 파닥대고 있다. 그만큼 프로와 아마추어의 스윙은 극명히 구분된다. 왜 그럴까? 그것이 이 책이 만들어진 이유이다. 사람의 각 관절은 고유 움직임의 각이라는 것이 존재한다. 그런데 아마추어들은 운동선수가 아니다. 거의 평생을 앉고 누워서 살았다. 유아기의 아이들은 누구나 유연하다. 하지만 사용하지 않는 관절은 굳어 간다. 근육은 짧아지고 수축 이완의 범위도 줄어든다. 그만큼 몸이 타이트해진다는 말이고, 움직임의 범위가 생각하는 것보다 더 줄어든다. 우리는 그것을 유연하지 않다고 표현한다. 다들 골프는 잘 치고 싶어 매일 레슨받고 연습한다. 하지만 왜 프로처럼 안 될까? 각이 안 나오기 때문이다. 각을 만들어야 한다. 그 각이 나오지 않는데 프로만큼의 거리와 퍼포먼스를 내고 싶다? 그것은 말도 안 되거니와 그래서 다친다. 그렇기에 스윙을 분석해야 하고, 그 스윙 분석에서 모자란 부분은 분명 관절의 가동 범위이다. 또 골프에서 봐야 하는 기능 해부학을 내 몸에서 관찰하려면, 기본적인 골프에 필요한 관절들의 정상적인 움직임, 정확히 어떤 축과 면에서 그리고 어떤 관절이 각 스윙 단계에서 작용해야 하는지를 알고 관찰해야 한다.

골프 스윙은 총 7단계이고, 단계마다 활성되는 근육이 다르다

어드레스부터 피니시까지 총 7단계의 구분으로 이루어진다.

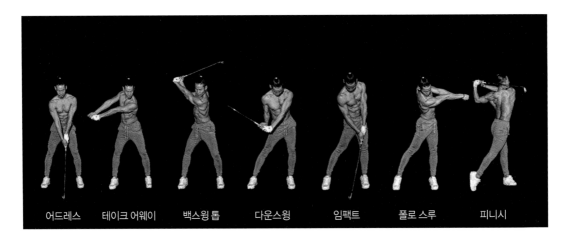

| 어드레스 | 테이크 어웨이 | 백스윙 톱 | 다운스윙 | 임팩트 | 폴로 스루 | 피니시 |

스윙의 단계마다 어떤 근육들이 활성화되는지 확인해 본 연구에서는 각각의 단계마다 메인으로 활성도가 높아지는 근육이 존재한다는 것을 증명하였고, 골프나 연습하다가 부상을 당했거나 생각하는 만큼 퍼포먼스의 향상이 안 되는 사람들에게, 이 연구에서 증명한 스윙 단계마다 나타나는 근육의 활성도는 해당 골퍼의 문제점을 개선하는 필수 학습이다. 먼저 아주 기본적으로 골프에서 필요한 기능 해부학적으로 반드시 알아야 하는 근육을 보고 가자. 내 몸의 앞과 뒤 그리고 옆에 그림을 그린 것으로, 대작가 석정현 선생님의 그림이다. 아래 설명들에는 스윙의 단계마다 움직이는 근육과 방향을 사진으로 해당 근육을 알려 줄 것이다.

❶ 백스윙 시 근육의 활성도
백스윙은 어드레스부터 백스윙 가장 높은 곳인 톱 위치까지 이동을 말한다.

백스윙 시의 상체에서 활성도가 가장 높게 나타난 근육을 순서대로 보자면, 오른쪽 상부 승모근, 중

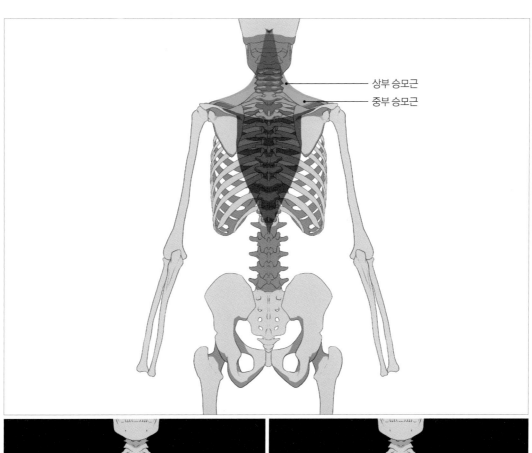

상부 승모근
중부 승모근

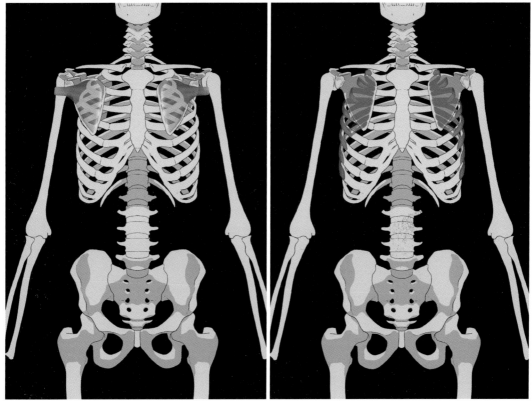

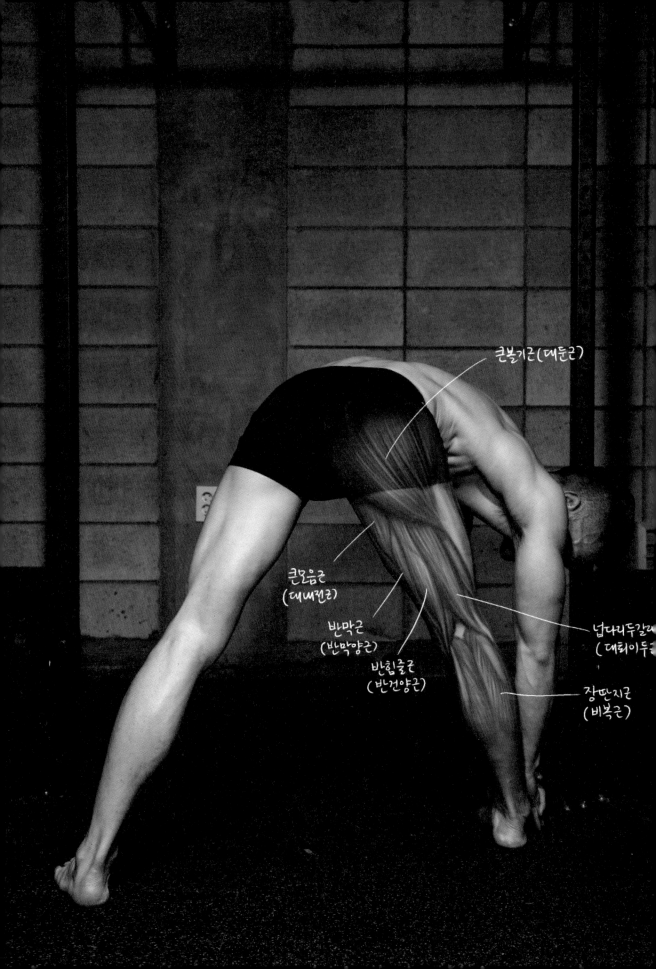

큰볼기근(대둔근)

큰모음근
(대내전근)

반막근
(반막양근)

반힘줄근
(반건양근)

넙다리두갈래
(대퇴이두근

장딴지근
(비복근)

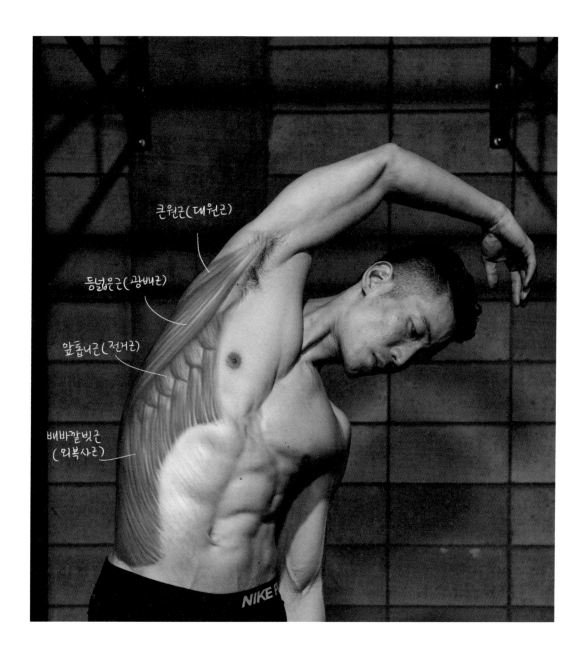

큰원근(대원근)

등넓은근(광배근)

앞톱니근(전거근)

배바깥빗근
(외복사근)

부 승모근 그리고 왼쪽에서는 견갑하근, 전거근으로 나타났다.

하체에서는 오른쪽은 반막양근, 대퇴 이두의 장두 그리고 왼쪽은 기립근, 외복사근으로 나타났다.

사진에서 보이는 각 근육의 움직임을 보자. 축을 유지한 채로 스웨이(축의 움직임) 없이 백스윙 톱으로 올라가려면, 적어도 8개의 근육이 제대로 역할을 해 줘야 해서 백스윙은 아주 복잡성을 가진다. 이미 일차적인 백스윙만으로도 많은 골퍼가 다 제대로 안 될 것이다. 이것을 해결할 자가 마사지와 케어법 그리고 활성화할 운동법까지 알려 줄 것이니 기대하라.

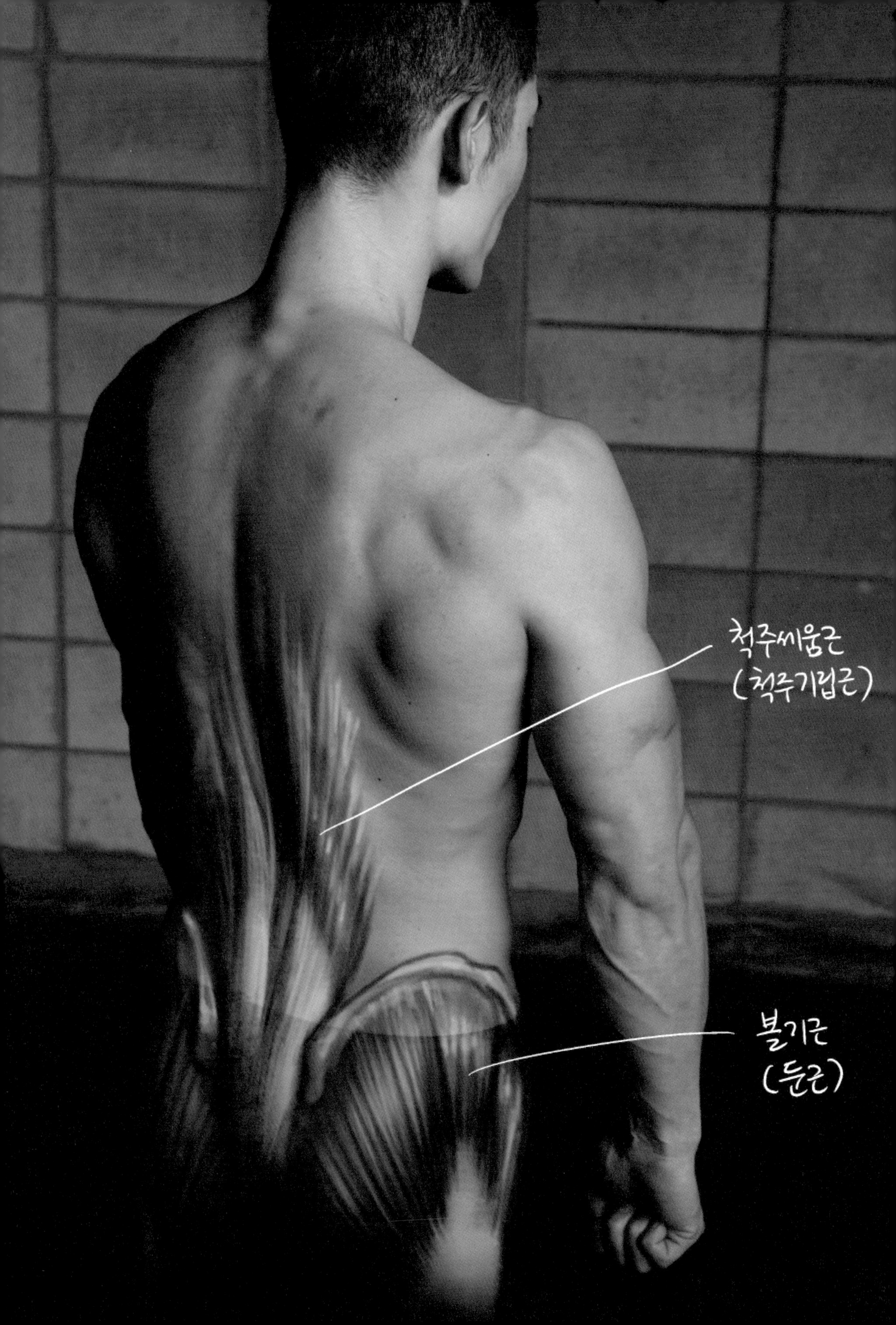

척주세움근
(척주기립근)

볼기근
(둔근)

❷ **포워드 스윙 시 근육의 활성도**

　백스윙 톱에서 다운스윙이 시작되는 지점에서 필요한 활성화 근육은 상체에서는 왼쪽 능형근, 중부 승모근 그리고 오른쪽 대흉근, 전거근이다.

　하체는 오른쪽은 대퇴 이두, 대둔근 그리고 왼쪽 외측 광근, 대내전근이다.

　쉽게 말하면 백스윙 톱에서 전환 시 왼쪽 능형근과 중부 승모근이 날개뼈를 안쪽으로 당겨 가며 스윙이 시작되고, 오른쪽 가슴 근육과 날개뼈를 앞으로 밀어주는 전거근이 헤드를 던져 내기 시작한다. 이때 오른쪽 허벅지 뒤 햄스트링과 엉덩이 근육 그리고 왼쪽 부위의 허벅지 가장 큰 근육인 외측 광근과 대내전근으로 연결된다.

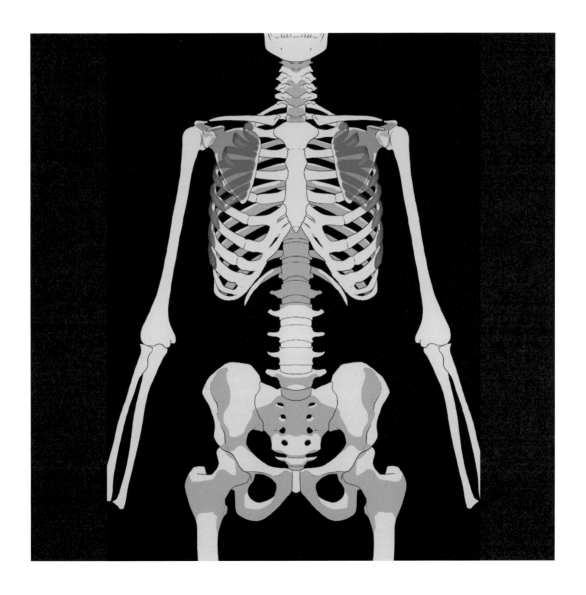

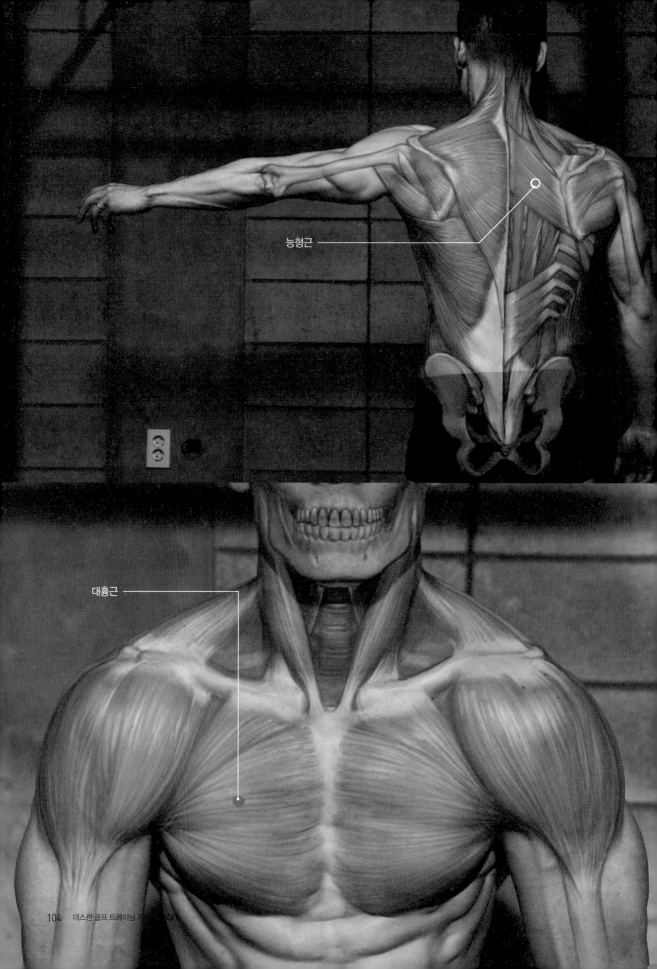

능형근

대흉근

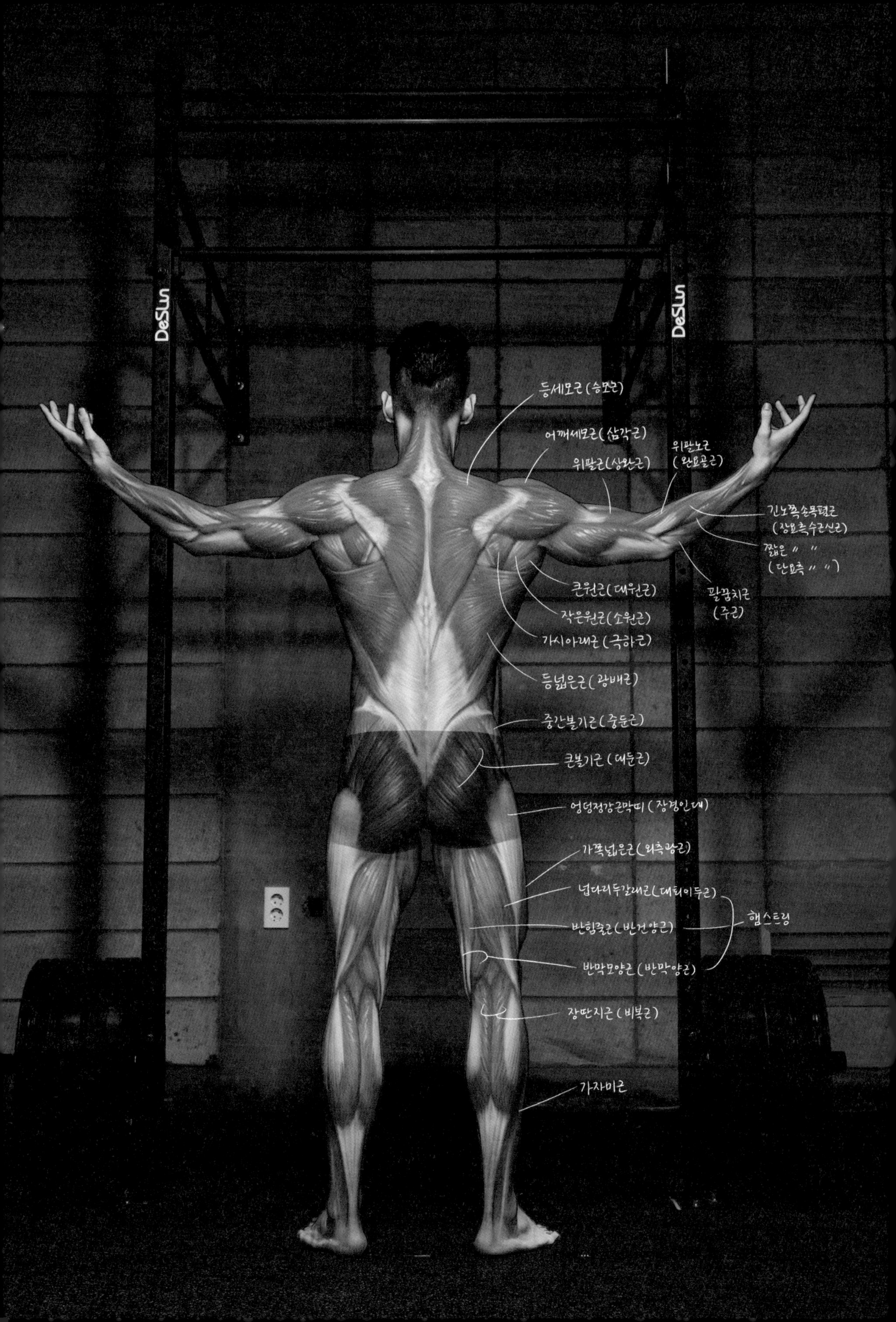

등세모근 (승모근)

어깨세모근 (삼각근)

위팔근 (상완근)

위팔노근
(완요골근)

긴노쪽손목폄근
(장요측수근신근)

짧은 〃 〃
(단요측 〃 〃)

팔꿈치근
(주근)

큰원근 (대원근)

작은원근 (소원근)

가시아래근 (극하근)

등넓은근 (광배근)

중간볼기근 (중둔근)

큰볼기근 (대둔근)

엉덩정강근막띠 (장경인대)

가쪽넓은근 (외측광근)

넙다리두갈래근 (대퇴이두근)

반힘줄근 (반건양근)

반막모양근 (반막양근)

장딴지근 (비복근)

가자미근

햄스트링

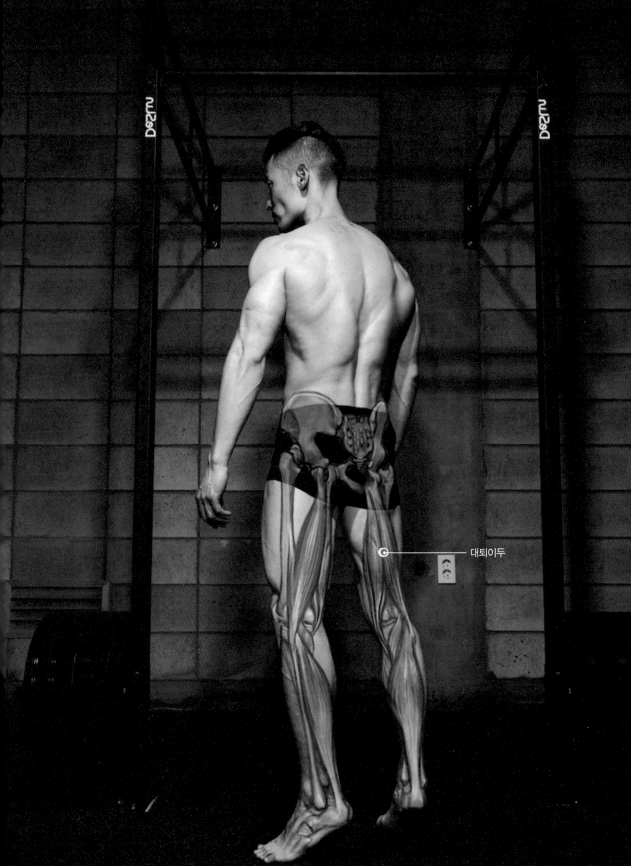

대퇴이두

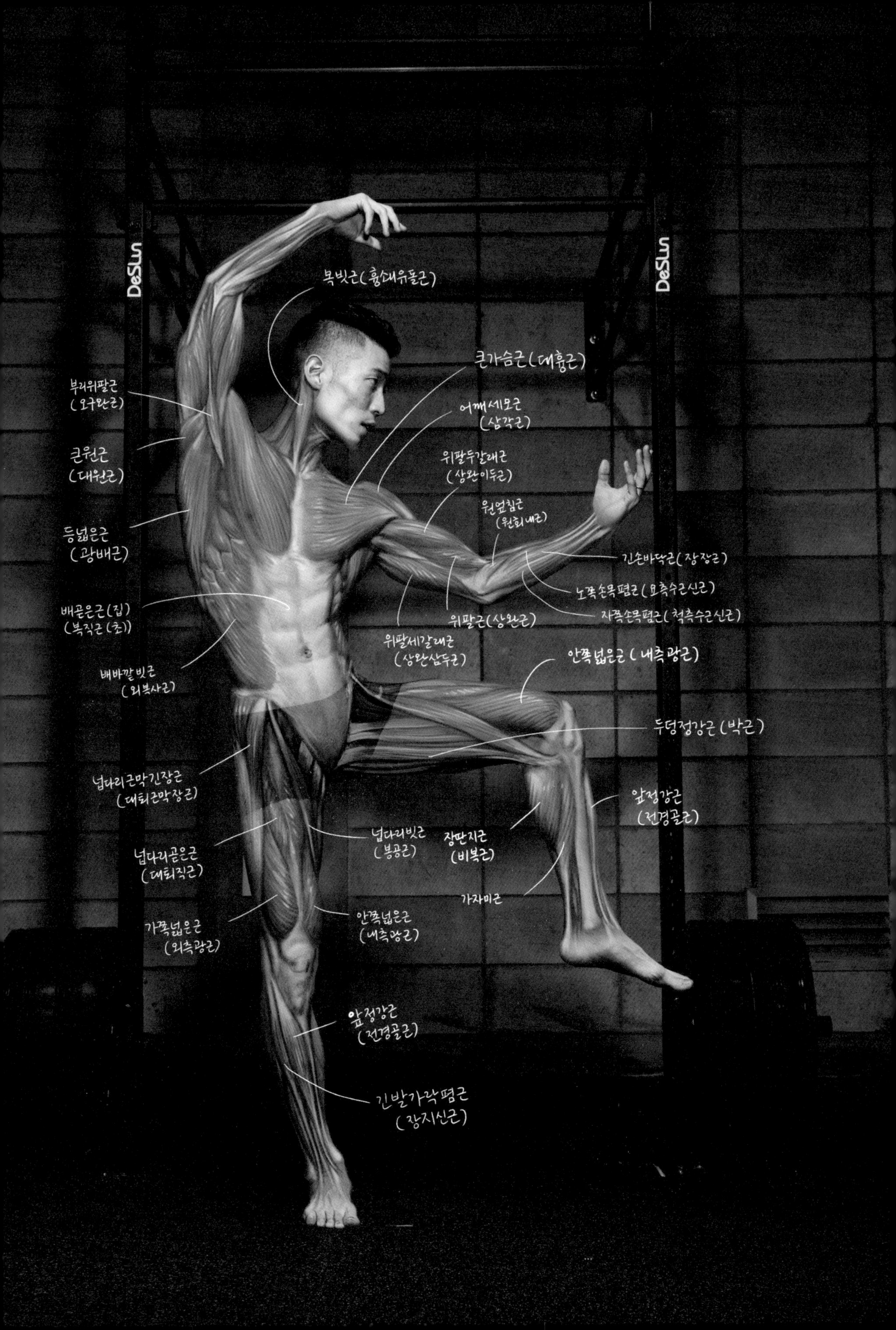

목빗근 (흉쇄유돌근)

큰가슴근 (대흉근)

어깨세모근
(삼각근)

위팔두갈래근
(상완이두근)

원엎침근
(원회내근)

부리위팔근
(오구완근)

큰원근
(대원근)

등넓은근
(광배근)

배곧은근 (집)
(복직근 (초))

배바깥빗근
(외복사근)

긴손바닥근 (장장근)

노쪽손목폄근 (요측수근신근)

자쪽손목폄근 (척측수근신근)

위팔근 (상완근)

위팔세갈래근
(상완삼두근)

안쪽넓은근 (내측광근)

두덩정강근 (박근)

앞정강근
(전경골근)

넙다리근막긴장근
(대퇴근막장근)

넙다리빗근
(봉공근)

장딴지근
(비복근)

넙다리곧은근
(대퇴직근)

안쪽넓은근
(내측광근)

가자미근

가쪽넓은근
(외측광근)

앞정강근
(전경골근)

긴발가락폄근
(장지신근)

❸ 가속 스윙 시 근육의 활성도

다운스윙 이후 클럽이 지면에 수직인 상태에서 공을 타격하는 순간까지를 기준으로 보자면, 양측에서 가장 활성도가 높은 근육은 헤드를 던져 주는 가슴 근육인 ❶ 대흉근이다.

그리고 안쪽으로 모아 준 오른쪽 날개뼈를 앞으로 밀어주는 ❷ 전거근, 왼쪽 어깨를 올려 주는 ❸ 견갑 거근이 두 번째로 활성도 높은 상체 근육이다.

하체에서는 왼쪽 허벅지 뒤 근육인 ❹ 외측광근과 엉덩이 큰 근육인 ❺ 대퇴이두, 오른쪽은 흉추 회전각을 끌어오는 ❻ 복사근과 오른발을 밀어주는 중간 엉덩이 근육인 ❼ 중둔근이 뒤따른다.

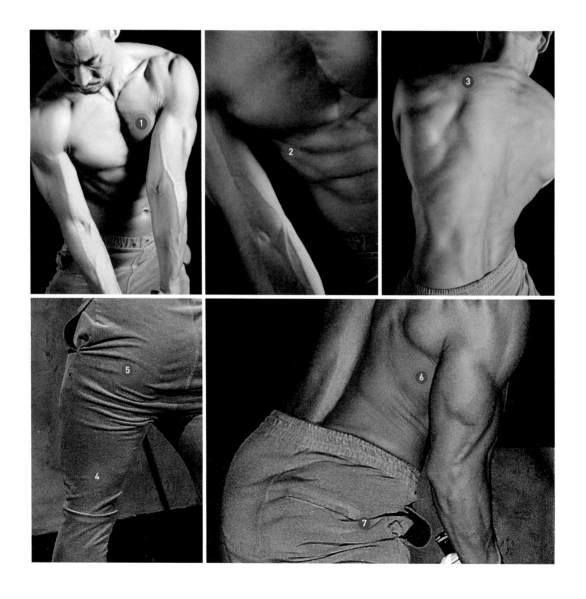

❹ 얼리 폴로 스루

클럽이 임팩트 순간부터 지면에서 수평까지 던져질 때까지를 기준으로 한다. 상지에서는 양측 다 ❶ 대흉근이 가장 높게 활성화되었고, 오른쪽은 ❷ 견갑하근 그리고 왼쪽은 ❸ 극하근이 차례로 활성화되었다.

하체에서 왼쪽은 ❹ 외측 광근 그리고 ❺ 반막양근이 활성화되었고 오른쪽은 ❻ 중둔근 그리고 ❼ 복사근이 차례로 활성화되었다.

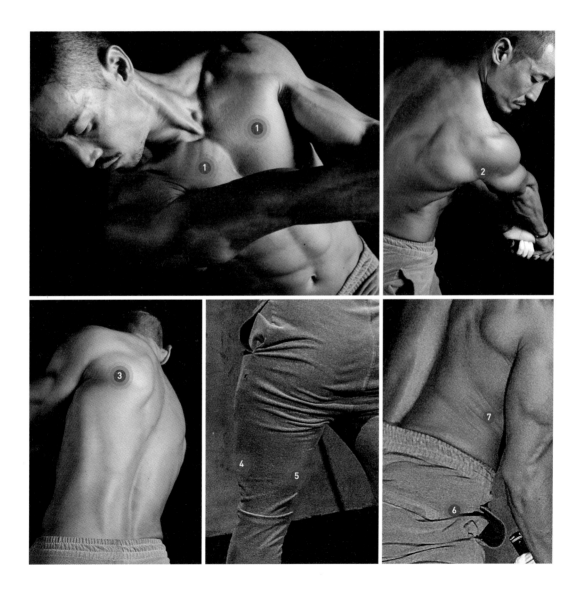

❺ 레이트 폴로 스루

클럽이 수평인 순간부터 끝난 시점까지를 기준으로 한다. 상지에서 왼쪽은 ❶ 극하근 그리고 대흉근이 활성화되었고, 오른쪽은 ❷ 견갑하근 그리고 ❸ 전거근이 활성화되었다.

하체에서는 왼쪽 ❹ 반박양근, ❺ 외측 광근 그리고 adductor magnus(큰모음근, 대내전근), 오른쪽은 ❻ 외측 광근 ❼ 중둔근이 활성화되었다.

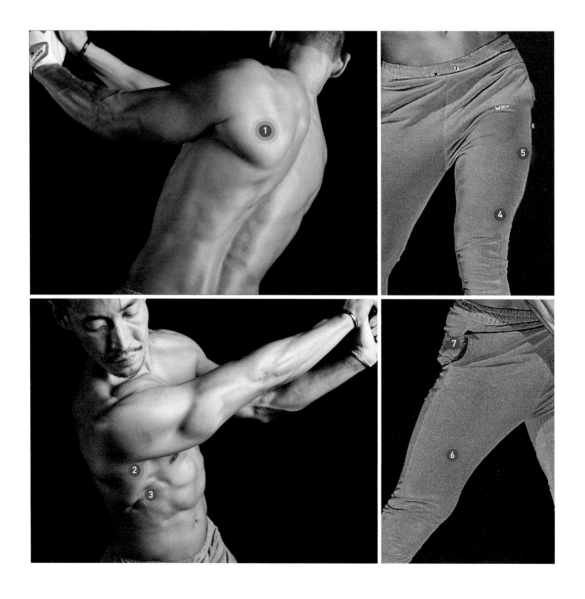

지금까지 스윙 동작의 순서에 맞게 활성화되는 근육들을 살펴보았다.

여기서부터는 선택이다. 정말 나는 모든 근육을 자신이 최대한 노력해 모두 최대한 활성화해 볼지, 적당히 타협할지를 말이다.

물론 사람마다 각각의 신체적 특성이 존재하고 구조적으로 모두 조금씩은 다르기에 약간씩 다름은 존재하겠지만, 적어도 골프 스윙에서 움직임을 내주는 기준점이 무엇이고 자신이 이 시점에 이 근육을 사용해야 한다는 사실은 변함없으니 다 사용하지는 못할지언정 분명히 알아 두고 넘어가길 바란다.

위 설명을 보면서 대부분의 사람은 뭐? 뭔 근육? 하며 읽었을 것이고 이해가 안 되었을 것이라 예상한다. 하지만 부분과 부분을 나눠 보지 않고 단순히 스윙을 올리고 내리는 한 동작으로 생각한다면 정지된 상태에서 크게 회전을 만들어 내는 하나의 사슬로 움직임을 생각하면 편하다.

운동의 사슬은 근육 하나하나, 관절 하나하나가 톱니바퀴의 역할을 해서 필요 없는 부분 없이 전부 조화롭게 맞물려 돌아간다. 그런데 스윙할 때 그 움직임이 나오지 않거나 통증이 온다면, 발목, 무릎, 고관절, 흉추, 어깨 관절, 팔꿈치, 손목으로 이어지는 많은 관절 중 분명 어떤 하나 또는 여러 개의 관절이 조화롭게 움직여지지 않아 그 부위의 동작이 끊겨 클럽을 휘둘러야 한다. 그렇기에 다른 관절 또 그 움직임을 돕고 그렇게 총체적 난국에 빠져들므로, 자신이 어떤 관절 톱니바퀴에 문제가 있는지 확인해 보아야 하고, 따라서 골프 스윙에서 해부학적 움직임을 이해하고 직접 인지할 줄 알아야 한다.

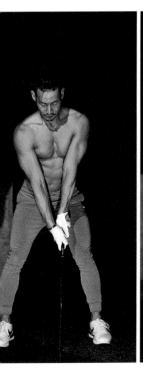
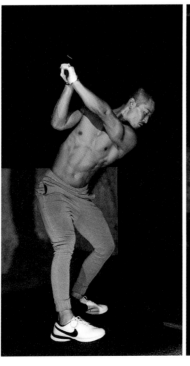
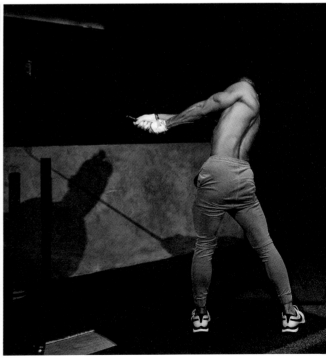

스윙 시 상체 움직임(기능 해부학)

골프 스윙 시 상체에서 반드시 알아야 하고 자신의 움직임을 판단해 봐야 할 부위는 바로 견관절 (shoulder girdle)이다. 견관절이란 위팔뼈, 쇄골, 날개뼈가 이루는 관절들을 말한다.

쇄골과 흉골(가슴 가운데뼈)을 잇는 흉쇄관절(sternoclavicular, SC joint) 쇄골과 날개뼈의 견봉을 이어 주는 견쇄관절(acromioclavicular, AC joint), 위팔뼈와 날개뼈를 이어 주는 오목위팔관절(glenohumeral, GH joint), 날개뼈와 흉곽을 이어 주는 견흉관절(scapulothracic, ST joint) 이렇게 네 가지 관절을 어깨 견 관절이라고 한다. 이 네 가지 관절은 우리가 골프 스윙 시 팔을 올리고, 돌리고, 휘두를 때 유기적으로 조화롭게 움직여져야 강하고 효율적인 힘을 발휘한다.

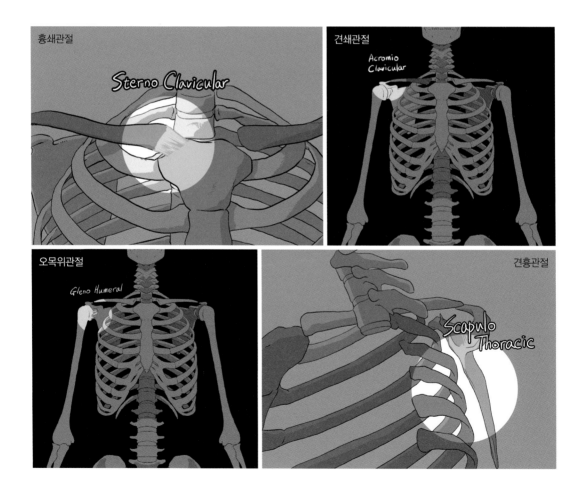

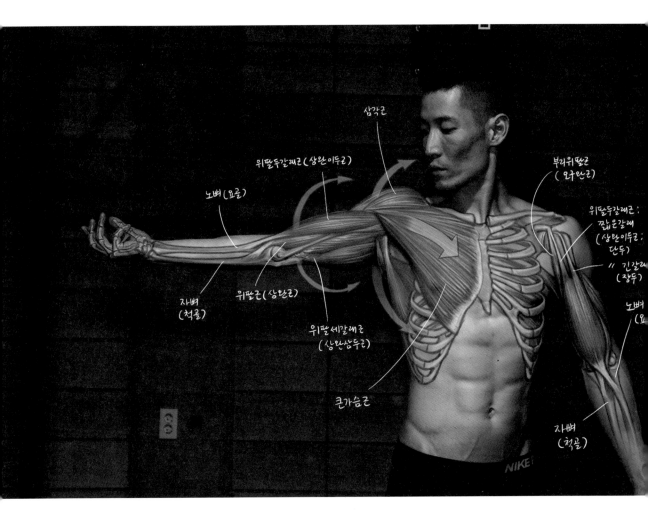

하지만 고관절과는 다르게 여러 관절이 맞물려 있어 그만큼 동작을 내는 범위가 크고 광범위하다. 인체에서 움직임의 범위가 가장 넓어 안정화가 힘들기에 평소에 움직임이 많지 않아 퇴화하고 굳어진 관절의 움직임은 골프 스윙이라는 역동적인 움직임을 내기에 부적합한 상태일 수밖에 없다. 그렇기에 원래 내가 내는 역치 선을 넘어가는 골프 스윙 시에 근육이나 관절을 이루는 여러 연부 조직에 피로가 누적되어 통증과 손상을 유발한다.

골프 스윙에서 상체 움직임을 파악하려면 위팔뼈와 날개뼈를 이어 주는 오목위팔관절(glenohumeral, GH joint)과 날개뼈와 흉곽을 이어 주는 견흉관절(scapulothracic, ST joint)에 주목해야 한다.

오목위팔관절과 견흉관절은 상체에서 가장 크고 자유로운 움직임을 담당하는 관절이다. 크고 자유로운 움직임을 담당하는 만큼 통증과 피로도 상당 부분 누적되기 쉬운 점을 꼭 알아 두었으면 한다.

또한 저 둘 중 움직임을 제한할 만한 원인이라면 그것을 운동과 동적 스트레칭으로 회복시켜 주고 재가동시켜 줘야 한다.

골프 스윙 시에는 상체의 좌·우측이 번갈아 상반되는 동작이 나타난다.

오른손잡이 기준 백스윙 시 오른팔이 바깥으로 돌아가고, 왼팔이 안으로 돌아가며 임팩트를 거쳐 다시 오른팔은 안쪽 돌림, 왼팔은 바깥쪽 돌림이 된다.

다음 동작은 단순히 위팔뼈의 움직임만 본 것이고, 날개뼈 또한 백스윙 시 오른쪽 날개뼈가 안쪽으로 모여 아래쪽으로 회전하고, 왼쪽은 앞쪽으로 벌어져 위로 회전한다. 임팩트 순간을 거쳐 폴로 스루 시에는 오른쪽이 앞쪽으로 벌어져 위로 회전하고, 왼쪽은 안쪽으로 모여 아래쪽으로 회전한다.

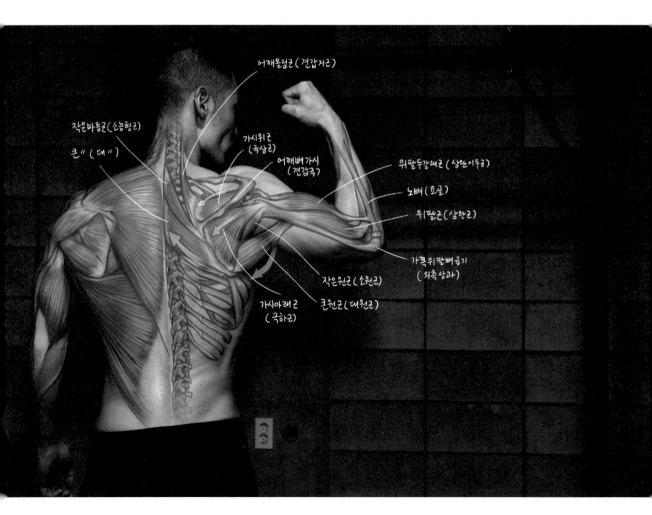

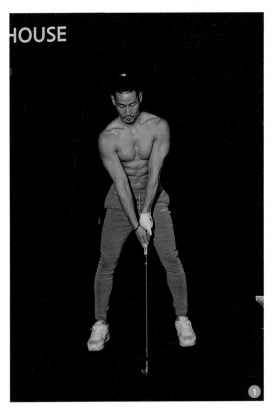

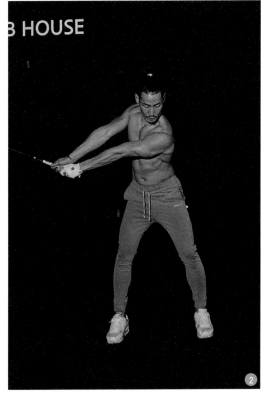

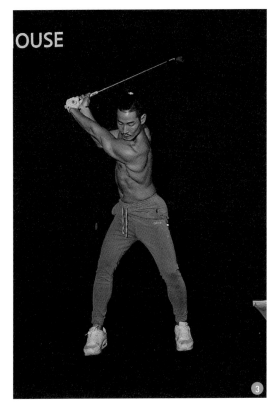

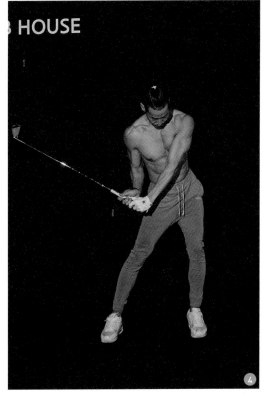

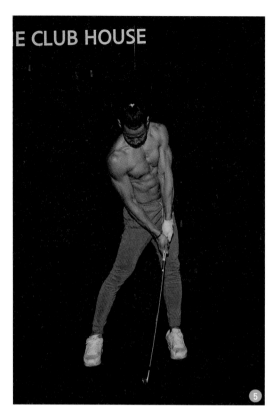

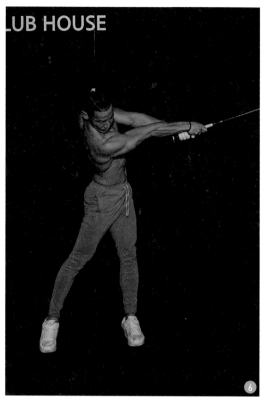

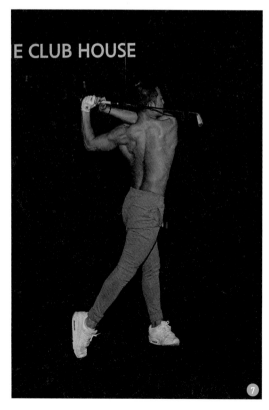

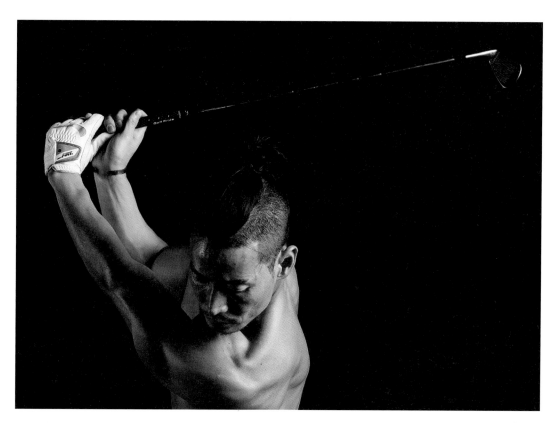

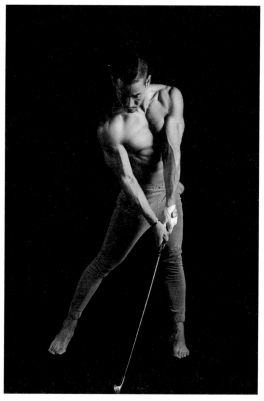

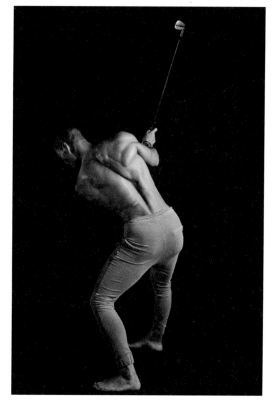

이처럼 견갑골 또한 위팔뼈의 움직임을 따라 편측이 상반되는 움직임을 나타낸다.

어깨 관절이 상반되는 움직임을 나타낸다는 것은 골프 스윙 시 그만큼 수평면에서 회전이 크게 기여한다고 볼 수 있다. 앞서 상체의 움직임을 먼저 보았다. 골프 스윙에서 상체의 큰 회전력이 필요한데, 이때 상체, 팔, 어깨 관절이 움직여지려면 상체 회전 힘의 주체는 몸통이다. 골프에서 몸통은 척추 관절을 이야기하는데, 상체가 회전하며 어깨 팔의 회전 속도를 하체로 전달한다.

골프에서 스윙하는 내내 안정적인 자세를 유지하려면 상체와 하체의 회전이 분리되어야 하는데, 이를 코일링 또는 피벗이라고 한다. 이처럼 회전하는 범위와 그 힘이 매우 중요한데, 그 몸통을 회전해 주려면 알아야 할 것이 척추 관절이다. 척추는 머리 뒤쪽 뽈록한 후두록에서 목젖 뒤쪽 뽈록한 곳까지를 경추(7개), 그 아래서부터 허리 거의 끝까지인 흉추(12개), 흉추 아래부터 꼬리뼈까지 요추(5개) 그리고 천골과 미골로 이루어지고. s자 형 곡선으로 이루어져 안전감 있게 완충과 균형을 유지하는 데 도움을 준다. 척추에서 골프 스윙 회전력을 담당하고 가장 중요한 움직임을 내는 것은 흉추 관절이다. 흉추가 코일링을 해 줄 때 복직근과 외복사근, 내복사근, 요근들이 유기적으로 움직임이 일어나 줘야 골반과 회전의 분리가 생기고, 정교하고 파워풀한 스윙이 나온다. 대부분의 골퍼가 그 분리를 못 해 내는

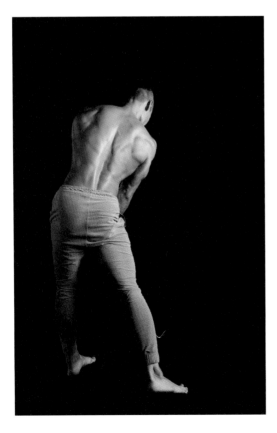
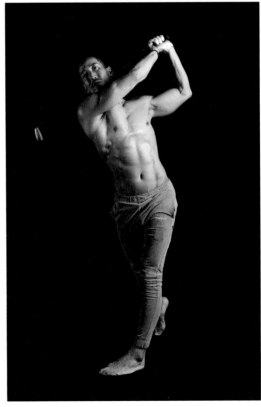

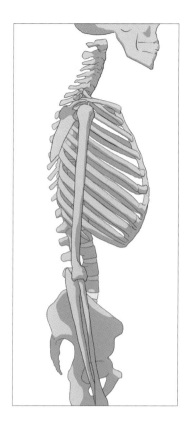

데, 이러면 스웨이가 생겨 흉추의 원 회전각을 골반이 대신해 줘야 하고, 골반이 돌아야 하면 무릎도 딸려 가기에 정교한 스윙이 나올 수 없어 골프에서 흉추의 가동성이 5할이라고 봐도 무방하다.

나는 골프에서 중요한 두 가지를 꼽으라면 흉추의 가동성과 날개뼈의 안정성이다. 스윙의 1번은 백스윙인데, 대부분 백스윙 시 흉추의 가동이 안 되기에, 남은 모든 스텝이 다 꼬이고 정교한 임팩트도 나올 수 없다. 골프 선수와 일반인들의 몸통 회전과 체중 이동의 패턴을 비교한 연구에 의하면, 선수는 단계별 스윙 모션에서 일반인보다 몸통의 회전이 더 빠르고 크며 안정되게 나타났다.

일반인들은 스윙을 프로처럼 하고 싶어 한다. 그런데 대부분 자신의 스윙이 왜 그렇게밖에 안 되는지는 잘들 모르더라. 일반인들은 가장 최우선으로 흉추의 움직임, 흉추의 가동성을 먼저 확보해 주어야 코일링이 안정적이고 파워풀하게 완성되므로 가장 신경 써서 보강해야 할 부분이다.

스윙 시 하체 움직임(기능 해부학)

골프 스윙의 시작은 발바닥의 지면 고정이다. 그런 상태에서 역동적으로 백스윙하려면 고관절의 회전이 큰 영향을 끼친다. 더 강하고 멀리하지만 일정하게 공을 쳐 내려면, 우리는 고관절의 움직임에 초점을 맞춰야 한다. 골프는 하체라는 말을 들어 보았을 것이다. 하체가 힘없고, 또 가동 범위가 안 나오고, 털리면 공을 강하고 일정하게 칠 수 없다. 고관절은 커다란 허벅지 위 뼈인 대퇴골이 골반에, 위팔뼈가 날개뼈에 갖다 붙인 모양처럼 절구 관절로 이루어진다.

하지만 훨씬 그 크기가 크고, 움직임의 방향이 어깨처럼 크지 않기에 더 견고하고도 단단하며, 부상의 위험이 아주 적다. 이 고관절은 걷고, 달리고, 스포츠의 상황에서 탈구되거나 다치지 않도록 만들어지지만, 오랜 기간 움직임이 결여되고 힘이 떨어짐에 따라 가동 범위가 심하게 제한된다. 고관절의 가동범위 제한은 다양한 문제점을 연쇄적으로 일으켜 골프 스윙을 총체적 난관 속으로 빠뜨린다.

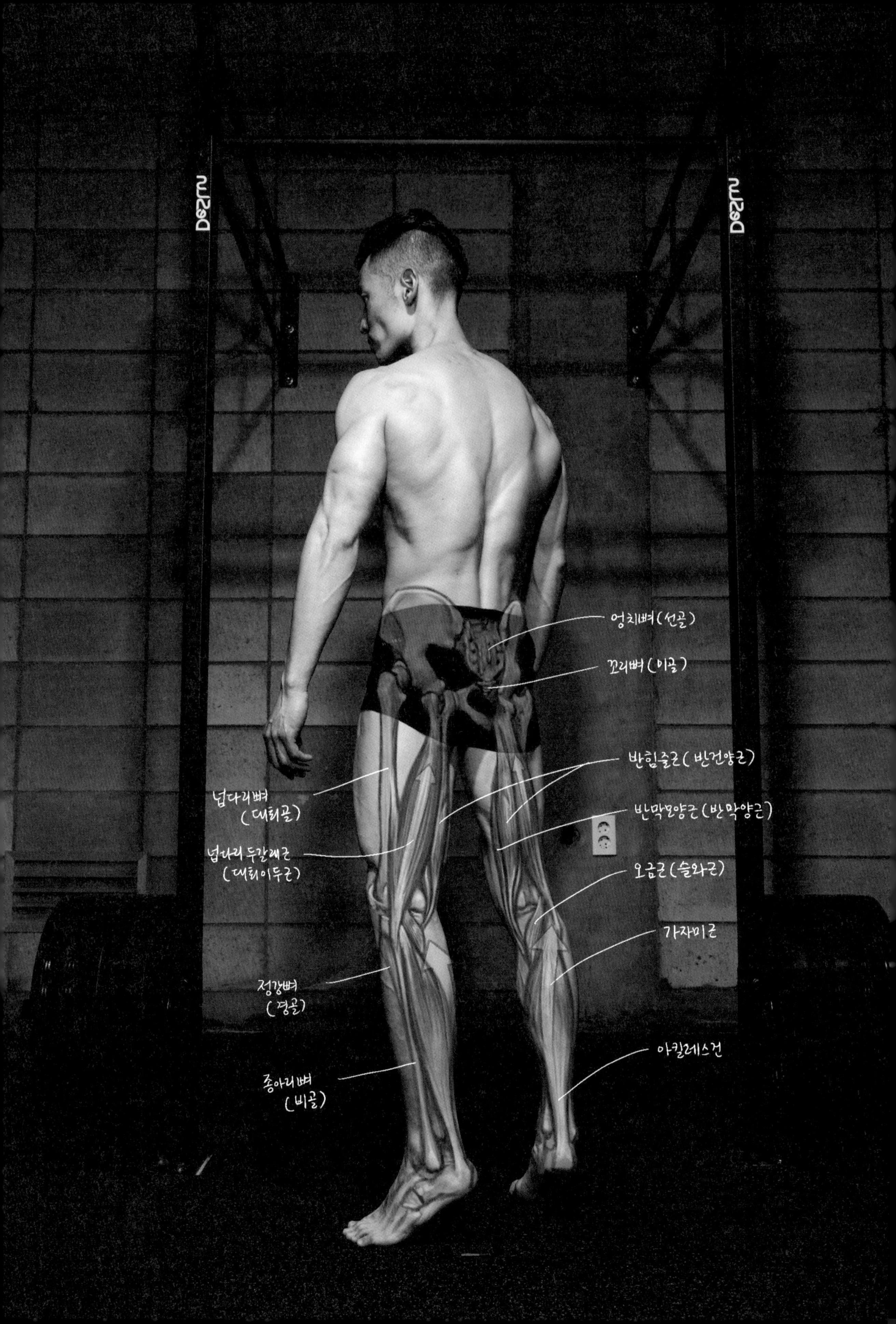

엉치뼈 (선골)

꼬리뼈 (미골)

반힘줄근 (반건양근)

반막양근 (반막양근)

넙다리뼈
(대퇴골)

넙다리 두갈래근
(대퇴이두근)

오금근 (슬와근)

가자미근

정강뼈
(경골)

아킬레스건

종아리뼈
(비골)

골프 스윙 시 하체가 심하게 떨리거나 일정하게 버텨 내 주지 못하는 이들은 당연히 코일링도 제대로 이뤄지지 않으며, 그렇기에 고관절의 회전 가동성 운동을 통해 고관절 주변 근육을 재가동시켜 주고 움직임의 범위와 힘을 키워 주는 것을 0순위로 생각해야 한다.

고관절의 가동성이 제한되었을 때 스윙하면 나타나는 문제점

❶ 골반의 불안정성

❷ 골반을 이루는 근육들의 강직

❸ 대퇴의 회전 결여

❹ 지면에서 상체로 효율적인 힘 전달을 하지 못함

단방향 회전 운동인 골프 스윙에서 고관절의 움직임 또한 어깨와 비슷하게 일어난다.

오른손잡이를 기준으로 백스윙 시 오른 다리는 안쪽 돌림, 왼 다리는 바깥쪽 돌림, 임팩트 시 오른 다리는 바깥쪽 돌림, 왼 다리는 안쪽 돌림이 일어난다. 고관절, 허벅지 위 큰 뼈인 대퇴의 안쪽 돌림과 바깥쪽 돌림은 큰 근육부터 작은 근육 순으로 아주 유기적인 움직임으로 이루어진다. 아래 설명한 대퇴 고관절 주변 근육들의 생김새를 관찰하고, 테스트 후 자기 고관절을 안정화 및 재가동시켜 보자.

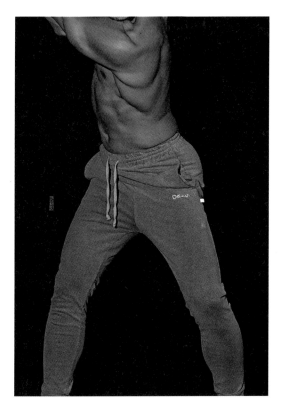
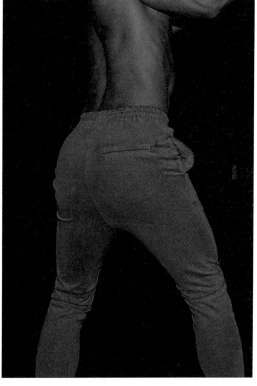

골프 스윙 시 내 목은 왜 자꾸만 좌로 돌아가는가

프로들의 스윙을 보면 신기하리만치 머리가 가만히 있다. 그런데 나의 머리는 왜 휙휙 돌아갈까?

지금 바로 서거나 앉아서 목을 돌려 턱이 왼쪽, 오른쪽 쇄골에 닿는지 평가해 보자.

되는가? 목이 90°가 돌아가는지 거울을 보고도 평가해 보자. 양쪽 쇄골까지 돌아가는가?

아마 안 될 것이다. 그런데 우리가 목을 고정하고 백스윙 시에 어깨 각이 90° 또는 그 이상 회전하고, 또 폴로 스루 시에도 반대로 그렇게 돌아가야 프로같이 머리를 고정한 스윙이 나온다. 골프에서 기본은 관절들의 가동성이다. 목을 케어해 보자. 목의 가동성을 확보하면 공을 바라본 채 고정하고 흉추만 돌아가기에 훨씬 안정적인 시퀀스가 완성될 것이다.

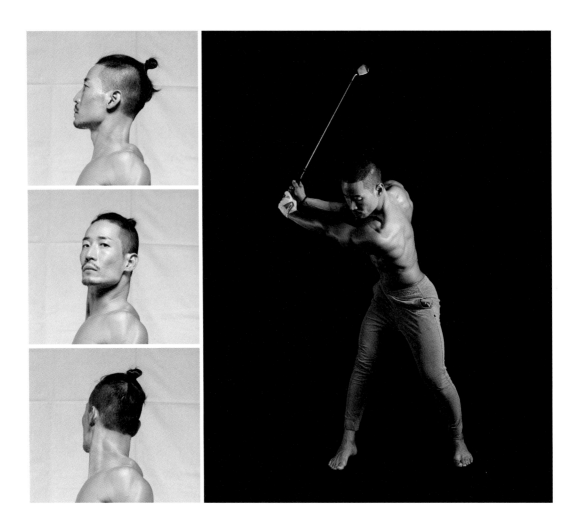

스윙할 때 경추 회전의 중요성

레슨받을 때 목을 고정하세요! 머리를 고정하세요, 라는 말을 많이 들어 봤을 것이다. 이게 정말 목을 고정해야 할까? 흉추에서 목을 고정하면 흉추가 도는 각도만큼 목이 따라 돈다. 앞서 언급했듯이 골프 스윙은 지면에서부터 고관절 그리고 척추를 따라 경추까지 많은 관절과 근육들이 톱니바퀴처럼 맞물려서 유기적으로 움직임을 이루는 과정이다. 목을 고정하는 게 아니다. 흉추가 돌아가는 만큼 경추도 회전해 줘야 공을 응시하는 머리가 고정되고, 안정된 스윙이 나온다. 많은 이가 흔히 겪는 백스윙 시에 머리가 같이 따라 도는 현상은 기능 해부학적으로 흉추의 회전각을 경추가 같이 따라서 회전해 버리는 현상이다. 이것을 좀 더 깊이 따져 보자면, 경추 움직임의 뿌리인 흉추가 돌아가는 데 그 가지 역할을 하는 경추가 반대로 돌지 못하는 것이다. 그럼 이게 왜 골프에서 문제가 될까?

머리가 공을 안정적으로 보고 타격해야 하는데 머리가 따라 돌면 결국 그 축이 흔들린다. 물론 프로 중에도 머리가 조금 돌지만 성적을 잘 내는 프로도 있다. 하지만 모든 이가 이상적으로 추구하는 매킬로이의 스윙을 보면 폴로 스루 전까지 머리가 거짓말처럼 잡힌 것을 볼 수 있다. 결론은 골프에서 경추가 흉추와 반대로 90° 가까이 돌 수 없다면 문제가 된다는 의미이다.

골프의 스윙은 골반 흉추, 경추의 움직임이 분리되어 실시되어야 정교하고 안정된 샷을 할 수 있다.

심플하게 말하자면 백스윙 시 목이 같이 따라 돈다면 분리되도록 경추의 회전 가동성을 만들어 주도록 한다.

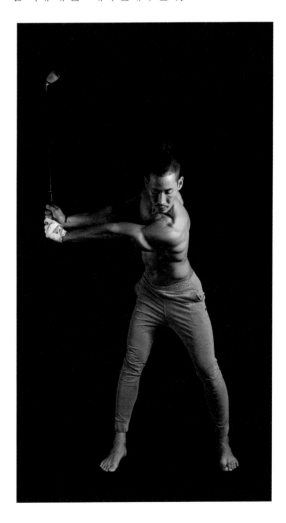

경추의 회전이란?

경추의 움직임을 그림으로 보자.

먼저 굴곡, 신전, 측면 굴곡, 측면 신전, 측면 회전, 친 턱과 같은 다양한 움직임이 있다.

그만큼 가동성이 중요시되는 관절이다. 골프에서 대두되는 경추의 움직임은 바로 측면 회전이다. 측면 회전을 유발하는 근육은 흉쇄유돌근(SCM)이다.

흉쇄유돌근은 아주 강력한 근육으로서 하악관절과 쇄골에 기시정지(시작과 닿음)하고 상대적으로 그 볼륨이 두꺼워 다양한 움직임을 교차로 담당한다.

또한 두 가지 관절에 붙어 있는 다관절 근육이므로 다양한 움직임을 담당하고, 목 회전에 핵심 근육이다.

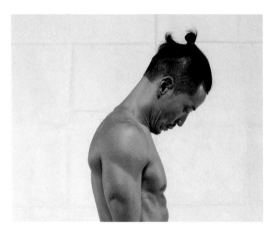
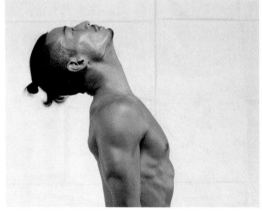
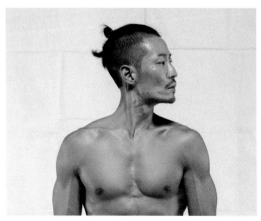
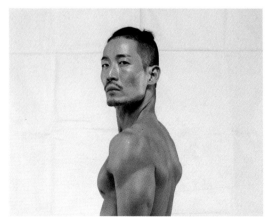

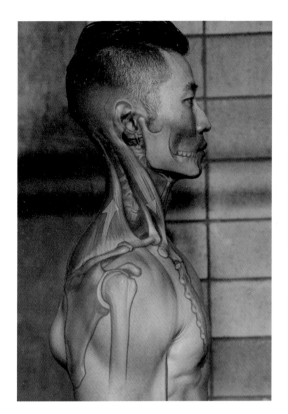
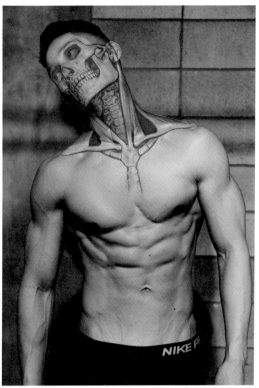

왜 경추(목) 관절의 가동성 운동이 필요한가

    요즘 시대에는 대부분의 사람이 하루에 12시간 이상을 앉아서 생활한다. 올바른 자세로 앉아 있기란 실로 쉽지 않고, 그렇게 오래 앉아 있다 보면 척추의 중립이 맞지 않아 등이 굽은 흉추의 만곡 상태로 유지된다. 이 비이상적인 형태에서 신체는 머리를 앞으로 보는 상태를 만들려고 고개를 쭉 빼고 턱을 치켜든다.

    이렇게 발생하는 두 가지 포지션을 요즘은 라운드 숄더 또는 거북목이라고 지칭한다. 이런 비이상적인 형태에서 흉쇄유돌근은 핵심적인 일을 담당하는데, 바로 고개를 앞으로 빼서 머리를 치켜들게 하는 역할이다. 많은 매체나 기관에서는 흉쇄유돌근을 거북목을 만드는 주요인이라고 말한다. 하지만 흉쇄유돌근은 당신의 스탠스와 삶을 유지하려고 마지막까지 버티고 발악해 주는 근육이라고 생각하자. 그렇다면 대부분의 사람이 이런 비이상적인 형태를 띤다고 정의해 본다면, 이런 사람들이 골프 스윙을 한다면 어떤 현상이 나타날까?

❶ 스윙이 부정확해진다.

❷ 백스윙 시 고개가 따라 들어가 경추와 흉추의 분리가 이뤄지지 않음

❸ 비이상적인 형태에 경추 포지션에서 회전까지 들어가 목 통증 및 손상 유발

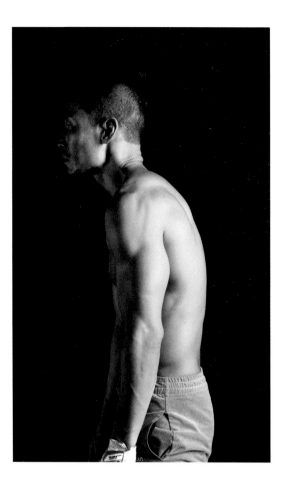

단순히 스윙할 때 목을 고정하려고 하지 말고 왜 내 목은 반대로 회전되지 않을까, 라는 원론적인 질문에 대한 해답을 찾아야 한다. 정확한 원인을 해결하지 않으면 그렇게 좋아하는 골프를 손상이나 통증으로 인해 강제로 멈춰야 하는 순간이 오고, 설사 통증과 손상이 개선되더라도 그 원인을 없애지 않으면 결국 악순환이 계속될 것이다. 그 원인의 해답은 흉추의 만곡을 개선하는 흉추 가동성 운동과 경추의 움직임을 개선하는 경추 가동성 운동이다.

골프 숙련자와 저숙련자의 몸통 회전과 체중 이동 패턴의 비교

❶ 숙련된 골퍼는 백스윙하는 동안 트레일 풋으로 빠른 체중 이동 전달과 함께 초기에 몸통을 수평 회전한다.

❷ 다운스윙 동작 동안 리드 발의 더 빠른 체중 전달과 함께 골반이 빠르게 수평 회전한다.

❸ 폴로 스루 시에 상부의 체간 수평 회전이 적고, 골반의 후방 회전이 더 많다.

골프 스윙에서 신체 분절을 나누어 사용하는 움직임은 가장 중요한 부분이다. 상체와 하체의 분리 회전 운동이 중요하다는 말이다.

이론적으로는 몸통에서 가까운 신체의 분절은 최고 속도에 도달해야 하고, 거기에 더욱 강력하고 효율적인 스윙을 내주려면 몸통에서 먼 분절이 뒤따라와 줘야 한다. 따라서 몸통에서 가까운 부분인 골반의 움직임에 의해 스윙이 시작되고, 순차적으로 상체와 골프클럽이 따라와야 한다.

하지만 최근에는 골반의 움직임뿐 아니라 발의 위치 이동도 중요성을 강조한다. 즉 다운스윙 시 트레일 풋에서 리드 풋으로의 체중 전달은 비거리를 내는 핵심 요소라는 말이다. 또 체중 이동과 더불어 체간의 회전 타이밍은 클럽 헤드의 스피드를 높이는 중요한 요소이다.

숙련된 골퍼들의 스윙 시의 지면 반력을 체크해 보면 백스윙 톱에서는 체중의 약 80%가 트레일 풋(오른발)으로 이동하고, 다운스윙 동안 앞발로 체중을 이동시켜 임팩트 순간에는 81~120%까지 도달한다고 한다. 이때 더 많이 앞발을 밟아 낼수록 장타를 칠 힘이 생긴다. 로리 매킬로이는 200%가 넘게 밟아 낸다고 한다. 이처럼 임팩트를 강하게 하려면 지면 반력을 잘 이용해야 하고, 백스윙에서 임팩트로 연결될 시 얼마나 지면 반력을 잘 사용해 내느냐가 비거리의 관건이라고 볼 수 있다.

원활하게 체중 이동을 하려면 부드러운 전체 관절의 가동 범위를 전제 조건으로 깔고 가야 한다.

위 데이터를 보면 골반의 수평 회전에서 숙련자가 비숙련자보다 더 큰 수평 회전의 각도를 보였다.

어드레스에서 백스윙까지 28.4° 회전했으며, 이는 백스윙과 백스윙 톱 사이의 각도 변화보다 19.1° 크게 회전함을 볼 수 있다. 이 말은 백스윙까지만 크게 회전하고, 나머지는 몸통의 꼬임으로 만들어 낸다는 말이다.

또한 상체의 수평 회전 각도 변화는 어드레스에서 백스윙까지의 회전각이 51.7° 그리고 백스윙과 백스윙 톱 사이가 54.7°이다. 이를 정리해 보자면, 숙련자는 백스윙 이후에는 골반의 회전을 감소시키고, 상부의 지속적인 회전으로 백스윙 톱 구간으로 클럽을 가져간다고 볼 수 있다.

다시 정리하자면, 상체의 가동성이 완전히 만들어진 숙련자는 테이크 백에서 백스윙으로 접어드는 구간에 골반을 움직이고, 그 이후 백스윙 톱으로 접어드는 구간에서는 골반을 잡고 상체를 분리해 꼬임을 만들어 분리된 가동 범위를 형성해 냈다는 말이다.

이러한 숙련자들의 스윙 패턴을 스포츠 의학에서는 SSC(stretch shortening cycle), 즉 단축성 신장 주기라고 지칭한다. 쉽게 말해 몸통을 돌리며 몸통과 엉덩이 근육의 긴장을 유발해 코일 운동을 한다고 보면 된다. 즉 한 자리에서 회전을 극대화해 동력을 최대치로 생성해 내서 임팩트로 전달하는 과정으로 볼 수 있다.

이러한 SSC를 사용하는 방법은 숙련자들을 본 그룹에서 체중 이동의 데이터로 더 확실하게 볼 수 있다.

위 데이터를 참고했을 시 숙련자 그룹은 초기 다운스윙 동작에서 오른발로 체중 이동(지면 반발)이

나타났으며, 백스윙에서 백스윙 톱 구간에서 오른발로 체중 이동이 18%가 감소했다. 하지만 비숙련자는 오히려 7%가 더 오른발로 흘러 들어갔다.

다시 말해 숙련자들은 백스윙 톱 구간에 접어들기 전에 이미 뒷발인 오른발로 힘 전달을 완료했고, 비숙련자들은 백스윙 톱 구간까지 계속 힘을 전달하는 중이었다는 말이다.

골프 스윙에서, 어드레스에서 백스윙으로 바로가 아니라 체중 이동을 원활하게 전달하려고 백스윙을 여러 단위로 나누고, 분석해 봐야 한다는 사실을 알 수 있다.

다운스윙에서 숙련자는 공을 향한 골반의 수평 회전 각도가 비숙련자보다 훨씬 크게 나타났고, 골반의 측면 굽힘 각도는 오히려 작게 나왔다. 쉽게 말해 다운스윙 시에 숙련자가 비숙련자보다 골반에서 더 빠른 다운스윙 패턴을 보였다고 할 수 있다. 골반을 더 빨리 회전시켰다는 말이다. 이는 체중의 이동에서도 나타난다. 리드 풋인 왼발에서는 숙련자와 비숙련자의 차이가 크게 나타났지만, 뒷발인 트레일 풋에서는 나타나지 않았다. 그 이유는 숙련자는 뒷발에서 앞발로의 체중 이동이 훨씬 더 빠르게 나타났기 때문이다.

폴로 스루 구간에서는 숙련자의 상부 수평 회전이 비숙련자보다 훨씬 적게 나타나는데, 연구에서는 이런 현상을 세 가지 이유로 본다.

(01) 비숙련자들은 클럽의 속도를 최대한 높이려고 임팩트가 끝난 후에도 더 회전을 부화하려고 하기 때문.

(02) 숙련자들은 클럽으로 각 운동의 힘 전달을 자신에게 최적화해서 쓰려고 동작 초기에 의도적으로 상체의 수평 회전을 늦출 수 있다는 것.

(03) 클럽의 가속이 높을수록 신체의 말단 부위로 더 힘을 전달하여 상체의 수평 회전을 자동으로 느리게 할 수 있다.

결론은 숙련자들은 임팩트 후에 의도적으로 혹은 자동 반사적으로 상체의 수평 회전을 조절해서 브레이크를 걸 수 있다는 것을 시사한다.

결론적으로 골프 스윙에서 숙련자와 비숙련자 간의 회전 가동 범위 및 체중 이동의 변화는 유의미했다.

또한 백스윙 톱에서 임팩트로의 전환 구간에서 더 유의미하게 나타났으며, 효율적인 골프 스윙을 하려면 백스윙 중간에 트레일 풋으로 빠른 체중 이동과 함께 몸통의 수평 회전이 일찍 나와야 하고, 다운스윙 때는 골반의 수평 회전과 더불어 리드 풋으로 급격히 체중 이동이 일어나야 한다. 마지막으로 폴로 스루에서는 상부의 몸통 회전을 적게 조절해도 괜찮다는 점이다.

요약하자면, 단순히 누군가의 스윙을 카피하는 것이 아닌 효율적으로 체중 이동하려면 전신의 가동 범위의 확보가 전제 조건으로 깔려야 하며, 막연한 체중 이동 훈련, 예를 들면 한 발 서기 등의 운동을 하기보다는 약한 단계에서 체중 이동을 하는 분절별 트레이닝이 골프 스윙을 개선하려면 더 효율적이고 필요한 운동이라고 할 수 있다.

골프 스윙 시 요추와 고관절 회전의 운동학적 관계

숙련된 골퍼들은 골프스윙 시에 엉덩이와 요추를 움직일 때 유사한 협응 전략을 쓴다.

힙의 회전은 백스윙보다 다운스윙 동안 전체 회전을 생성해 내는 데 더 효율적이다.

골프 스윙에서 가장 중요시 생각하는 것은 비거리의 증가와 방향의 정확성이다. 그러므로 대부분의 사람이 레슨받을 때 백스윙과 몸통의 회전에 초점을 둔다. 하지만 아마추어 골퍼들은 타깃 방향 엉덩이 근육인 leading hip의 능동적 그리고 수동적인 내회전의 가동 범위가 감소하기에 허리 통증을 유발한다.

이는 허리 통증이 있는 골퍼와 통증이 없는 골퍼 사이의 다른 점으로, 리딩 힙 쪽 고관절 내회전에 큰 차이가 있다.

골프 스윙에서 임팩트 순간의 볼 스피드를 증가시키려면 고관절의 비대칭적인 움직임이 필요하다. 쉽게 말해 스윙 시에 앞쪽 리딩 힙과 뒤쪽 트레일 힙은 완전히 반대 방식으로 움직여야 한다는 말이다.

해부학적인 측면에서 보면, 요추와 고관절(리드 힙과 트레일 힙)은 유사한 패턴을 보여 주었지만, 회전의 정점 값은 각기 다른 시점에서 관찰되었다. 이 결과가 시사하는 바는 골프 스윙 시에 각 관절이 서로 다른 역할을 한다는 근거와 스윙할 때 회전을 담당하는 세 가지 관절을 각기 다르게 트레이닝해 주어야 한다는 증거이다.

다운스윙의 초기 단계에서는 리딩 힙(왼쪽)의 가동 범위가 현저하게 회전하는 모습을 보여 준 반면, 요추는 임팩트 위에서 더 크게 기여하였다. 또 트레일 힙(오른쪽)은 다운스윙의 전반에서 동일한 값을 보여 주었다. 이는 두 가지를 의미하는데, 첫째, 백스윙보다 다운스윙에서 고관절과 요추의 회전 기여도가 크다는 것과 다운스윙 때 자세에 이상이 있다면 반드시 고관절의 회전 가동 범위를 확인 후 확보해야 한다는 점이다.

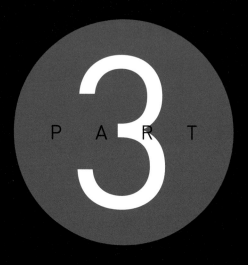

PART

3

골프 스윙은 몸을 아프게
만들 수밖에 없다

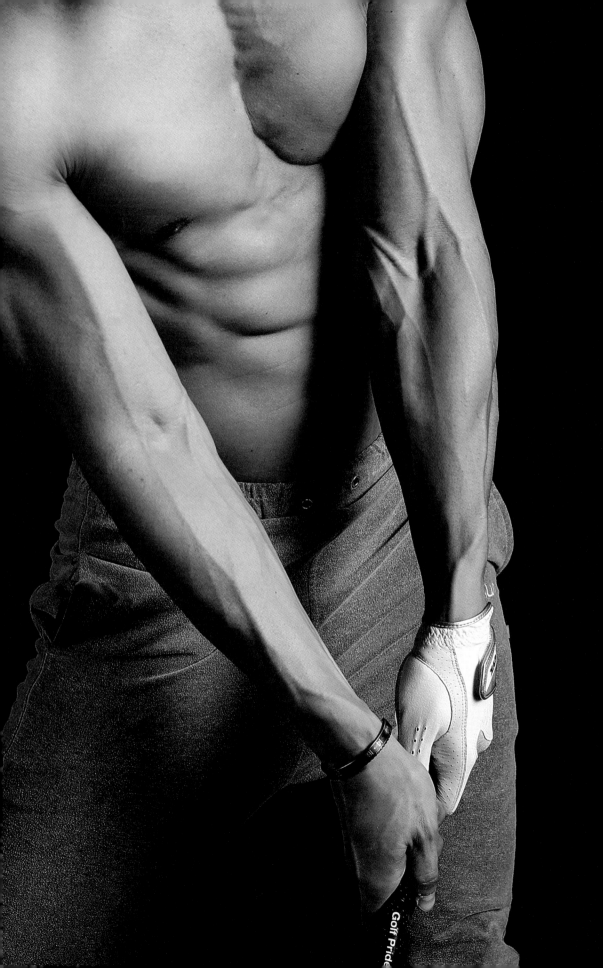

골프 스윙이 다칠 수밖에 없는 이유

골프는 각자의 우세 팔을 기준으로 단방향의 회전을 지속해서 하는 단방향 스윙 기반 플레이 스포츠이다.

신체는 단방향으로 지속적인 회전 운동을 할 때 움직임을 주로 만드는 근육과 관절들을 안정된 위치에 놔두려는 노력을 지속해서 해야 하는 인대에 데미지를 누적시킨다. 하여 골프 선수들은 단방향의 단순 반복과 그만큼 과사용된 조직의 피로감을 없애는 데 매우 중점을 두고 훈련한다.

하지만 골프를 즐기는 일반인들의 기준에서 본다면 어떨까?

일반적인 직장인들을 기준으로 출퇴근 시간, 취침 시간, 식사 시간을 포함하여 하루 20시간 이상을 앉거나 누워 있다. 그만큼 활동성이 매우 떨어진다는 의미이다. 장기간 활동성이 떨어지면 그만큼 약화하고, 가동성이 적어진 관절들에 무조건적인 제한이 생길 수밖에 없다. 이렇게 퇴화하고 움츠러든 조건 상태에서 퇴근 후 또는 출근 전 큰 범위의 움직임 내에서 폭발적인 파워를 발현해 내야 하는 골프 스윙을 하면 어떤 일이 발생할까?

바로 부상으로 연결된다. 부상이 꼭 어디가 부러지고 끊어진 것만이 아니다. 통증이 계속되고, 그 통증으로 인한 염증이 계속 사라지지 않고 지속된다면, 이것이 바로 부상이다. 더 쉽게 말하자면 올바르게 확보된 가동 범위와 컨디션 좋은 근골격계의 움직임 컨디션을 갖춰도 지속적인 단방향 축 회전 운동은 통증과 부상을 유발할 텐데. 하루 22시간을 움츠리다가 또 급하게 몸도 풀지 않고 바로 스윙하는데, 이때 취약해진 관절이나 조직들은 당연히 통증을 표현하고, 그를 해결하지 않고 지속했을 시 당연히 더 큰 부상과 통증으로 연결될 수밖에 없다는 말이다.

위 내용을 정리하면 골프 스윙은 필연적으로 통증과 부상을 유발하는 행위라고 할 수 있다는 말이다.

사람들은 어디가 아파서 골프를 그만두고 못 할까
(관절이 아플 수밖에 없는 근거)

수많은 골퍼가 호소하는 부상의 위치와 근거에 대해 알아보자.

부상의 종류는 팩터 높은 논문들에 나오는 부상의 데이터가 많은 관절 순으로 보겠다.

❶ 허리 손상과 통증

골프 스윙은 지면에 클럽을 정렬시키고, 하체를 고정한 상태에서 테이크 어웨이를 들어가고, 흉추의 엄청난 꼬임을 통해 백스윙 톱을 만들고, 힘을 전환해 다운 포스를 샤프트와 헤드로 전달해야 하는 동작이다.

골프 스윙에서 가장 다이내믹한 움직임 또는 가동해야 하는 관절은 흉추이다(흉추의 양방향 로테이션).

이때 올바르거나 오히려 조금 더 확보해 둔 가동 범위 안에서 파워를 쓴다면 허리에 그나마 데미지의 누적이 적겠지만, 사람들은 천천히 그 범위까지 가동하지 못하기에 순간 끌고 들어가서 허리에서 그 브레이킹을 걸어 주는 힘을 이용해서 스윙들 하니 오히려 더 과사용과 데미지가 누적된다.

❷ 요통: 추간판, 측면 골관절염, 신경근 병증, 다리 방사통, 저림, 간헐성 파행증

위에 적힌 요통의 종류는 골프 스윙 시 주로 요추에서 발생하고 또 그 통증의 원인이기도 하다.

요추는 신체의 조직 중 가장 견고하고 안정성을 추구하는 고유의 관절 성질을 가진다. 쉽게 말해, 척추라는 나무가 있고, 그 나무는 고관절에 뿌리내려야 하는데, 요추는 척추의 뿌리이고, 그 뿌리가 단단히 자리 잡으려고 더 단단하고, 안정되게 박히려는 성질이 있다는 말이다.

하지만 오랜 기간 잘못된 좌식 자세의 습관이나 상하지 근육들을 사용하지 않고 오랜 시간 또

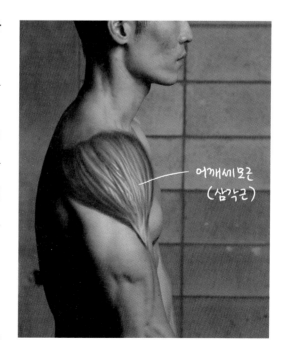

어깨세모근
(삼각근)

오랜 기간을 살아가면 움직임 결여, 퇴화, 약화, 가동 범위의 축소 등이 일어나며, 척추의 뿌리인 요추는 약해지고, 불안해져 결국 뿌리가 흔들리기 시작한다. 그런데 안 그래도 흔들리는 요추라는 척추의 뿌리에 대고, 갑자기 또 골프라는 지속적인 단방향 과사용으로 흉추에서 다 해내지 못하는 각도의 보상을 요추에 무리를 준다. 그렇게 반복되면 견고해지려는 요추의 성향을 바꾸어 점점 불안정한 관절이 된다.

말이 어려울 수 있겠으나 관절의 고유 성질을 변화시키면 그 관절에 붙은 다른 관절 또는 해당 관절에 영향을 받는 또 다음 관절까지도 피해를 준다. 그 피해의 증거가 바로 위에 언급된 손상과 통증의 유형으로 보면 된다.

❸ 어깨 손상과 통증

어깨 관절은 골프에서 흉추 다음으로 활발하고, 큰 범위에서 움직임을 내주어야 하는 관절이다.

백스윙 시에는 오른쪽 축 회전과 동시에 왼쪽 날개뼈는 벌림, 오른쪽 날개뼈는 모음 동작을 해 주어야 한다.

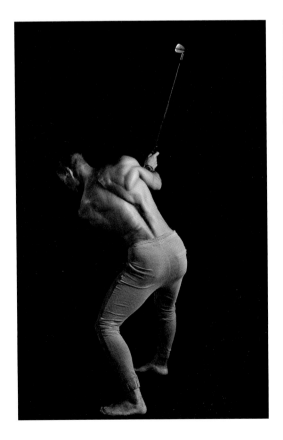
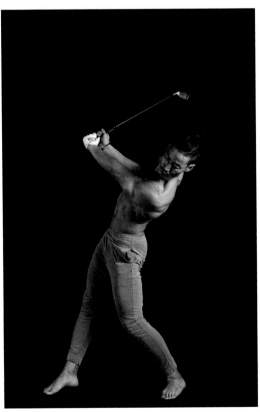

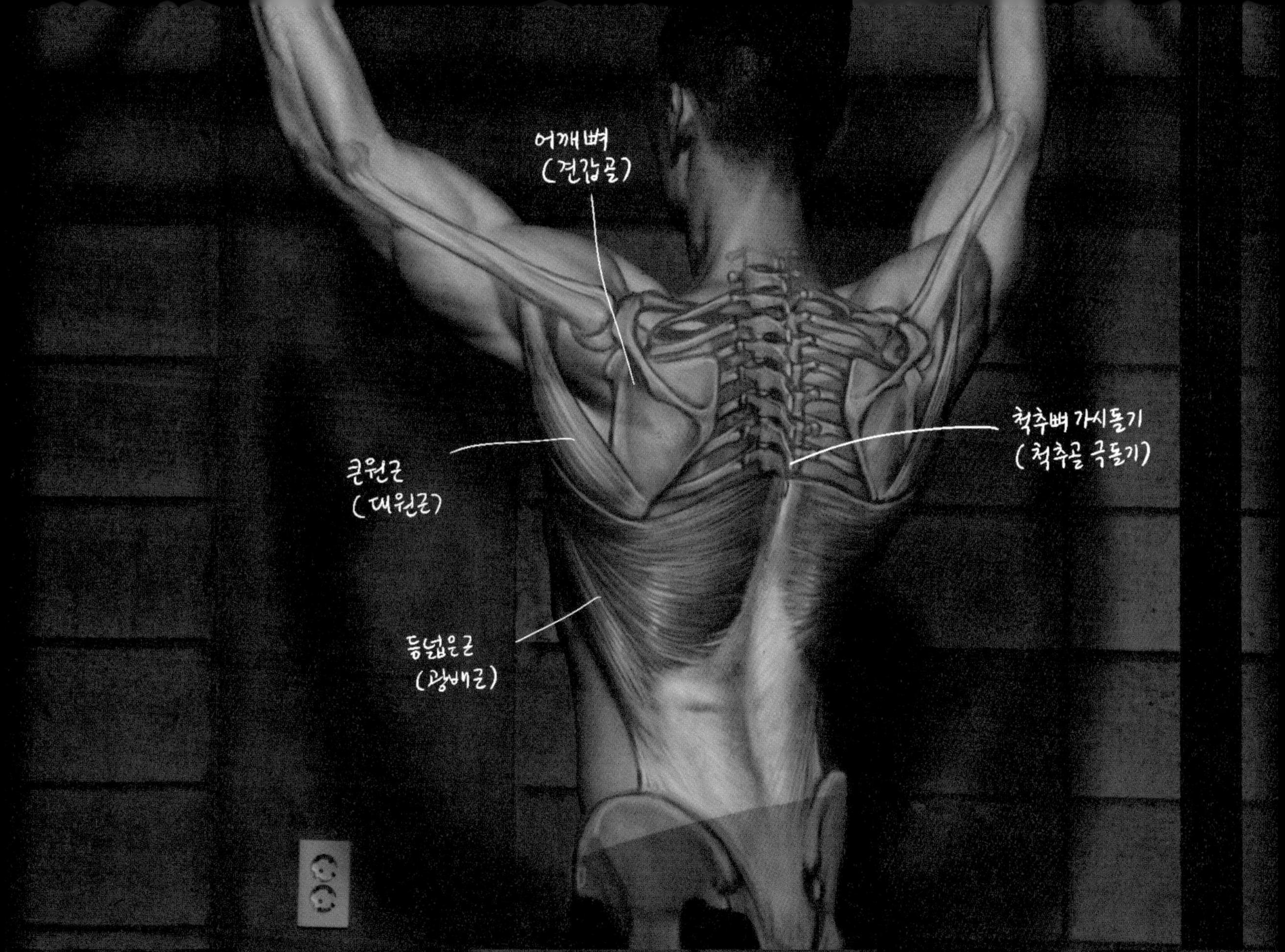

어깨뼈
(견갑골)

척추뼈 가시돌기
(척추골 극돌기)

큰원근
(대원근)

등넓은근
(광배근)

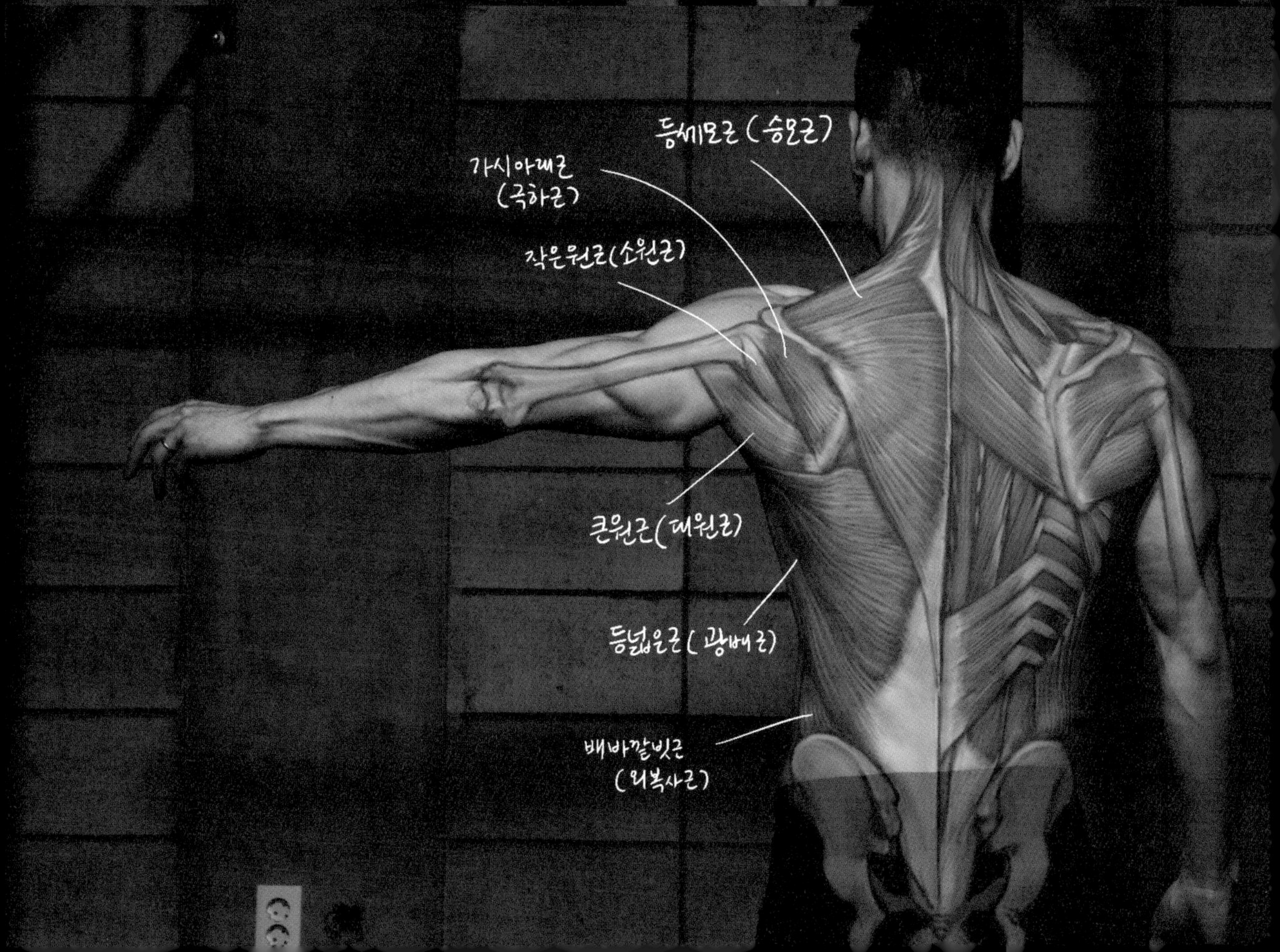

등세모근 (승모근)

가시아래근
(극하근)

작은원근(소원근)

큰원근(대원근)

등넓은근 (광배근)

배바깥빗근
(외복사근)

흉추의 회전이 원활하지 못하고, 나머지 클럽의 회전을 보상하려고 왼쪽 날개뼈가 과하게 늘어나고, 오른쪽 날개뼈는 움직임의 제한이 생긴다.

아래 내용에서 자세히 설명하겠지만, 어깨는 위팔뼈(상완골)와 날개뼈(견갑골)의 상호 움직임의 조화가 중요한데, 흉추의 움직임이 제한된 상태로 스윙하다 보니 한쪽은 과한 신장성 수축, 한쪽은 움직임이 없이 상완골만 젖혀지며 양쪽 모두 부상으로 연결된다.

❹ 회전 근개 건염, 와순 손상, 방카르트, 슬랩, 아탈구

골프 손상에서 어깨 관절은 두 번째로 높은 빈도의 손상을 경험하게 하는 관절이다.

그 이유는 날개뼈의 견갑 위에 위팔뼈가 상당히 불안정한 구조로 안착하고, 이 자체도 원래 불안정한 관절인데도 불구하고 흉추의 회전 가동성이 제한됨에 따라 이를 불안정한 어깨 관절이 보상해 줘야 스윙할 수 있기 때문이다.

쉽게 말하자면, 백스윙과 다운스윙 폴로 스루 피니시까지 스윙 전반에서 몸통의 꼬임(흉추의 회전 가동성)이 많은 부분을 차지하고, 제 역할을 해 주어야 하는데, 그것이 제한됨으로 인해 그 회전을 어깨가 해 준다고 보면 되겠다. 흉추가 돌아가지 않음에 따른 어깨 관절의 과사용, 큰 관절이 내주어야 할 힘을 작은 관절이 내주어 상대적으로 더 많은 무리한 힘을 끌어내야 하고, 이조차도 최적화된 올바른 사용을 못 하다 보니 잘못된 어깨의 움직임을 야기하고, 그로 인해 회전 근개 파열 손상, 관절의 와순 손상(방카르트, 슬랩, 아탈구, 탈구)을 유발한다.

어깨의 손상과 통증은 단순히 어깨를 이루는 근육의 약화 또는 과사용으로 단편적으로 판단할 것이 아니라, 그렇게 된 원인인 그 과사용을 유도한 그 해당 관절이 무엇인지를 판단해 내고, 그 관절이 원래의 움직임을 내주도록 하는 것이 더 중요하다. 다친 어깨는 케어해 주면 되지만, 그 원인을 해결하지 못한다면 고질병으로 평생 같이 갈 수밖에 없다.

❺ 날개뼈의 기능 장애

흉추의 회전각이 잘 나와도 날개뼈의 기능 자체가 장애가 있어서 날개뼈의 주변 근들이 움직임을 내주지 못하기에 부상과 통증을 유발하기도 한다. 날개뼈는 상체의 전반적인 거의 모든 움직임에 관여한다. 날개뼈에는 네 가지 회전 근개라는 근육이 있고, 그 근육들이 제 기능을 하지 못하면 어깨의 통증이나 움직임의 제한을 두고, 이는 골프가 아니더라도 흔히 겪는 회전 근개 손상이라는 증상으로 통증을 가져오고, 움직임을 제한한다. 골프에서도 밀접하게 관여하는데 특히 견흉 관절이라는 날개뼈와 흉추를 이어 주는 근육은 다른 관절과는 다르게 근육으로만 관절을 형성한다.

이 말은 곧 근육의 이상 또는 기능 장애가 나타나면 해당 관절의 움직임 또한 제한 및 변화된다는 말이다. 또한 날개뼈의 기능 장애는 회전 운동을 할 때 관절의 부담을 덜어 주며, 연결되어야 하는 감속 기능 또한 떨어뜨려 하위 관절인 목, 상완, 팔꿈치 그리고 손목까지 악영향을 끼친다. 그래서 폴로 스루 시에 왼쪽 날개뼈가 안으로 모이는 기능이 안 될 때 견갑 거근 또는 목이 아프고, 날개뼈가 들어가 주지 않아 나타나는 치킨 윙 또는 손목의 과사용으로 나타난다.

❻ 팔꿈치 손상과 통증(왼쪽 타깃 오른손잡이 기준 왼팔 외측상과 테니스 엘보)

일반적인 왼쪽 방향 타깃 골퍼 기준 왼쪽 팔꿈치 바깥쪽 통증을 자주 경험한다. 이를 팔꿈치의 외측 상과염 또는 테니스 엘보라고 한다. 테니스 엘보라고 불리는 이유는 테니스 선수들이 백핸드 테크닉을 할 때 공과 라켓의 지속적인 콘택트로 인해 팔꿈치 바깥쪽 힘줄에 데미지가 쌓여 염증이 발생하고, 통증이 유발되어 팔꿈치 외측 상과염을 테니스 엘보로 정의되었다고 한다.

아이러니한 것은 발생 수를 단순 수치로 따져 보았을 때 테니스 엘보는 테니스보다 골프에서 더 많이 발생한다고 한다.

그 이유는 테이크 어웨이부터 백스윙 톱 임팩트 순간에 이르기까지 손목의 불안정성이 극대화된 채로 동작을 수행하고, 심지어 그 상태로 공에만 콘택트가 있는 것이 아니라 바닥을 조금씩이라도 때리기 때문이다.

손목의 불안정성이 극대화인 상태로 땅을 치지 않고 볼만 콘택트가 잘 나도 외측 상과에 있는 손목의 신전근들의 힘줄에서 염증이 발생하는데, 초·중급자들은 뒤 땅 톱 볼을 부지기수로 친다. 당연히 염증이 생길 수밖에 없다. 제대로 된 기능 회복과 재활을 통해 해결해 주지 않고 지속된다면, 당연히 만성 통증으로 연결될 가능성이 높다.

❼ 팔꿈치 손상과 통증(왼쪽 타깃 오른손잡이 기준 오른팔 내측상과 골프 엘보)

골프 엘보라고 불리는 팔꿈치 내측 상과염은

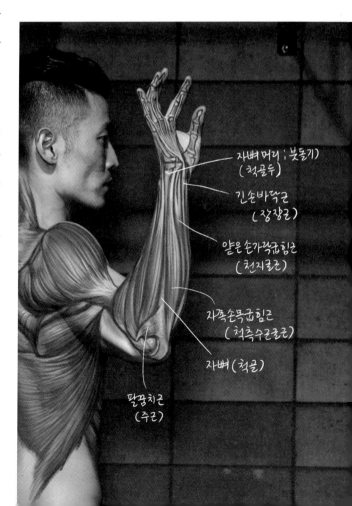

자뼈 머리 ; 붓돌기)
(척골두)

긴손바닥근
(장장근)

얕은 손가락굽힘근
(천지굴근)

자쪽손목굽힘근
(척측수근굴근)

자뼈 (척골)

팔꿈치근
(주근)

주로 사용하는 팔의 안쪽에서 발생한다.

임팩트 시에 공이 콘택트되는 순간에 팔꿈치를 몸통에 붙여 놓은 상태로 끌고 내려와 빠르게 뻗어주며 스윙이 이루어지는데, 이때 불안정한 손목 굴곡근이 늘어난 채로 공을 맞힌다. 그 충격이 팔꿈치 내측에 붙은 손목 굴곡근의 힘줄에 지속해서 데미지를 누적시켜 염증을 유발한다. 골프 엘보, 내측상과 인대 손상 역시 제대로 된 회복 없이 오랜 기간 방치하면 만성으로 이어진다.

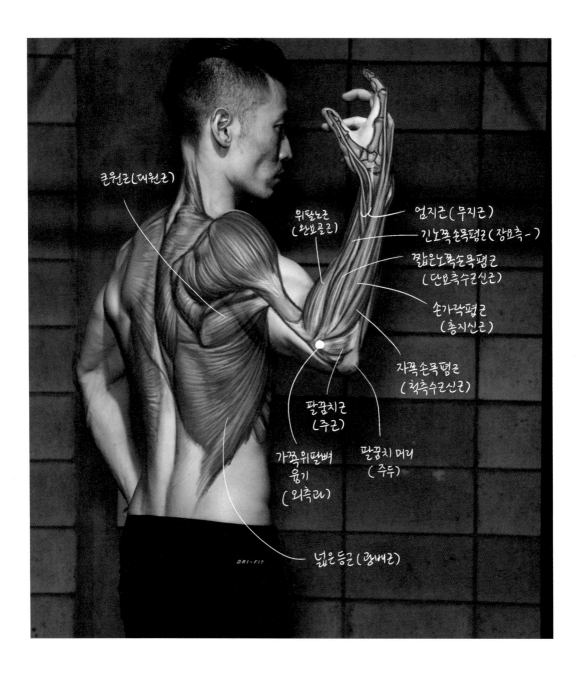

❽ 손목의 손상과 통증

골프 스윙 시에 손목 부상이나 통증은 누구나 한 번쯤 경험해 보았을 것이다. 대부분에게 해당되는 스탠더드 부상 기전으로는 백스윙에서 임팩트로 연결 시에 몸통이 회전을 만들며, 손목의 Deviation 전환 구간에서 손목 굴곡근과 신전근 그리고 회외, 회내 근육의 힘들이 그 비율을 맞추지 못해서 야기된다.

쉽게 설명하자면, 전완근들의 각 방향에서의 힘과 지구력이 스윙치 클럽의 회전 각도에서 모두 그 무게를 컨트롤할 만한 힘이 있어야 하는데, 클럽의 무게와 헤드의 무게를 컨트롤할 힘이 없다는 말이다. 엄지 쪽으로는 드퀘르뱅 증후군 그리고 터널 증후군 갈고리뼈 골절과 같은 부상이 올 수 있으며, 손목이 아프다면 스윙의 테크닉을 확인하기보다 내 전완의 근력을 우선 체크해 봐야 한다. 손목과 전완 그리고 그 작은 관절까지 영향을 미치도록 한 코어부터 시작되는 골프의 모든 가동 관절들을 체크해 보고, 올바른 가동 범위를 확보해 주는 것이 원천적인 이유를 없애는 가장 빠른 방법이다. 그것들이 해결되지 않는다면 이 역시 만성으로 간다.

일례로 필드에서 손목의 통증을 호소하는 이들의 스윙을 관찰하면, 상체와 팔, 어깨의 전체적인 근력이 부족하여 백스윙과 임팩트 시 손목이 낭창댄다. 일정하게 타격도 못 하고 결정적으로 임팩트 이

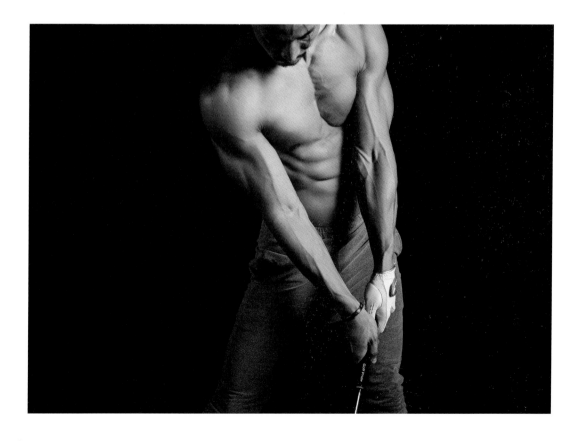

후 폴로 스루 구간에 접어들고, 감속이 이루어질 때 왼쪽 날개뼈의 안쪽 모임과 왼쪽 위팔뼈의 외회전으로 클럽이 빠져나갈 공간을 주어야 하는데, 공간이 확보되지 않아 헤드가 감겨 넘어가며 왼쪽 손목 윗방향 굽힘으로 연결되어야 한다. 옆쪽 굽힘이 생겨 발생하기도 한다.

❾ 무릎의 손상과 통증

골프 스윙 시 무릎 손상과 통증은 만성과 급성으로 나뉜다. 쉽게 말하면, 상시로 아프기도 하고, 갑자기 아팠다가 통증이 사라지기도 한다. 주로 만성으로 발생하는 손상은 반월판에 손상을 입는 것이고, 급성은 회전하며 무릎에 하중이 실려 전방 십자 인대에 손상을 입는 때이다.

보통 두 가지 손상을 자신의 스윙 테크닉에 문제가 있거나 땅이 안 좋은 곳에서 골프를 쳐서 무리하게 자세를 취하려다 다쳤다고들 생각한다. 그런데 사실 원인은 골퍼의 허벅지 앞쪽 근육과 뒤쪽 근육, 즉 대퇴와 햄스트링의 근력 비율이 맞지 않아서이다.

평균적으로 대퇴와 햄스트링의 힘의 비율은 7:3 정도라고 한다. 보편적으로는 햄스트링의 근력이 약해져서 그 수치를 벗어난다. 평소 근력 운동을 하지 않고 거기에 노화로 인해 햄스트링 근력의 퇴화가 오는 이들에게 위 앞뒤 근력의 비율 문제로 인한 부상이 발생한다.

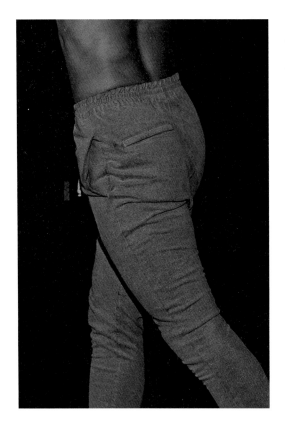

주로 좌골에서 무릎 뒤에 붙은 햄스트링의 근육이 약해지면서 버틸 근력이 약해져, 힙턴이나 몸통을 회전시킬 때 무릎의 피벗 기능을 억제하지 못한다. 이러한 현상이 지속된다면 무릎 관절의 완충제 역할을 하는 반월판이 손상되고, 약해진 상태에서 스스로 감당하는 역치 점보다 높은 회전력을 부여했을 때 완충을 못 하고 피벗을 진행해 버리기에 전방 십자 인대의 파열까지 이어진다.

❿ 갈비뼈의 손상과 통증

갈비뼈의 통증은 의학 통계에 많이 나타나진 않았지만, 많은 분이 경험해 본 통증 부위 중 하나이다. 골프 스윙 시에 갈비뼈가 충격에 의한 골절이 아닌 근육 장력에 의해 골절된다면 믿겠는

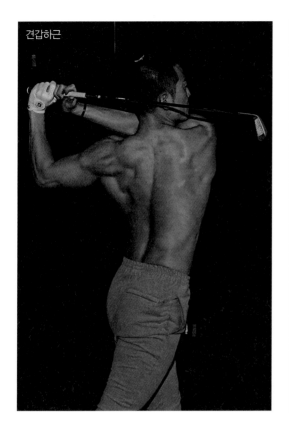

견갑하근

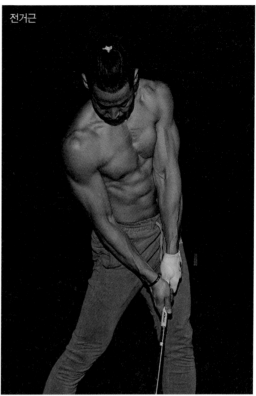

전거근

가? 그것을 스트레스 골절이라고 한다. 그 스트레스 골절은 날개뼈를 앞쪽으로 당겨 주는 기능을 하는 전거근의 피로로 유발된다.

중강도 이상의 지속적인 골프 스윙은 리딩하는 팔 전거근의 모든 움직임 순서에서 활성화된다. 이렇게 평소 쓰임이 많지 않던 근육의 일정하고 잦은 동작과 운동은 평소 사용하던 근육보다 훨씬 더 많은 피로에 노출된다. 지구력이 없어 금방 지치기에 지친 상태에서의 지속적인 스윙은 결국 손상으로 연결된다.

갈비뼈가 아파 본 이들은(필자도 포함된다) 도대체 어디가 어떻게 된 걸까? 궁금한 이들이 많을 것이다. 이는 정형외과에서도 알려 주지 않는다. 갈비뼈의 손상은 주로 4~6번에서 발생한다. 1번 갈비뼈의 손상도 있는데, 이는 전방 사각근과 전거근이 균등하게 짝힘을 이뤄야 하지만, 그러지 못한 불균형에 의해 발생한다. 4~6번 갈비뼈를 제외한 다른 갈비뼈의 손상은 광배근과 외복사근의 반대 힘 장력에 의해 발생한다.

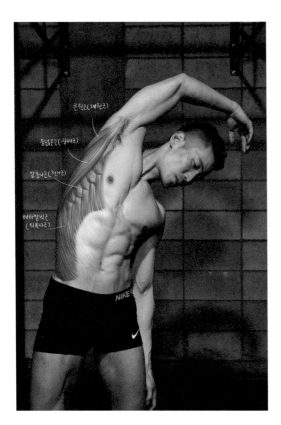

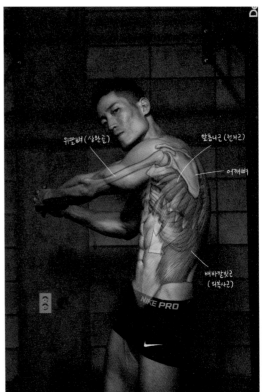

⑪ 발목 손상

골프 스윙할 때 지면 반력을 사용하고, 폴로 스루와 피니시로 넘어가며, 왼쪽 디딤발이 타깃 방향으로 넘어가는 이들이 많을 것이다. 완전히 점프할 만큼 지면 반력을 100% 활용한 파워 골퍼가 아닌데도 불구하고 왼발 끝이 타깃 방향으로 돌아간다면, 그것은 힘을 완전히 활용할 수 없는 각이다. 누구나 한 번은 경험했겠지만, 왼쪽 발을 지면에 고정하고 어깨가 어드레스 상태에서 반대쪽으로 가져가라고들 배우는데, 그 각도를 가져가려니 발목은 버겁고, 가슴은 타깃 왼쪽을 보라고 한다. 따라서 대부분 피니시를 선택하고, 왼쪽 발끝을 타깃 쪽으로 돌린다.

임팩트 시에 공을 콘택트할 때 점프 동작인 지

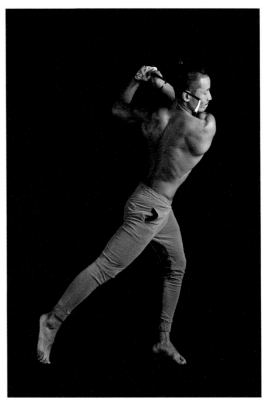

면 반력을 사용하며, 폴로 스루를 넘어갈 때 엄청난 하중이 왼쪽 발바닥에 실린다. 하체에서 어깨까지 올바르게 회전되지 않고, 오른쪽 광배근 등 근육들의 가동성이 좋지 않으면, 폴로 스루로 넘어가는 각도를 발목이 보상해야 한다.

이때 스윙마다 발목에 엄청난 데미지가 축적된다. 발목 외측은 다양한 종목의 운동선수들이 경험하는 손상이고, 아무리 근력 운동을 하더라도 급성인 꼬임에 노출되면 손상을 피할 방법은 없다. 발목에 무리가 가지 않을 만큼 결국 발목 위의 무릎, 고관절, 흉추, 날개뼈의 가동과 움직임의 각도를 조금씩 더 확보해 주는 트레이닝을 해 준다면, 발목의 통증은 잊힐 것이다. 경기 또는 연습을 마치고 발목 회복 운동만 잘해 주더라도 부상으로 연결될 확률은 많이 줄어들 것이다.

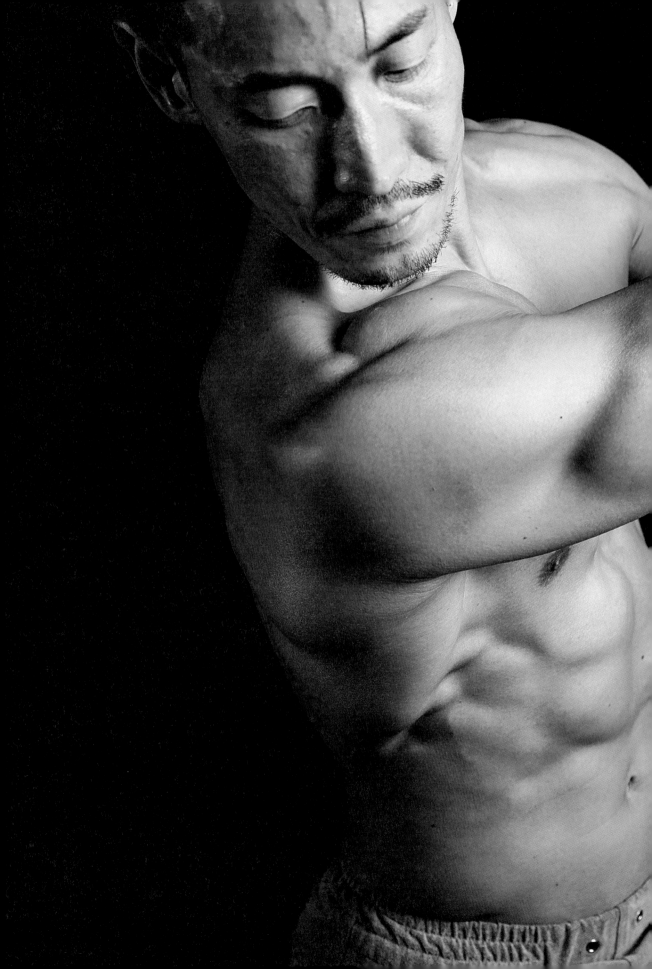

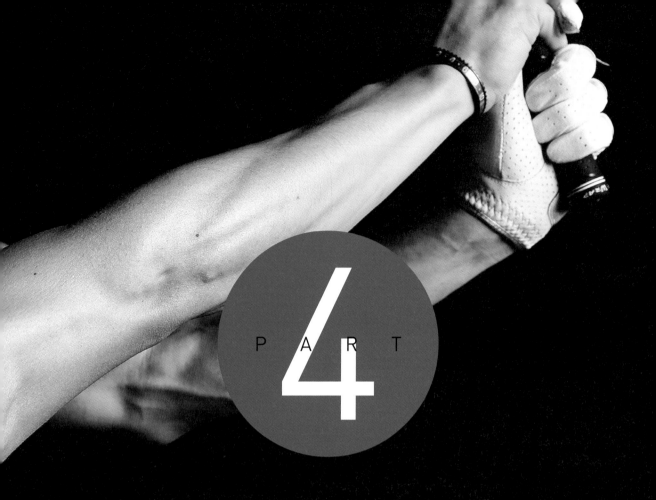

PART

4

본격적으로 내 몸 상태를
체크해 보자

내가 지금 스윙이 뻣뻣하고? 엎어 치고? 힘이 들어가고? 돌지 말아야 할 것들이 돌고? 돌아야 할 것들은 안 돌고? 결국 힘은 남는 거 같은데, 볼 스피드는 안 나오고? 스위트 스폿은 안 맞고? 그 모든 문제를 겪을 때 사람들은 첫 번째, 레슨을 받는다. 두 번째 장비를 탓한다. 프로님들도 엄청난 경험이 있기에 최대한 골퍼가 가진 능력 안에서 최적화시켜 주려고 노력한다. 하지만 내 몸의 능력치 안에서 말이다. 내 몸의 능력이 올라가지 않는다면, 내 스윙은 당연히 성장에 한계가 있다.

스윙이 꼬인 와중에 레슨도 받고, 연습도 두 시간씩 한다. 그래도 점점 미궁 속으로 빠져든다면, 분명 어디 한 군데가 불편하거나 통증 정도는 동반한 채로 짜증까지 날 것이다.

지금 내가 어디가 아프거나 딱히 묵직하고 불편하고, 어느 관절 한 군데 싸하다? 결국 몸은 느낀다. 이게 잘 안 된다. 뇌에서는 돌라는데 몸이 안 도는데 어떡하라고. 자, 이제 그게 왜 안 나오는지 나의 몸 상태를 체크해 보자. 내가 겪는 손상을 유발한 원인과 원인을 없애는 운동을 해야 한다면, 여기에서 제공되는 셀프 평가 항목들을 사용해서 주제 파악을 해 보자. 그 과정을 겪으며 많은 골프 트레이닝 기관과 자료를 찾고, 2년 동안 매일 2시간의 스윙 연습과 1시간의 골프 트레이닝 연구를 하고, 내 몸에 테스트해 완성한 테스트와 테스트 결과에 따른 솔루션이다. 솔직히 슥 보고 한 포인트씩만 줘도 바로 스윙이 달라지게 할 수도 있다. 하지만 일시적이다. 많지 않다. 이 정도 테스트해 본 뒤 내 몸의 각도만 확인해도 어디가 모자라는지, 어디를 보강해 줘야 하는지 알 것이다. 보강할지 말지는 선택이지만, 주제 파악은 분명히 모든 배움에서 가장 기본인 단계이니 해 보길 바란다.

허리 손상 평가

01 : 고관절 굴곡: 정상 범위 0~90°

① 천장을 보고 누운 상태에서 시작한다.

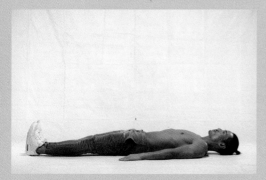

② 다리를 곧게 펴고 천천히 들어 올릴 수 있을 만큼만 들어 올린다

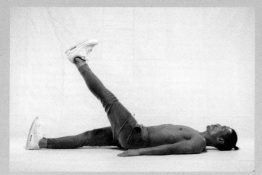

③ 완전히 들어 올렸을 때 무릎이 곧게 펴진 상태를 유지하여 고관절의 굴곡 각도를 확인한다.

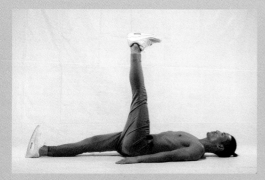

02 : 고관절 굴곡: 정상 범위 0~120°

① 천장을 보고 누운 상태에서 시작한다.

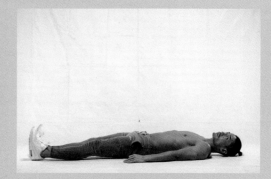

② 무릎을 구부려 다리를 가슴 쪽으로 올려 준다.

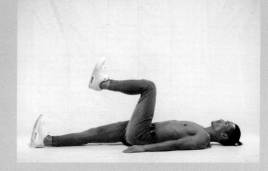

③ 다리를 최대한 들어 올릴 수 있을 만큼 들어 올린다(이때 허리가 들리지 않을 정도까지가 최대 각도이다).

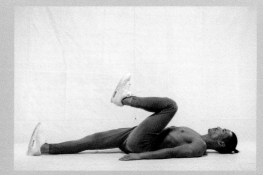

03 : 고관절 신전(엎드려서): 정상 범위 0~30°

① 엎드린 상태에서 시작한다.

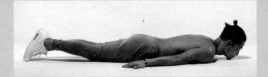

② 다리를 위로 최대한 올릴 수 있을 만큼 올린다. 이때 허리가 지면에서 떼지지 않을 정도까지만 올렸을 때 지면에서 떨어진 각도를 확인한다.

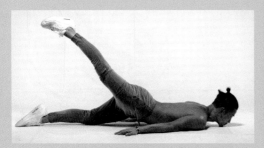

04 : 고관절 외전: 정상 범위 0~45°

① 천장을 보고 누운 상태에서 시작한다.

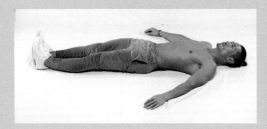

② 상체와 벌리지 않은 다리가 움직이지 않을 정도로 다리를 벌려 각도를 확인한다.

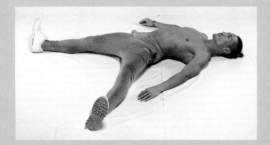

05 : 고관절 내전: 정상 범위 0~45°

① 천장을 보고 누운 상태에서 시작한다.

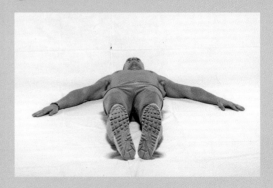

② 다리를 살짝 들어 올려 준다.

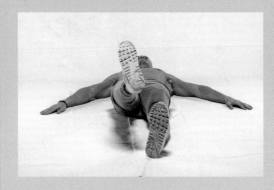

③ 상체가 들리지 않을 정도로 들어 준 다리를 옆으로 모아 준다. 이때 얼마큼 모을 수 있는지 각도를 확인한다.

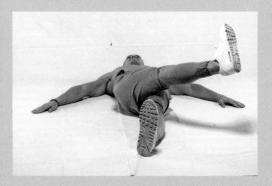

06 : 고관절 내회전: 정상 범위 0~35°

① 천장을 보고 누운 상태에서 시작한다.

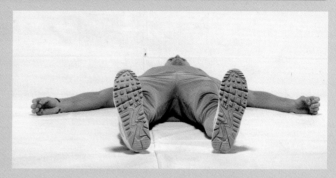

② 확인하려는 다리를 곧게 편 상태에서 대퇴를 안쪽으로 돌려준다. 이때 안쪽으로 회전한 각도를 확인한다.

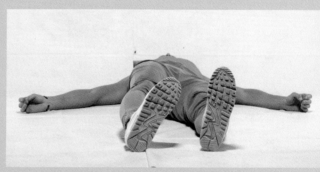

07 : 고관절 외회전: 정상 범위 0~45°

① 천장을 보고 누운 상태에서 시작한다.

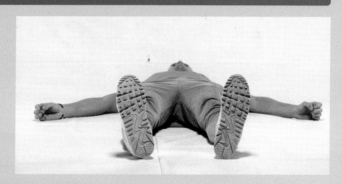

② 확인하려는 다리를 곧게 펴 준 상태에서 대퇴를 바깥으로 회전해 준다. 이때 바깥으로 얼마큼 회전했는지 각도를 확인한다.

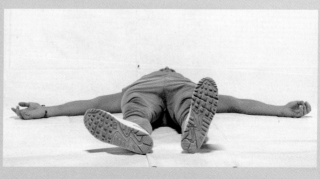

고관절 평가

01 : 앉아서 고관절 내회전 평가

① 상체를 바르게 펴고 의자에 걸터앉아서 막대기를
측정하려는 다리의 정강이뼈 안쪽에 붙여 준다.

② 엉덩이가 들리지 않도록 정강이를 바깥으로 돌려준다. 이때
얼마큼 돌아갈 수 있는지 확인한다.

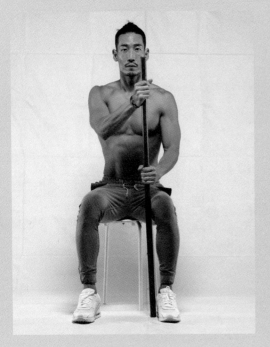 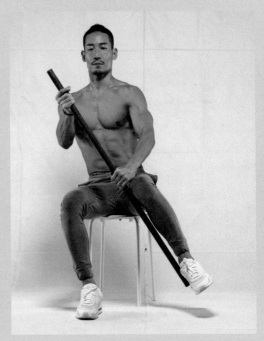

02 : 네발 기기 고관절 내회전 벌림 평가

① 네발 기기 자세로 시작한다.

② 측정하려는 다리를 옆으로 벌리고, 이때 발을 안쪽으로
동시에 돌려준다. 이때 다리가 얼마큼 지면에서 들리는지
확인한다.

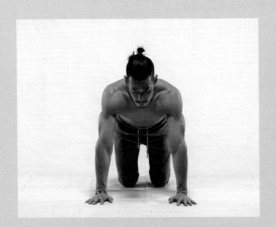 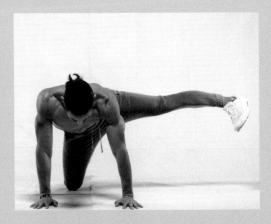

03 : 네발 기기 고관절 외회전 벌림 평가

① 네발 기기 자세로 시작한다.

② 측정하려는 다리를 옆으로 벌리고, 이때 발을 안쪽으로 동시에 돌려준다. 이때 다리가 얼마큼 지면에서 들리는지 확인한다.

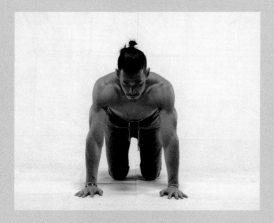

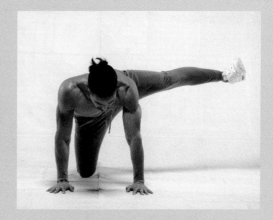

04 : 사이드 라잉 고관절 외회전 (옆으로 누워서 고관절 외회전)

① 새우잠 자세로 옆으로 누워 바닥에 닿은 다리를 무릎이 90°가 될 정도로 끌어 올린다.

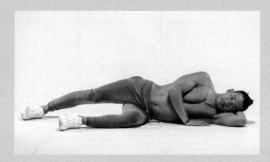

② 이때 정강이를 위로 들어 올려 얼마큼 올라가는지 각도를 확인한다.

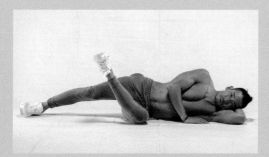

05 : Straight leg raise (누워서 다리 올리기)

① 천장을 보고 누운 상태에서 시작한다.

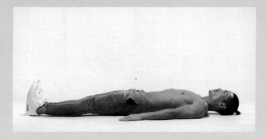

② 무릎을 펴서 다리를 곧게 한 상태에서 올릴 수 있을 만큼 올려 주고 각도를 확인한다.

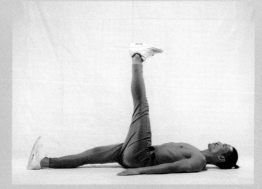

어깨 손상 평가

01 : 어깨 굴곡: 정상 범위 0~180°

❶ 손바닥을 다리에 붙인 상태에서 정면을 보고 바르게 선다.

❷ 두 팔을 곧게 펴고, 천천히 머리 위로 올려 준다.

❸ 양팔이 귀 옆까지 올 정도로 두 팔을 부드럽게 올려서 어깨의 각도를 확인한다.

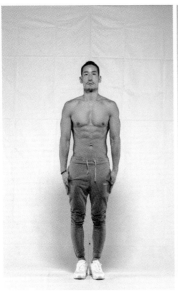
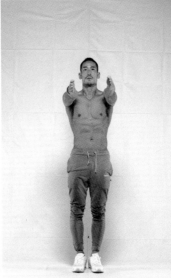
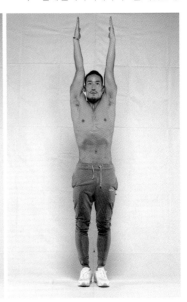

02 : 어깨 신전: 정상 범위 0~60°

❶ 손바닥을 다리에 붙인 상태에서 정면을 보고 바르게 선다.

❷ 두 팔을 곧게 펴고 천천히 뒤로 넘겨준다. 이때 얼마큼 넘어가는지 각도를 확인한다.

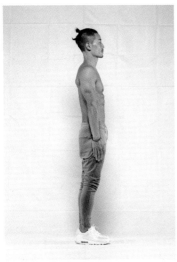
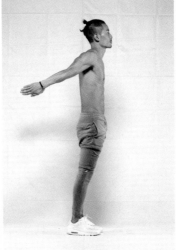

03 : 어깨 외전: 정상 범위 0~180°

1 손바닥이 앞으로 가게 한 후 바르게 서서 시작 자세를 준비한다.

2 두 팔을 곧게 펴고, 천천히 머리 위로 올려 준다.

3 두 팔이 귀 옆에 닿을 때까지 올렸을 때 어깨의 각도를 확인한다.

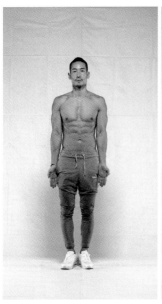
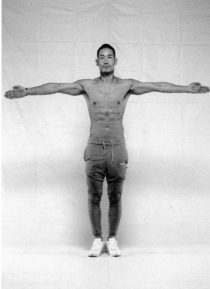
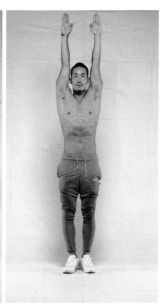

04 : 어깨 내전: 정상 범위 0~50°

1 두 손을 몸에 붙여 바르게 서서 시작 자세를 준비한다.

2 측정하려는 팔을 곧게 펴고, 몸 앞쪽으로 올려 준다. 이때 어깨의 각도를 확인한다.

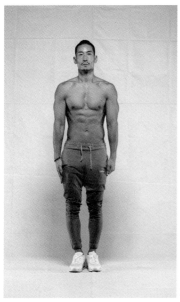
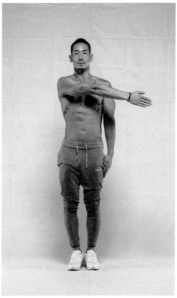

05 : 어깨 내회전: 정상 범위 0~74°

1 측정하려는 팔의 팔꿈치를 90°로 굽혀 몸에 붙이고, 바르게 서 있는 상태로 시작 자세를 준비한다.

2 측정하려는 팔을 몸통 쪽으로 돌려준다. 이때 어깨의 회전 각도를 확인한다.

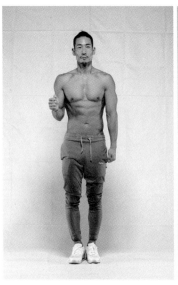 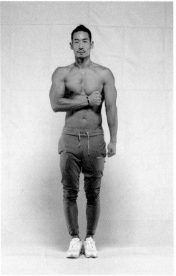

06 : 어깨 내전: 정상 범위 0~112°

1 측정하려는 팔의 팔꿈치를 90°로 굽혀 몸에 붙이고, 바르게 서 있는 상태로 시작 자세를 준비한다.

2 측정하려는 팔을 바깥으로 돌려준다. 이때 어깨의 회전 각도를 확인한다.

사이드 뷰 》》》

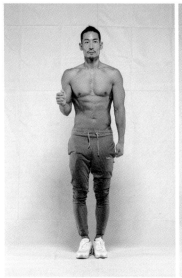 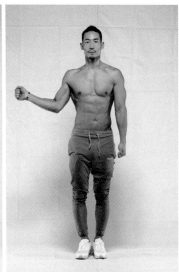 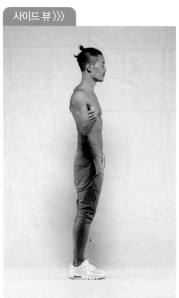

광배 가동성 검사

01 : 어깨 내회전 & 외회전 후 어깨 굴곡 평가

1 무릎을 굽혀 천장을 본 상태로 누워 시작
자세를 준비한다.

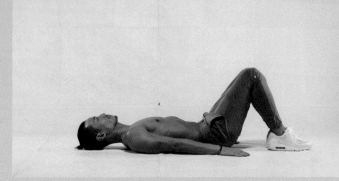

02 : 어깨를 내회전하고 어깨 굴곡이 잘 나온다면?
➡ 광배근 & 대원근이 강직되었다는 의미

1 팔을 안으로 회전한 상태에서 천천히
머리 쪽으로 올려 준다.

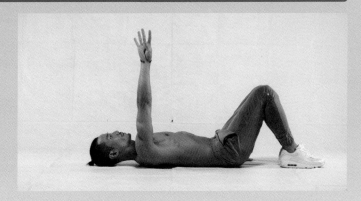

2 팔이 지면에 닿을 때까지 천천히 올려
준다. 이때 팔이 지면에 부드럽게
닿았다면, 광배근과 대원근이 굉장히
경직되었다는 의미이다.

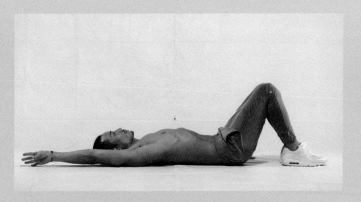

03 : 어깨를 외회전하고 어깨 굴곡이 잘 나온다면?
➡ 광배근 & 대원근이 강직되어 있지 않고 부드럽다는 의미

1 시작 자세에서 팔을 바깥으로 최대한 돌려준다.

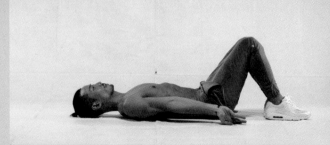

2 팔을 최대한 바깥으로 돌린 상태에서 천천히 머리 쪽으로 올려 준다.

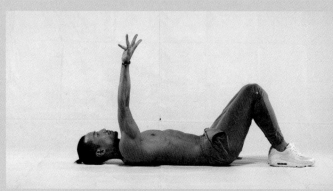

3 팔이 지면에 닿을 때까지 천천히 올려 준다.

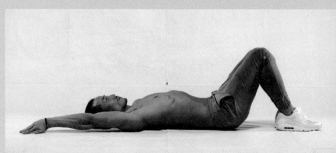

04 : 어깨를 외회전하고 어깨 굴곡이 잘 나오지 않는다면?
➡ 광배근 & 대원근이 강직되어 있다는 의미: 어깨 부상 위험!

1 안으로 회전해서 땅에 닿는 때와 마찬가지로 바깥으로 회전한 상태에서 팔이 지면에 닿지 않으면 광배근과 대원근이 강직되었다는 의미이다.

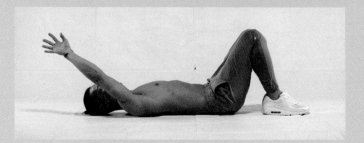

어깨 외회전 검사

01 : 외회전 정상 범위 110°/ 팔이 뒤로 잘 넘어간다면?
어깨 외회전 근육들의 기능 Good

1 바르게 서 있는 상태에서 겨드랑이 각도를 90°, 팔꿈치의 각도를 90°로 유지한 채로 주먹을 어깨 선상까지 내려 시작 자세를 준비한다.

2 주먹을 최대한 천천히 뒤로 넘겨준다. 이때 팔의 회전이 부드러워졌다면, 외회전의 근육들이 정상적으로 작용한다는 의미이다.

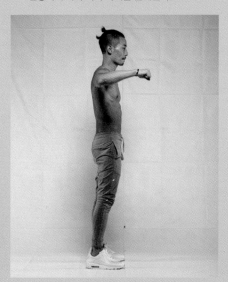

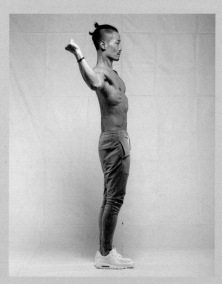

02 : 팔이 뒤로 잘 넘어가지 않는다면?
어깨 외회전 근육들의 기능 bad(치킨 윙, 오버 더 톱, 내려찍는 스윙 주의)

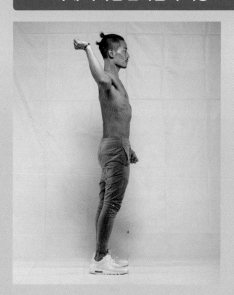

1 주먹을 천천히 뒤로 넘겼을 때 팔이 부드럽게 넘어가지 않거나 넘어갈 때 각도의 제한이 있으면 외회전의 근육들이 정상적으로 작동하지 않는다는 의미이다.

어깨의 내회전, 외회전을 빠르게 검사하는 법

01 : 외회전, 내회전 각도 괜찮음

① 바르게 서 있는 상태에서 겨드랑이 각도를 90°, 팔꿈치의 각도를 90°로 유지한 채로 주먹을 어깨 선상까지 내려 시작 자세를 준비한다.

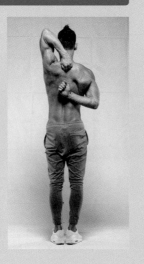

02 : 외회전, 내회전 가동성 좋지 않음

① 교차로 등 뒤로 넘겨줄 때 두 주먹 간의 거리가 매우 넓다면, 어깨 양측 내회전과 외회전의 각도가 좋지 않다는 의미이다.

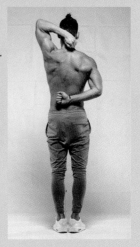

SDT 어깨 기능 장애 검사

01 : 68kg 이상일 경우 ➡ 3kg 덤벨로 검사
68kg 미만일 경우 ➡ 2kg 덤벨로 검사

① 2~3kg 덤벨을 쥐고, 정면을 보고, 바르게 서서 시작 자세를 준비한다.

② 두 팔을 곧게 펴고, 천천히 머리 위로 올려 준다.

③ 두 팔이 바깥으로 벌어지지 않도록 직선상을 유지한다.

④ 두 팔을 곧게 펴서 귀 옆까지 올린 후 천천히 내려 날개뼈의 이상을 확인한다.

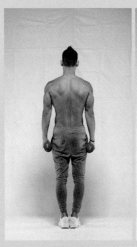
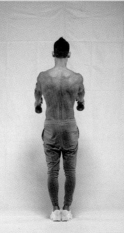
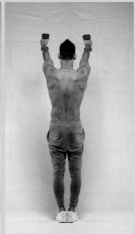
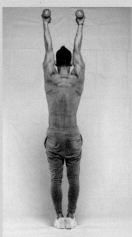

흉추 회전 가동성 검사

1 막대기를 품에 안고 다리를 교차해서
바닥에 앉는다.

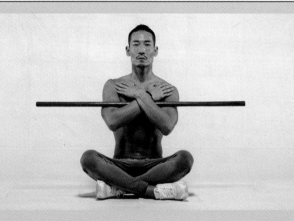

2 허리를 곧게 펴고 무릎이 들리지 않을
정도로 몸통을 돌려준다.

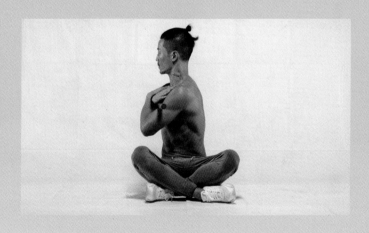

3 반대쪽도 돌려주어 양측의 몸통 회전
차이 그리고 몸통이 숙어지지 않는지를
확인한다.

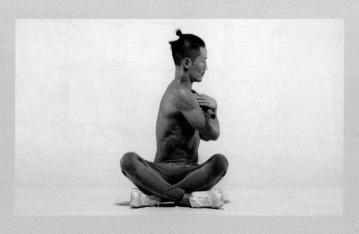

팔꿈치 & 손목 손상 평가

01 : 팔꿈치 굴곡: 정상 범위 0~140°

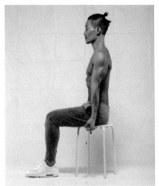

1 허리를 바르게 펴고 의자에 걸터앉아 시작 자세를 준비한다.

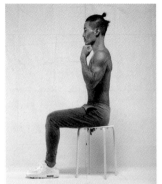

2 팔꿈치를 굽혀 팔꿈치의 굽히는 각도를 확인한다.

02 : 팔꿈치 신전: 정상 범위 0~-2°

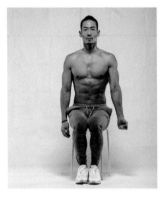

1 허리를 곧게 펴고 의자에 걸터앉아 시작 자세를 준비한다.

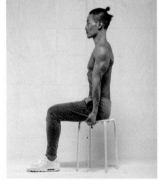

2 팔꿈치를 펴서 팔꿈치 신전 각도를 확인한다.

03 : 팔꿈치 회외: 정상 범위 0~85°

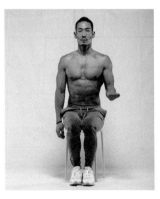

1 허리를 펴고 의자에 걸터앉아 팔꿈치를 굽히고 시작 자세를 준비한다.

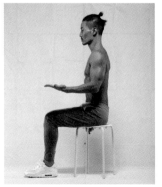

2 손바닥을 위로 가게 전완을 돌려주어 회전 각도를 확인한다.

04 : 팔꿈치 회내: 정상 범위 0~80°

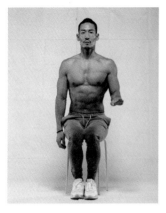

❶
허리를 펴고 의자에
걸터앉아 팔꿈치를
굽히고 시작 자세를
준비한다.

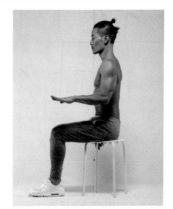

❷
손등을 위로 가게 전완을
돌려주어 회전 각도를
확인한다.

05 : 손목 굴곡: 정상 범위 0~85°

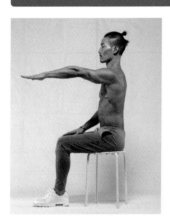

❶
허리를 펴고 의자에
걸터앉고, 팔을 어깨 곧게
펴서 어깨 선상까지 올려
주고 시작 자세를
준비한다.

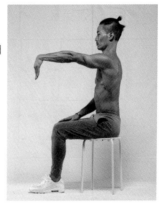

❷
손목을 아래로 꺾어
손목의 굽어진 각도를
확인한다.

06 : 손목 신전: 정상 범위 0~80°

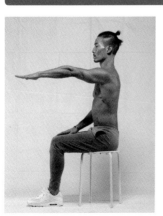

❶
허리를 펴고 의자에
걸터앉아 팔을 어깨 곧게
펴서 어깨 선상까지 올려
주고 시작 자세를
준비한다.

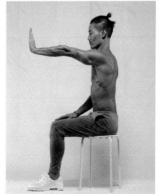

❷
손목을 위로 꺾어 손목의
펴지는 각도를 확인한다.

07 : 손목 radial deviation(요측 굴곡): 정상 범위 0~25°

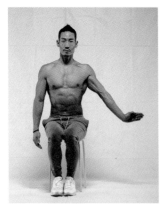

허리를 곧게 펴고 의자에
걸터앉아 팔을 바깥으로
살짝 벌려 엄지 방향으로
꺾어, 옆으로 굽어진 손목
각도를 확인한다.

08 : 손목 ulna deviation(척측 굴곡): 정상 범위 0~40°

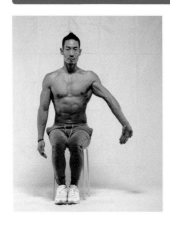

elbow lock test / 팔꿈치 가동성 검사

01 : 정상

허리를 곧게 펴고 의자에 앉고, 측정하려는 팔도 곧게 펴서 어깨선상만큼 옆으로 올려 팔꿈치가 펴지는 정도를 확인한다. 이때 육안으로 펴짐의 이상이 없으면 정상이다.

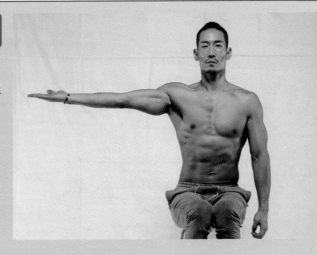

02 : 과신전

팔꿈치가 과하게 펴지면 팔꿈치 인대와 점액낭에 손상이 야기될 수도 있다.

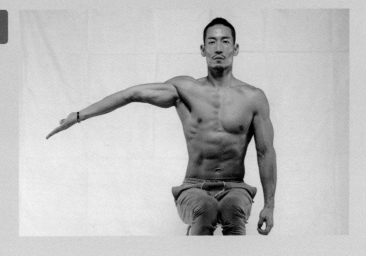

03 : 결핍

팔꿈치가 펴지지 않으면 상완 이두와 광배의 강직을 의심해야 한다.

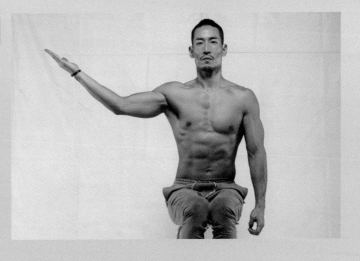

무릎 손상 평가

01 : 무릎 굴곡(엎드려서): 정상 범위 0~140°

① 팔을 펴고 바닥에 엎드려서 시작 자세를
준비한다.

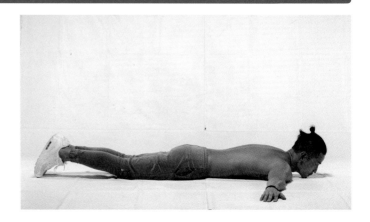

② 측정하려는 무릎을 구부려 주어 무릎에
굽어진 각도를 확인한다.

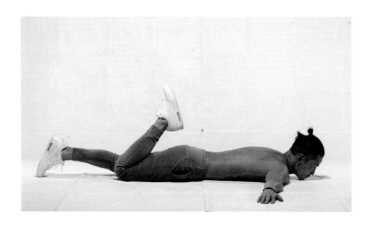

02 : 무릎 신전(엎드려서): 정상 범위 0~-2°

① 시작 자세에서 발등을 펴고 무릎을
최대한 펴 준다. 이때 무릎이 펴지는
각도를 확인한다

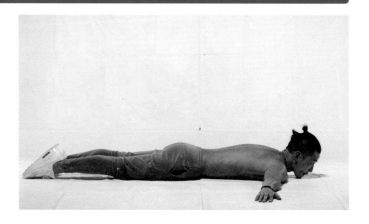

허리 가동성 평가 - Sit & reach

01 : 발끝을 손바닥이 통과하는 기준: 정상 범위 27~37.5cm

1 다리를 펴고 허리 또한 곧게 펴서 바닥에
앉아 시작 자세를 준비한다.

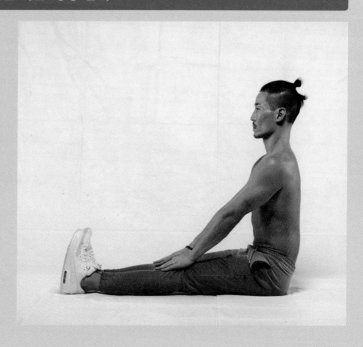

2 무릎이 굽어지지 않도록 상체를
앞쪽으로 숙여서 고관절의 가동성
각도를 확인한다.

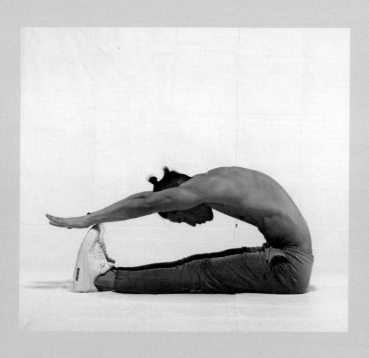

발목 손상 평가

01 : 저측 굴곡(plantar flexion): 정상 범위 0~50°

1 의자에 앉아서 오금에 두 손을 교차하여 측정하려는 다리를 지면에서 들어주어 시작 자세를 준비한다.

2 발목을 펴서 발목의 펴짐 각도를 확인한다.

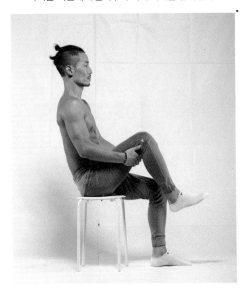
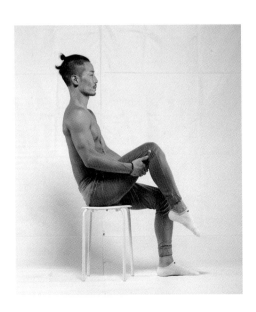

02 : 배측 굴곡(dorsi flexion): 정상 범위 0~20°

1 의자에 앉아서 오금에 두 손을 교차하여 측정하려는 다리를 지면에서 들어주어 시작 자세를 준비한다.

2 발목을 구부려 발목의 구부러진 각도를 확인한다.

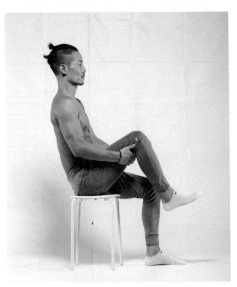
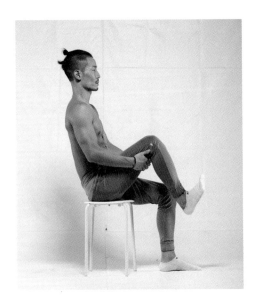

03 : 발목 내번(inversion): 정상 범위 0~30°

① 의자에 앉아서 무릎 앞쪽에 두 손을 교차하여
측정하려는 다리를 지면에서 들어주어 시작 자세를
준비한다.

② 발목의 외측이 늘어나도록 옆으로 꺾어 꺾이는 각도를
확인한다.

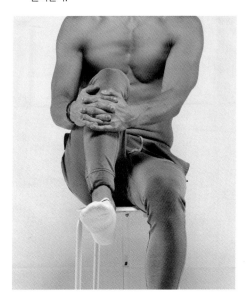
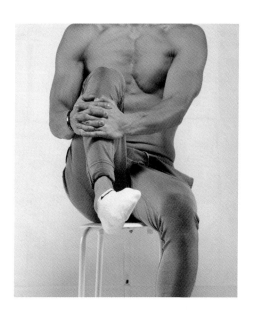

04 : 발목 외번(eversion): 정상 범위 0~20°

① 의자에 앉아서 무릎 앞쪽에 두 손을 교차하여
측정하려는 다리를 지면에서 들어주어 시작 자세를
준비한다.

② 발목의 내측이 늘어나도록 발목을 꺾어 발목의 꺾임
각도를 확인한다.

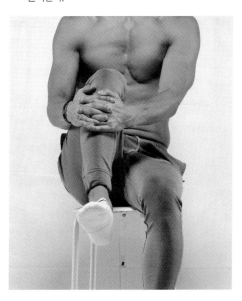
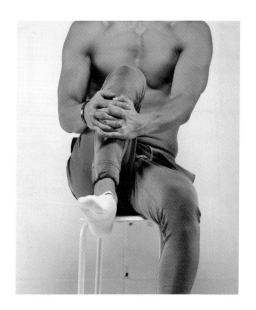

발목 굽힘 가동성 검사

1 무릎과 고관절을 90°로 맞춘 상태에서
런지 자세를 취해 시작 자세를 준비한다.
이때 두 손은 앞에 위치한 다리 무릎에
올려놓는다.

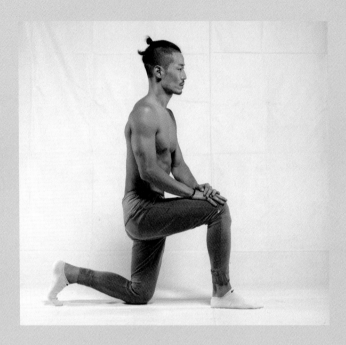

2 앞에 위치한 다리의 뒤꿈치가 떨어지지
않을 정도로 몸 전체를 앞으로 밀어
발목의 각도를 확인한다.

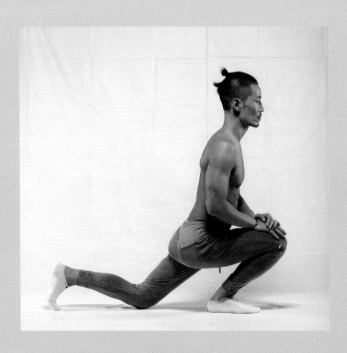

목 손상 평가

01 : 경추 굴곡: 정상 범위 0~85°

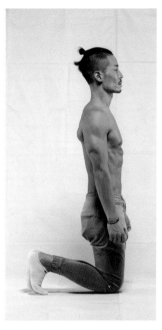

❶ 가슴을 곧게 펴고 정면을 응시하며 시작 자세를 준비한다.

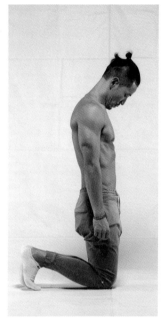

❷ 입을 다물고 목을 쇄골에 닿을 정도로 숙여 주어 목의 굽힘 각도를 확인한다.

02 : 경추 신전: 정상 범위 0~70°

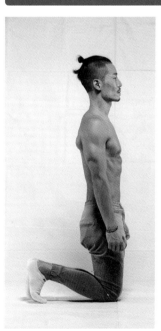

❶ 가슴을 곧게 펴고 정면을 응시하며 시작 자세를 준비한다.

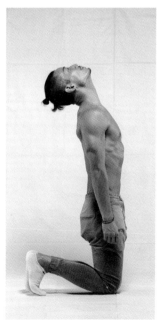

❷ 입을 다물고 목만 뒤로 넘겨주어 목의 펴짐 각도를 확인한다.

03 : 경추 회전: 정상 범위 0~80°

① 가슴을 곧게 펴고 정면을 응시하며 시작 자세를 준비한다.

② 머리를 측정하려는 방향으로 돌려주어 목의 측면 회전 각도를 확인한다.

③ 고개를 옆으로 돌렸을 때 입이 벌어지지 않도록 그리고, 등이 굽지 않도록 주의한다.

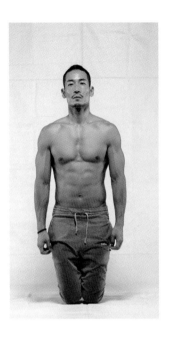
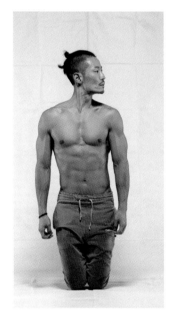
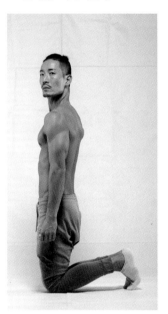

04 : 경추 측면 굴곡: 정상 범위 0~40°

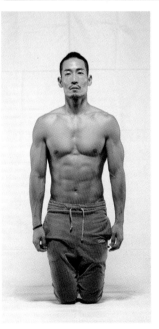

①

가슴을 곧게 펴고 정면을 응시하며 시작 자세를 준비한다.

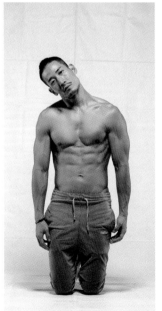

②

고개를 옆으로 꺾어 목의 각도를 확인한다. 이때 꺾인 방향의 반대쪽 어깨가 따라 들리지 않도록 주의한다.

간단하게 해 보는 내 신체 기능 평가

01 : Overhead squat(오버헤드 스쿼트)

1 막대기를 들고 정면을 응시한 상태로 바르게 서서 시작 자세를 준비한다.

2 막대기를 든 두 팔을 귀 뒤쪽으로 넘어가게 곧게 편다.

3 두 팔을 유지한 채로 편안하게 앉을 수 있을 만큼만 앉는다. 이때 아무런 저항감 없이 편안하게 앉을 수 있는지 확인한다.

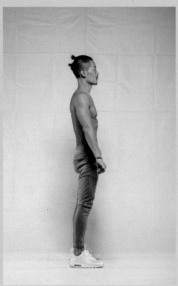
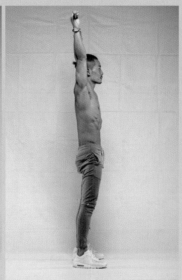
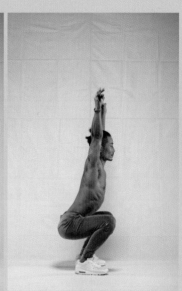

＊잘못된 자세 – 앞으로 굽는 자세

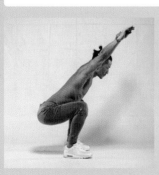

깊게 앉을 때 앞으로 굽는다면 흉추와 어깨 관절이 부드럽지 못한 것이다.

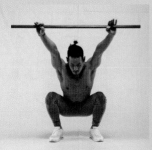

＊잘못된 자세 – 뒤꿈치 뜨는 자세

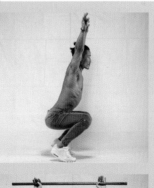

깊게 앉았을 때 뒤꿈치가 땅에서 떨어진다면 발목의 가동성이 확보되지 못한 것이다.

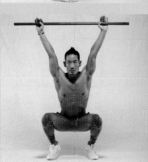

02 : Inline Lunge(인라인 런지)

1 막대기를 등에 위치시켜 놓는다. 이때 머리 뒤로 오는 손은 뻗은 다리의 반대 손으로 설정한다. 상체를 곧게 펴고 다리는 런지 자세를 유지하여 시작 자세를 준비한다.

2 시작 자세에서 앞다리에 무릎이 너무 나오지 않도록 천천히 수직으로 앉는다.

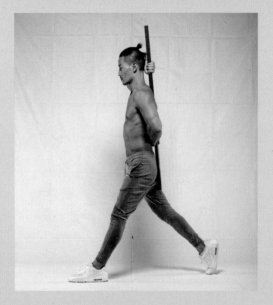

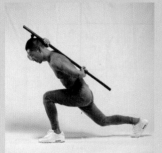

잘못된 자세 상체 휘는 자세

수직으로 앉지 못하고 상체가 앞으로 숙어지면 발목과 흉추의 가동성이 매우 부족한 상태를 의미한다.

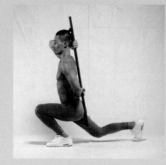

잘못된 자세 무릎 앞으로 나가는 자세

무릎이 앞으로 나가면 고관절의 안정화가 떨어지고, 뒤에 놓인 다리의 대퇴 사두근의 신장성 수축 능력이 떨어진다는 의미이다.

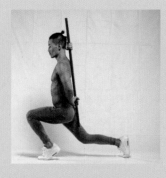

잘못된 자세 앞발 뒤꿈치가 뜨는 자세

뒤꿈치가 뜨면 발목의 가동성이 매우 떨어지는 상태를 의미한다.

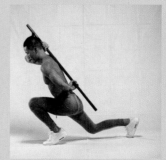

뒤꿈치와 상체가 앞으로 숙어진다면 다리를 교차하여 행동을 취하는 행위에서 고관절과 척추가 매우 불안정하다는 의미이다.

03 : Rotary stability(로터리 스테빌리티)

① 네발 기기 자세로 시작 자세를 준비한다.

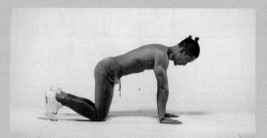

② 사선으로 이어진 팔과 다리를 곧게 펴 준다.

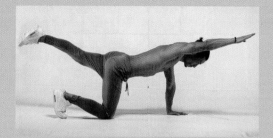

③ 곧게 펴 준 팔다리를 팔꿈치와 무릎이 맞닿게 터치한다.

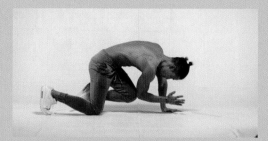

④ 무릎과 팔꿈치가 맞닿은 후 다시 곧게 펴서 몸통이 안정적으로 유지되는지 확인한다.

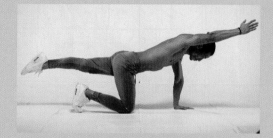

잘못된 자세　　**허리 휘는 자세**

팔과 다리를 곧게 펼 때 허리가 휘면 코어의 조절 능력이 떨어진다는 의미이다.

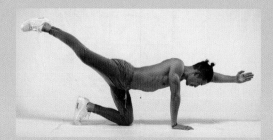

잘못된 자세　　**다리 못 올리는 자세**

다리를 올리지 못하면 고관절의 신전 능력이 떨어진다는 의미이다. (엉덩이의 힘 부족)

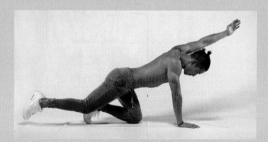

잘못된 자세　　**골반 무너지는 자세**

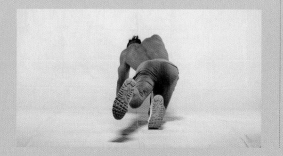

04 : Multisegment rotation(다중 분절 움직임 평가)

① 팔을 주머니 위치에 내려놓고 바르게 서서 시작 자세를
  준비한다.

② 두 발을 고정하고 천천히 상체만 돌려 뒤를 돌아보는
  자세를 만든다. 이때 상체와 하체가 부드럽게 돌려진다면
  몸통의 회전 능력이 매우 양호한 상태라는 의미이다.

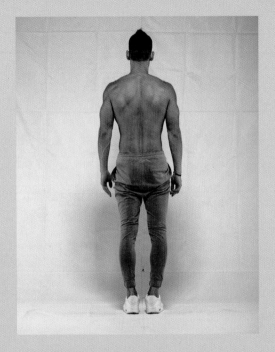 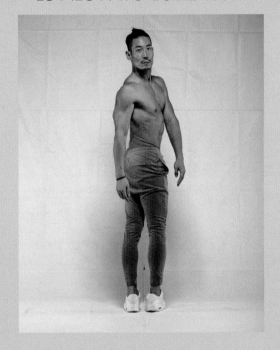

잘못된 자세　잘못 돌아보는 자세

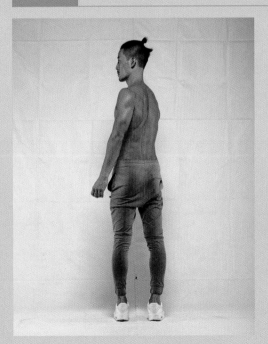

뒤돌아보았을 때 제한된다면 어떠한 원인 때문에 몸통의 회전
능력이 떨어졌다는 의미이다.

05 : Seated thoracic side bending(앉아서 흉추 밴딩)

① 의자에 앉아서 허리를 곧게 펴고 양손을 뒤통수에 위치하고 팔꿈치를 활짝 펴서 시작 자세를 준비한다.

② 한 다리를 곧게 펴서 유지해 놓는다.

③ 올린 다리의 반대쪽부터 몸통을 옆으로 구부려 준다. 반대쪽도 마찬가지로 구부려 준다. 이때 몸통이 흔들림과 어려움 없이 잘 구부려진다면 몸통을 감싼 근육들이 부드럽게 조절된다는 의미이다.

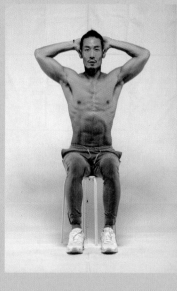 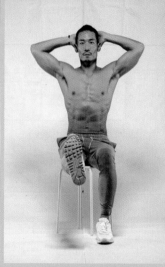 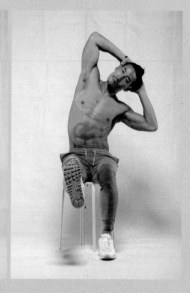

잘못된 자세 사이드 밴딩 잘 안 되는 자세

옆으로 구부리는 행동이 잘되지 않는다면 몸통의 조절 능력이 떨어지고 가동 범위가 부족하다고 설명된다.

잘못된 자세 등이 굽는 자세

허리를 곧게 펴는 동작이 유지되지 않은 채 동작에 불편함을 느낀다면 흉추의 신전 그리고 광배근의 경직을 의심해야 한다.

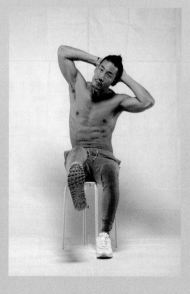 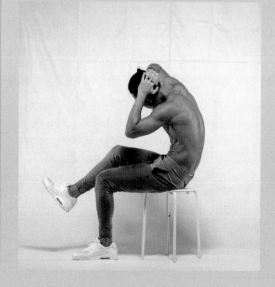

06 : Lunge thoracic rotation(런지 흉추 회전 검사)

1 팔을 교차하여 막대기를 품고 런지 자세로 시작 자세를 준비한다.

2 허리를 곧게 펴고 앞쪽으로 위치된 다리 쪽으로 몸통을 돌려준다. 이때 몸통이 부드럽게 넘어간다면 고관절의 가동 범위와 흉추의 가동 범위가 안정적으로 확보된 상태로 판단할 수 있다.

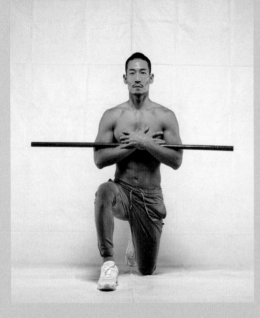

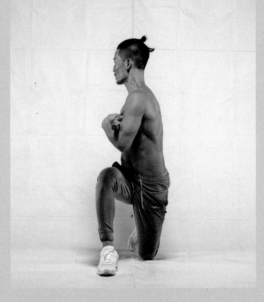

잘못된 자세   **다리가 빠지는 자세**

몸통을 돌릴 때 다리가 빠지거나 발이 들리면 움직일 때 흉추와 고관절의 분리된 동작이 제한됐다는 의미이다.

잘못된 자세   **회전이 잘 나오지 않는 자세**

몸통의 회전이 잘 나오지 않으면 흉추의 가동성이 매우 떨어진다는 의미이다.

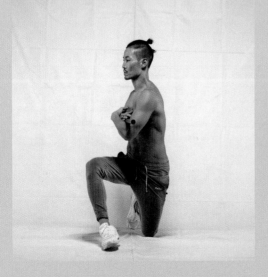

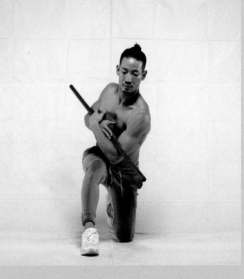

테스트 결과를 냉철하게 받아들였다면 내 약점을 보완해 보자

정말 간단한 한 가지 예를 들어 보겠다. 내 스윙이 누가 봐도 엎어 치고, 아웃인 궤도가 나오고, 멋지게 앞으로 던져지지 않는다면, 단순하게 어깨 외회전 테스트를 해 보자. 스탠딩으로 선 상태에서 90°가 안 나올 때도 있을 거다. 외회전 테스트를 한 상태 그대로 홀드시키고, 백스윙 톱을 가져가 보자. 이미 엎어 치는 오른 팔꿈치의 위치이다. 그걸 골프 선생님이 어떻게 해 주면 될까? 해 줄 것이 없다. 결론은 내가 그 각으로 가져가도록 운동하는 수밖에 없다. 채 놓고 운동해라. 솔루션을 주겠다.

골프 스윙은 위에서 여러 번 이야기했다시피 다칠 수밖에 없는 운동이고 동작이다. 이를 최소화하려면 내 관절의 가동 범위를 원래 인간 본연의 움직임 각도만큼으로 돌려놓아야 하며, 단순히 벤치 프레스 스쿼트, 데드 리프트 등 근육량을 늘리는 운동이 아닌, 전신의 전체 가동 범위 안에서 고르게 힘을 쓰는 가동성, 안정성, 파워 트레이닝이 모두 필요하다.

위에서 설명한 운동을 기능적 근력 운동이라 지칭하겠다.

기능적 근력 운동은 신체 부하가 없는 포지션에서 시작해서 손상의 원인인 관절 부위 순서대로 운동해 주는 전략이 필요하다. 기능적 근력 운동의 순서는 가동성 회복 운동-리커버리 운동-기능성 운동 순으로 진행할 것이다.

힘든 것은 싫고 골프는 멋지게 잘 치고 싶은가? 그럼 지금처럼 며칠 잘 맞았다가 하루는 싱글 치고, 하루는 백돌이하고를 계속 반복하면 된다.

단언컨대 똑같이 1년 동안 열심히 골프를 쳤다고 치자. 6개월을 기능적 근력 운동, 6개월을 그 기본 기능적인 근력이 확보된 내 몸에 스윙 입히기. 1년 동안 째빠지게 스윙만 한 사람보다 훨씬 월등하게 잘 칠 수밖에 없다.

가동성 운동

가동성 운동? 뭘 말하는 걸까? 사람의 몸은 3개의 면과 3개의 축으로 이루어지고, 그 안에서 고유의 움직임 각은 어느 정도 정해진다. 인종마다 또 개개인의 고유 뼈 모양과 관절 공간 또 그 각도가 다르기에 수학적으로 정확히 정의할 수는 없지만, 어느 정도는 평균치라는 것이 존재한다는 말이다. 우리가 생각으로 컨트롤하는 모든 관절에는 각도 값이 있다.

골프라는 스포츠에서 필요한 가동 관절은 크게 5개로 볼 수 있다.

❶ 척추(흉추 & 경추)
❷ 고관절
❸ 어깨
❹ 발목
❺ 손목

모든 관절의 가동성 운동은 체중과 중력을 최대한 덜 받는 포지션에서부터 점진적으로 강도가 올라가도록 진행해야 하고, 단순히 늘려 준다는 개념이 아닌 내가 관절의 모든 가동 범위에서 힘을 써야 한다는 느낌으로 진행해 주는 게 좋다.

01 : 흉추(몸통) 가동성 운동

옆으로 누워 흉추 회전

1 새우잠 자는 자세를 만들고 위에 놓인 다리를 구부려
바닥에 내려놓고 지면과 닿은 팔로 무릎을 눌러 준다.
위쪽에 있는 팔은 곧게 펴서 앞쪽에 위치하여 시작 자세를
준비한다.

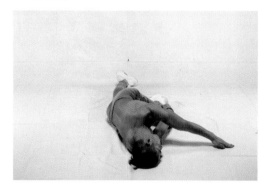

2 곧게 편 위쪽 팔을 천천히 반대로 넘겨준다.

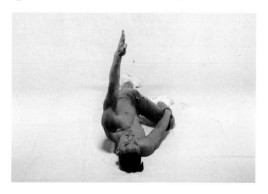

3 넘길 때 날개뼈가 조여 준다는 느낌 그리고 몸통이
돌아간다는 느낌으로 넘겨주고 다시 천천히 시작 자세로
복귀한다.

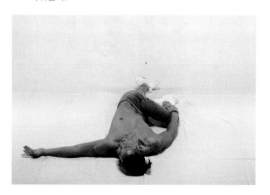

옆으로 누워 흉추 회전(폼 롤러 끼고)

1 새우잠 자는 자세를 만들고 위에 놓인 다리를 구부려
바닥에 내려놓고 지면과 닿은 팔로 무릎을 눌러 준다. 이때
무릎 아래 폼 롤러를 끼고 위쪽에 있는 팔은 곧게 펴서
앞쪽에 위치하여 시작 자세를 준비한다.

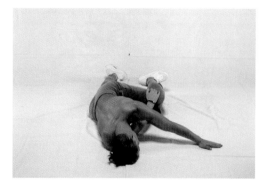

2 곧게 편 위쪽 팔을 천천히 반대로 넘겨준다.

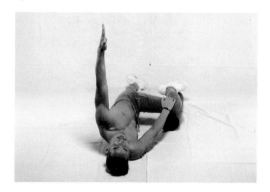

3 넘길 때 날개뼈가 조여 준다는 느낌 그리고 몸통이
돌아간다는 느낌으로 넘겨주고 다시 천천히 시작 자세로
복귀한다.

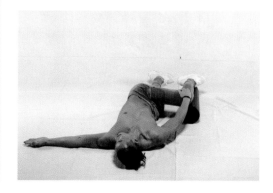

옆으로 누워 팔 크게 돌리기

1. 새우잠 자는 자세를 만들고 위에 놓인 다리를 구부려 바닥에 내려놓고 지면과 닿은 팔로 무릎을 눌러 준다. 위쪽에 있는 팔은 곧게 펴서 앞쪽에 위치하여 시작 자세를 준비한다.

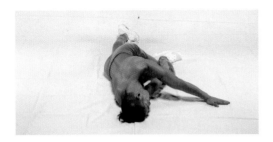

2. 위쪽에 있는 팔을 천천히 머리 위쪽으로 넘겨 큰 원을 그린다는 느낌으로 돌려준다.

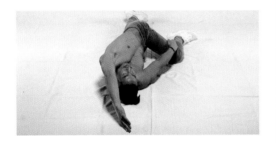

3. 이때 몸통과 날개뼈가 먼저 땅에 닿고 돌아간다는 느낌을 주며 돌려준다.

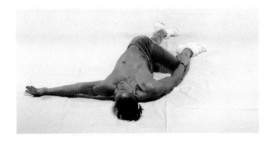

4. 원을 그려 주는 동작이 끝났다면 시작 자세로 위치해 동작을 반복한다.

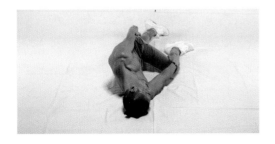

옆으로 누워 팔 크게 돌리기(폼 롤러 끼고)

1. 새우잠 자는 자세를 만들고 위에 놓인 다리를 구부려 바닥에 내려놓고 지면과 닿은 팔로 무릎을 눌러 준다. 이때 무릎 아래 폼 롤러를 끼고 위쪽에 있는 팔은 곧게 펴서 앞쪽에 위치하여 시작 자세를 준비한다.

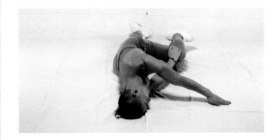

2. 위쪽에 있는 팔을 천천히 머리 위쪽으로 넘겨 큰 원을 그린다는 느낌으로 돌려준다.

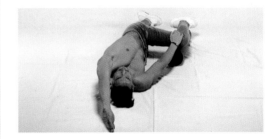

3. 이때 몸통과 날개뼈가 먼저 땅에 닿고 돌아간다는 느낌을 주며 돌려준다.

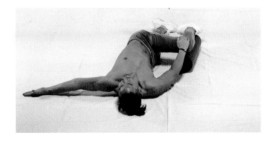

4. 원을 그려 주는 동작이 끝났다면 시작 자세로 위치해 동작을 반복한다.

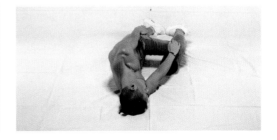

폼 롤러 흉추 신전(Thoracic extension(w foam))

1 무릎을 구부리고 폼 롤러를 등에 받혀 놓은 상태에서 뒤통수에 깍지를 끼고 시작 자세를 준비한다.

2 엉덩이를 지면에서 떼지 않고 턱을 들어주며 천천히 몸통을 뒤로 젖혀 준다.

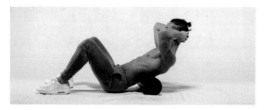

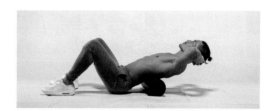

3 뒤통수가 지면에 닿을 때까지 젖혀 주고 호흡을 내뱉으며 천천히 몸통을 말면서 올라와 동작을 반복한다.

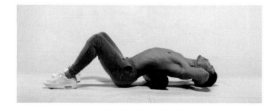

엎드려서 몸통 로테이션(Prone rotation)

1 두 팔과 다리를 곧게 펴고 엎드린 상태로 시작 자세를 준비한다.

2 시작 자세에서 하체는 고정하고 상체부터 천천히 뒤집어 준다.

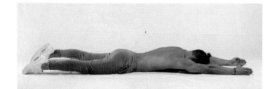

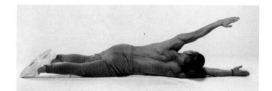

3 상체를 뒤집어 줄 때 등으로 지면을 꾹 눌러 준다는 느낌으로 돌려준다.

4 상체가 어느 정도 돌아갔으면 고관절부터 지면에서 떨어지며 돌려준다.

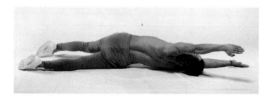

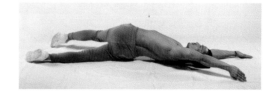

5 고관절이 지면에 닿으면 하체도 천천히 같이 넘겨준다.

6 신체를 전부 다 뒤집어 천장을 본 상태가 완성되면 다시 하체부터 역순으로 엎드려서 동작을 천천히 반복한다.

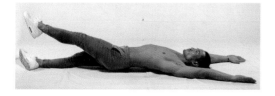

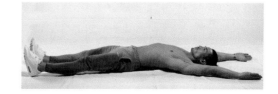

월 런지 로테이션(벽과 무릎 사이 유지)

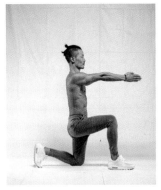

1
벽에 몸을 대고 두 팔을
곧게 뻗은 런지 자세로
시작 자세를 준비한다.
이때 앞쪽에 위치한
무릎에 폼 롤러를 껴서
벽을 강하게 밀어준다.

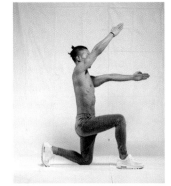

2
뻗은 다리 쪽 팔을 머리
위로 넘겨준다. 이때
넘겨주는 손가락은 벽을
쓸면서 진행해 준다.

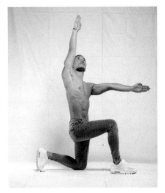

3
시선은 넘겨주는 팔의
엄지손가락에 고정하고
원을 그린다는 느낌으로
돌려준다.

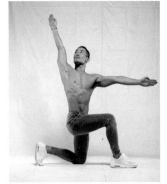

4
팔을 넘기며 가슴을 열어
준다는 느낌으로
돌려준다.

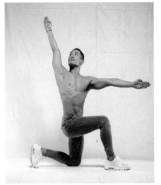

5
어깨 선상까지 넘어왔을
때 하체가 벽에 완벽히
밀착된 상태를 유지하고
골반이 돌아가지 않도록
고정해 준다.

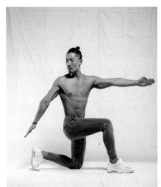

6
지면에서 손이 떼지는
순간이 오면 가슴을 다시
앞쪽으로 이동하며 팔을
끌고 온다.

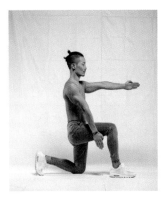

7
팔을 곧게 유지하고
몸통은 정면을 본 상태를
유지하며 팔을 앞쪽으로
돌려준다.

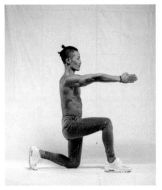

8
팔을 곧게 유지하고
몸통은 정면을 본 상태를
유지하며 팔을 앞쪽으로
돌려준다.

기도 자세(preacher position)

1

무릎을 꿇고 고관절보다 높은 위치에 있는 물체에 두 팔을
곧게 펴고 누른 상태에서 시작 자세를 준비한다.

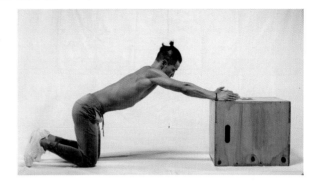

2

상체를 곧게 펴고 손으로 물체를 누르며 가슴을 지면으로
눌러 준다.

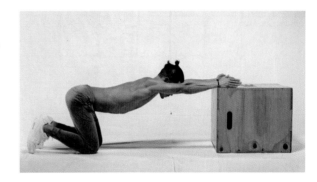

3

이때 발 앞코가 지면에서 떨어지지 않도록 주의하며
지그시 눌러 준다.

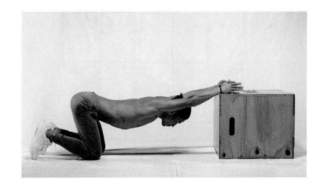

4

최대한 상체를 누르고 이와 동시에 두 팔 또한 물체를
강하게 눌러 준다.

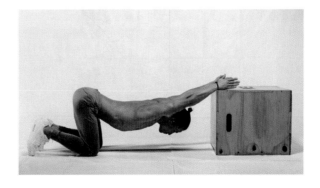

월 런지 로테이션(벽과 무릎 밀착)

1 벽에 몸을 대고 두 팔을 곧게 뻗은 런지 자세로 시작 자세를 준비한다. 이때 무릎은 벽과 가까운 무릎을 앞으로 위치시킨다.

2 벽과 가까운 팔을 곧게 펴고 머리 위로 들어 올려 원을 그린다는 느낌으로 돌려준다.

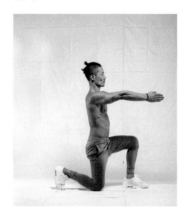

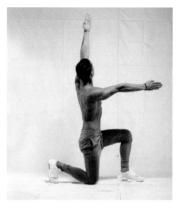

3 이때 가슴을 벽 쪽에 밀착시켜 활짝 열어 준다. 그리고 시선은 돌리는 팔 엄지손가락에 고정한다..

4 어깨 선상 정도 왔을 때 팔이 넘어간다는 느낌보단 날개뼈가 모인다는 느낌을 유지하며 돌려준다.

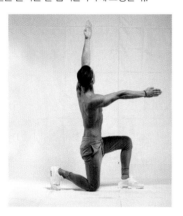

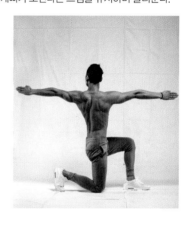

5 곧게 편 팔을 더 이상 내려갈 수 없을 정도까지 돌려준 후 다시 천천히 시작 자세로 돌아간다.

6 시작 자세로 돌아간 팔은 곧게 유지하고 동작을 반복한다.

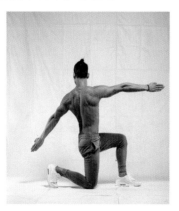

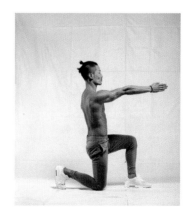

스레드 니들(Thread needle)

1 네발 기기 자세로 시작 자세를 준비한다.

2 시작 팔의 팔꿈치를 살짝 굽혀 몸 안쪽으로 넣어 준다.

3 지지하는 팔의 팔꿈치를 굽혀 90°를 만들어 주고 몸 안쪽으로 넣은 팔을 깊게 넣어 몸통을 최대한 회전해 준다.

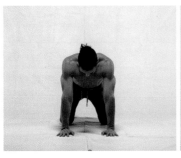 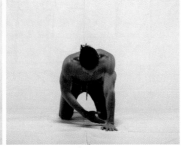 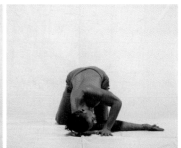

4 회전이 끝난 팔은 다시 몸통을 역으로 회전해서 돌려준다.

5 지지하는 팔과 회전을 시작한 팔을 곧게 펴서 수직선을 유지해 주고 가슴을 활짝 열어 준다.

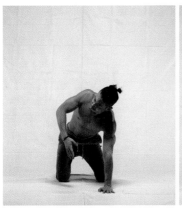 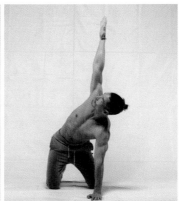

사이드 뷰 >>>

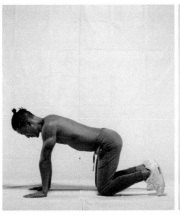 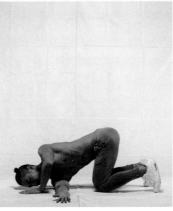 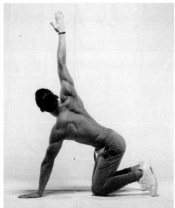

풀 런지 흉추 로테이션(Full lunge thoracic rotation)

1 두 팔을 지면에 지지해 놓고 런지 자세를 만든 후 뒷다리를 곧게 펴서 무릎을 지면에서 떨어진 상태를 유지하여 시작 자세를 준비한다.

2 하체를 견고히 유지해 놓고 앞쪽 다리에 인접한 팔을 위로 올려 준다.

3 끝까지 올린 팔은 곧게 펴서 수직을 만들어 준다. 이때 시선은 올린 팔의 손끝에 고정하고 날개뼈를 조인다는 느낌으로 두 팔을 수직으로 만들어 준다.

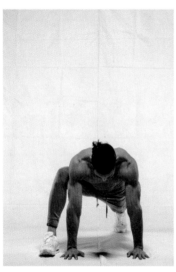 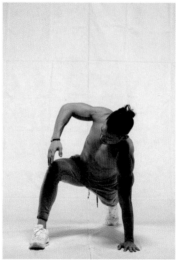 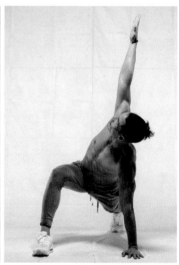

사이드 뷰 >>>

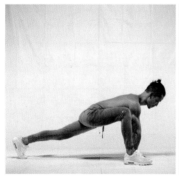 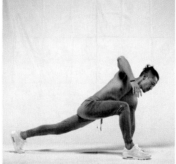 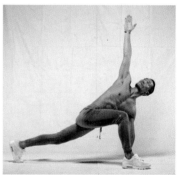

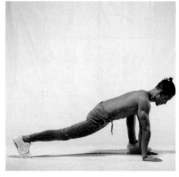 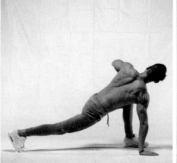 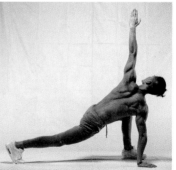

쿼드럽 흉추 로테이션

① 네발 기기 자세로 시작 자세를 준비한다.　② 돌리려는 팔을 구부려 목덜미에 올려　③ 몸통을 구부려 안쪽으로 먼저 몸통을
　　　　　　　　　　　　　　　　　　　준다.　　　　　　　　　　　　　　　회전해 준다.

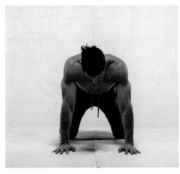 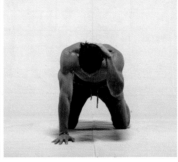 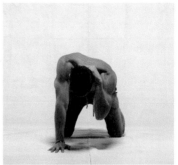

④ 안쪽으로 회전을 마친 몸통은 천천히　⑤ 지면을 지지하는 팔을 곧게 펴 주고
　　가슴을 바깥으로 열어 주며 회전해 준다.　　가슴을 활짝 열어 끝 범위까지 회전한다.
　　　　　　　　　　　　　　　　　　　위 동작을 반복한다.

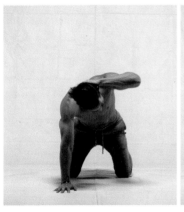 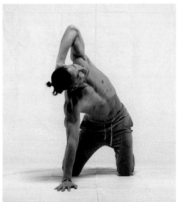

사이드 뷰 〉〉〉

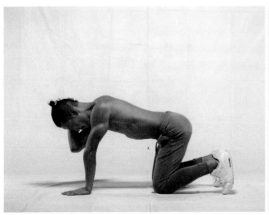 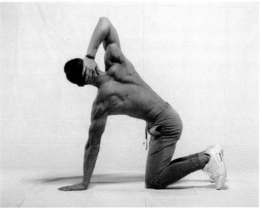

앉아서 흉추 로테이션+사이드 밴딩

1 폼 롤러를 다리 사이에 끼고 의자에 허리를 곧게 펴고 앉는다. 이때 양손은 머리 뒤에 팔꿈치를 활짝 펴고 시작 자세를 준비한다.

2 하체를 고정하고 팔꿈치를 활짝 연 자세를 유지한 후 몸통을 돌려준다.

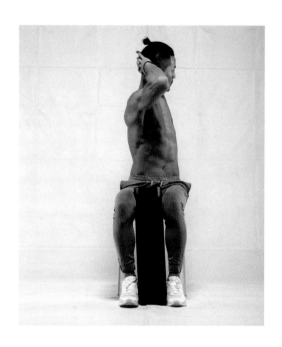

3 폼 롤러를 다리 사이에 끼고 의자에 허리를 곧게 펴고 앉는다. 이때 양손은 머리 뒤에 팔꿈치를 활짝 펴고 시작 자세를 준비한다.

4 팔꿈치를 활짝 연 자세를 유지한 후 몸통을 천천히 옆으로 구부려 준다.

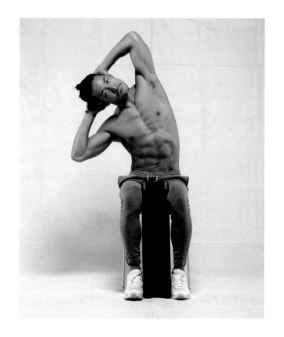

딥 스쿼트 흉추 로테이션

1. 두 팔을 내리고 스쿼트 자세로 깊게 앉아 시작 자세를 준비한다.

2. 한쪽 팔꿈치를 굽혀 해당 방향 다리에 어깨와 같이 기대고 반대쪽 팔을 곧게 펴 상체를 회전해 준다.

3. 넘긴 팔의 회전이 끝났다면 다시 내려 준다. 이때 허리를 굽지 않게 곧게 펴 준다.

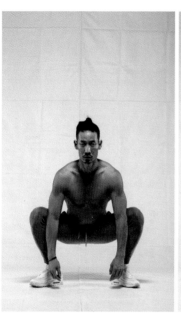 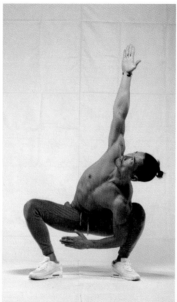 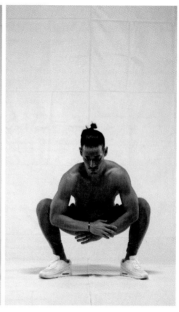

4. 돌아온 팔의 팔꿈치를 굽혀 어깨와 같이 해당 다리에 기대 주고 반대쪽 팔을 상체와 같이 넘겨준다.

5. 반대쪽도 마찬가지로 팔을 곧게 펴 상체를 회전해 준다.

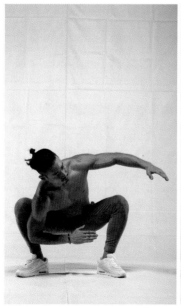 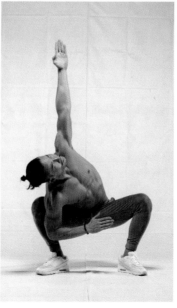

딥 스쿼트 암 풀

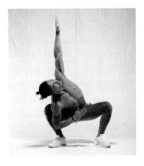

1 팔꿈치를 굽혀 해당 방향의 다리에 기대어 주고 반대쪽 팔을 곧게 펴 상체를 회전해서 시작 자세를 준비한다.

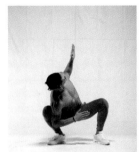

2 곧게 편 팔을 등 뒤로 팔꿈치를 굽혀 내려 준다. 이때 허리를 최대한 곧게 펴 광배가 수축하는 느낌을 유지하며 동작을 반복한다.

사이드 뷰 〉〉〉

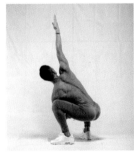
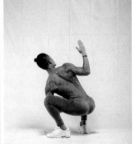

월 엔젤(벽에 등 지지)

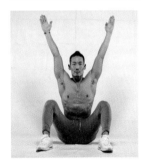

1 무릎을 구부리고 허리를 곧게 펴 벽에 기대어 준다. 이때 두 팔은 곧게 펴서 벽에 기대어 준다.

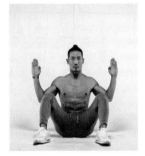

2 벽에 기댄 등을 곧게 펴서 유지하고 날개뼈를 조이며 두 팔을 내려 준다.

사이드 뷰 〉〉〉

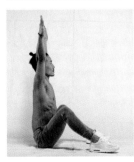
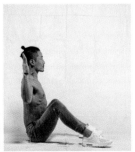

윈드 밀

1 다리를 어깨너비로 벌리고 정면을 응시한 상태로 서서 시작 자세를 준비한다.

2 상체를 숙이며 넘기려는 반대 무릎을 굽히고 동시에 해당 방향의 팔을 내려 땅에 닿게 위치한다.

3 위 자세를 유지한 채로 넘기려는 팔을 곧게 펴고 가슴이 열리도록 상체를 돌려준다.

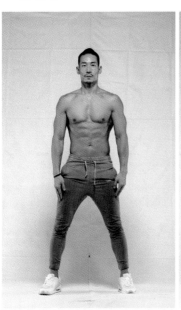
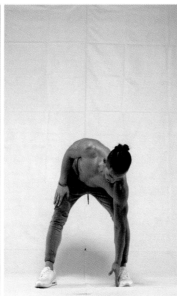
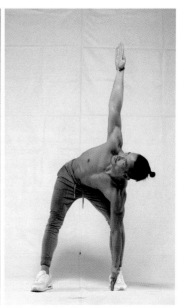

02 : 경추 가동성 운동

폼 롤러 경추 도리도리(하프 폼 롤러 사용)

1 폼 롤러나 원통형의 물체에 목을 베고 누워 시작 자세를
준비한다.

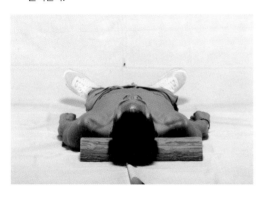

2 턱을 당기고 천천히 고개를 돌려준다.

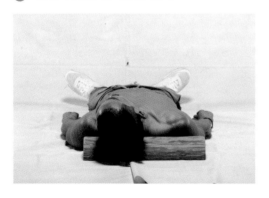

3 턱을 당기고 천천히 고개를 돌려준다.

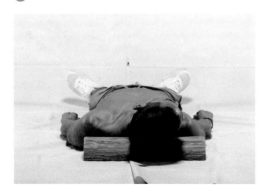

친 턱(Chin tuck)

1 목덜미에 수건을 둥글게 말아 놓고 턱을 드러누운 상태로
시작 자세를 준비한다.

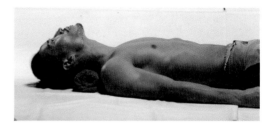

2 천천히 목덜미로 수건을 누르며 턱을 당겨 준다.

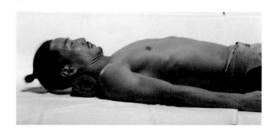

경추 사선 굴곡(손으로 보조)

1 천장을 보고 넘기려는 방향의 팔을 들어 머리를 감싸 안아
주어 시작 자세를 준비한다.

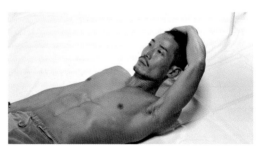

2 넘기려는 방향으로 천천히 목을 당겨 준다.

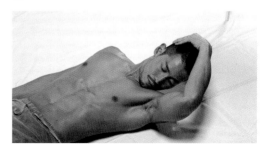

하프 플랭크 피겨 에잇(Half plank figure 8)

1 엎드린 상태를 유지하되 한쪽 다리를 구부려 옆면이 지면에 닿도록 유지해 주고 팔꿈치를 구부려 손가락을 모아 삼각형을 만든 상태를 만들어 주어 시작 자세를 준비한다.

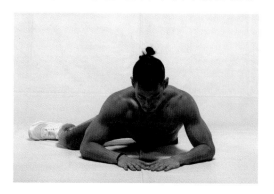

2 팔로 지면을 밀어 등을 안정된 상태로 만들어 주고 구부린 다리 방향으로 먼저 머리를 돌려서 구부려 준다.

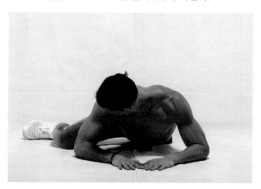

3 반대 방향도 고개를 돌려 동일하게 넘겨주고 구부려 준다. 고개를 넘기는 동작을 마치면 반대쪽 다리도 동일하게 구부려 똑같이 고개를 넘기는 동작을 진행해 준다.

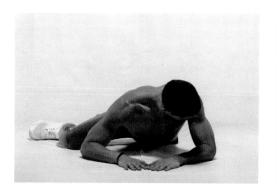

쿼드럽 친 턱

1 네발 기기 자세로 시작 자세를 준비한다.

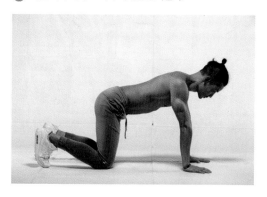

2 몸통을 수평 되게 유지하고 머리를 전체적으로 지면 쪽으로 빼 준다.

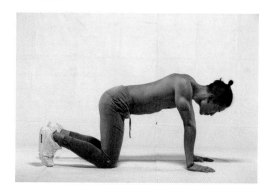

3 충분히 머리를 빼 준 뒤 투 턱이 될 때까지 머리를 뒤로 당겨 준다.

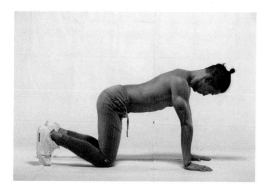

피겨 에잇

① 네발 기기 자세로 시작 자세를 준비한다. ② 상체와 어깨 그리고 고관절을 고정한 채로 머리 전체로 눕힌 8자를 그려 준다는 느낌으로 돌려준다.(∞)

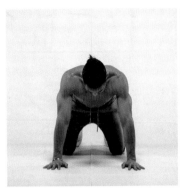
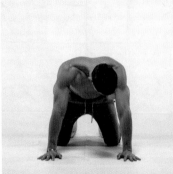
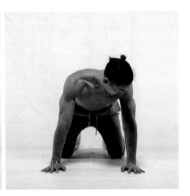

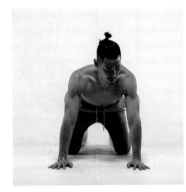
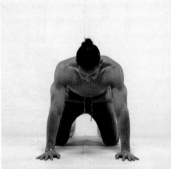
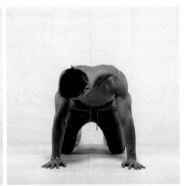

③ 눕힌 8자를 완성했다면 반대로도 동일한 모양을 그려 준다.

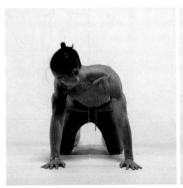
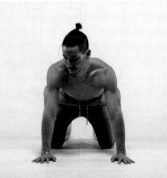
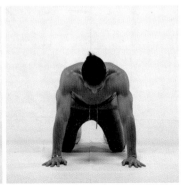

경추 사선 신전(손으로 보조)

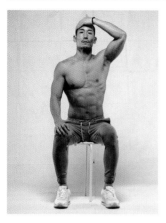

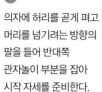
의자에 허리를 곧게 펴고 머리를 넘기려는 방향의 팔을 들어 반대쪽 관자놀이 부분을 잡아 시작 자세를 준비한다.

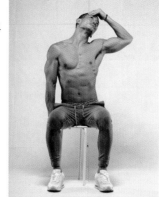
상체가 넘어가지 않도록 주의하며 올린 팔을 뒤로 당겨 목 앞부분을 늘려 준다. 반대쪽도 동일하게 진행한다.

뒷짐 경추 옆으로 굴곡

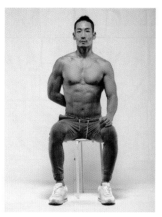
허리를 곧게 세우고 의자에 걸터앉고 한쪽 팔만 팔꿈치를 굽힌다.

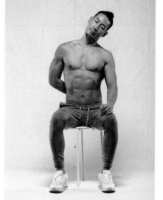
어깨를 돌려 허리 쪽으로 뒷짐을 진 후 시작 자세를 준비한다.

레어 뷰 〉〉〉

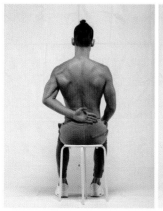

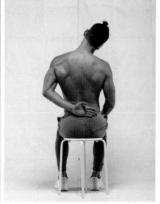

막대기 뒤로 잡고 목 좌우 돌림(날개뼈 조이고!)

1 손등을 앞으로 위치하고 막대기를 양손으로 잡아 몸 뒤로 위치시킨다. 이때 자세는 바르게 선 자세를 유지하고 날개뼈를 꽉 조여 준다.

2 자세를 유지한 채로 고개를 옆으로 돌려준다.

3 반대쪽도 마찬가지로 고개를 옆으로 돌려준다.

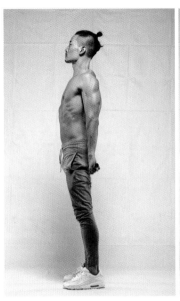 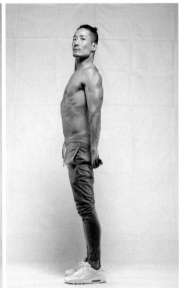 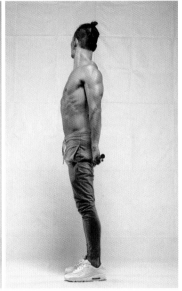

레어 뷰 >>>

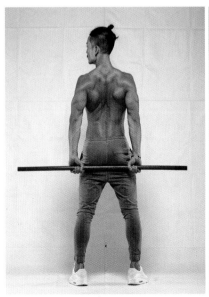 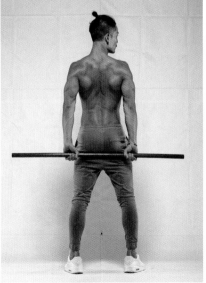

막대기 뒤로 잡고 목 위아래 움직임(날개뼈 조이고)

1 손등을 앞으로 위치하고 막대기를 양손으로 잡아 몸 뒤로 위치시킨다. 이때 자세는 바르게 선 자세를 유지하고 날개뼈를 꽉 조여 준다.

2 자세를 유지한 채로 머리를 앞으로 숙여 준다. 이때 턱이 쇄골에 닿을 때까지 숙여 준다.

3 앞으로 숙인 후 머리를 최대한 위로 들어준다.

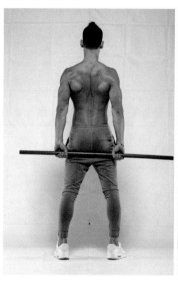 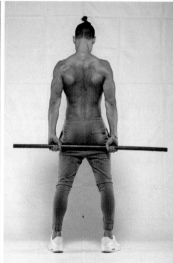 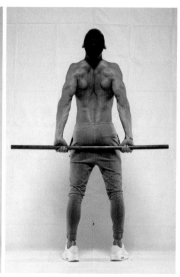

막대기 뒤로 잡고 목 좌우 밴딩(날개뼈 조이고)

1 손등을 앞으로 위치하고 막대기를 양손으로 잡아 몸 뒤로 위치시킨다. 이때 자세는 바르게 선 자세를 유지하고 날개뼈를 꽉 조여 준다.

2 어깨가 올라가지 않게 유지한 후 고개를 옆으로 꺾어 준다.

3 반대쪽도 마찬가지로 꺾어 준다.

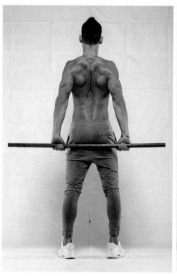 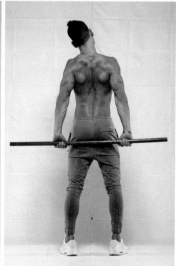 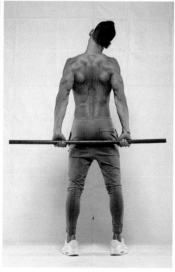

03 : 고관절(햄스트링, 대퇴사두근, 둔근) 가동성 운동

고관절 피겨 4

① 무릎을 굽히고 천장을 보고 누워서 시작 자세를 준비한다.

② 한쪽 다리를 구부려 바깥으로 회전해 지면에 놓인 다리 허벅지에 올려 준다.

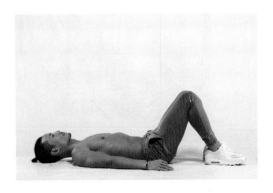 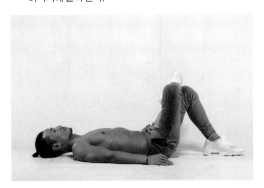

③ 지면에 놓인 다리를 들고 두 팔로 들어준 다리의 정강이를 잡아당겨 준다.

④ 허리가 지면에서 떼지지 않도록 곧게 펴고 지긋이 가슴 쪽으로 당겨 준다.

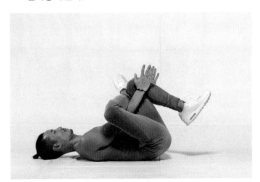 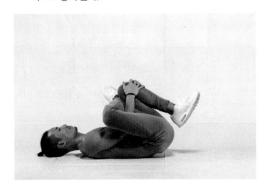

레어 뷰 〉〉〉

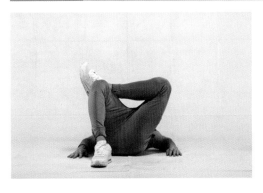 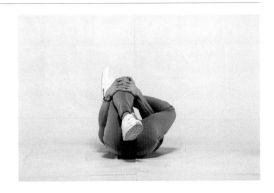

니 투 체스트(Knee to chest)

① 천장을 보고 바르게 누워 시작 자세를 준비한다.

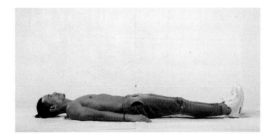

② 한쪽 다리의 무릎을 구부려 지면에서 들어준다.

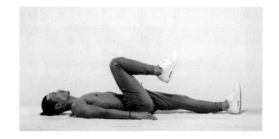

③ 두 손을 들어준 다리의 정강이를 잡아 준다.

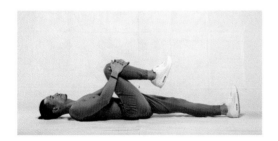

④ 펴진 다리가 지면에서 떨어지지 않도록 고정한 후 들어준 다리를 가슴 쪽으로 당겨 준다.

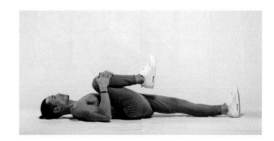

옆으로 누워 고관절 내회전

① 새우잠 자듯이 옆으로 눕고 위쪽 다리를 구부려 몸 앞쪽으로 올려 준다.

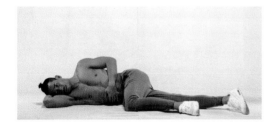

② 몸 앞쪽으로 놓은 다리의 무릎은 지면에 고정하고 발을 지면에서 떼서 대퇴를 안으로 회전해 준다.

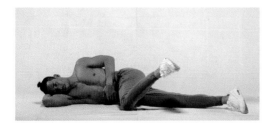

옆으로 누워 고관절 외회전

① 새우잠 자듯이 옆으로 눕고 지면에 닿은 다리를 구부려 몸 앞쪽으로 올려 준다.

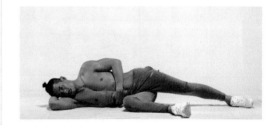

② 구부린 다리의 무릎이 지면에서 떼어지지 않도록 눌러 준 후 발을 지면에서 떼어 대퇴를 바깥으로 회전해 준다.

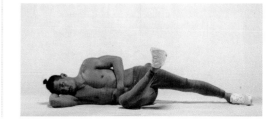

리버스 버터플라이

1 천장을 보고 발을 모아 주어 무릎을 벌린 상태로 시작
자세를 준비한다.

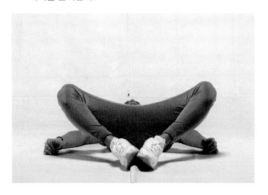

사이드 뷰 〉〉〉

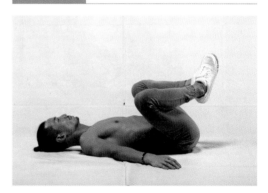

2 무릎을 벌린 상태를 유지하여 발을 지면에서 떼어 준다.

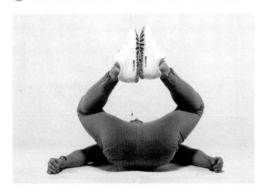

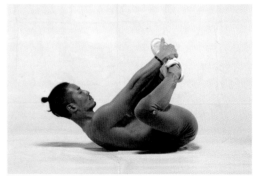

3 두 손으로 모인 발을 잡고 가슴 쪽으로 당겨 준다. 이때 두
무릎은 지속해서 벌려 준다.

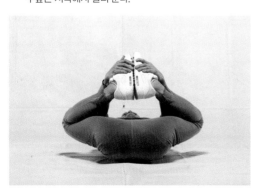

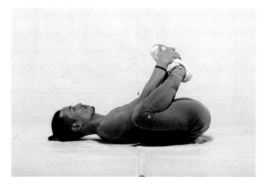

① 다리를 모으고 무릎을 굽혀 천장을 보고 누워 시작 자세를
준비한다.

② 다리를 모은 상태를 유지한 채 천천히 한쪽으로 돌려
넘겨준다. 이때 상체가 들리지 않도록 주의한다. 한쪽
회전이 끝났다면 반대쪽도 넘겨주어 동작을 반복한다.

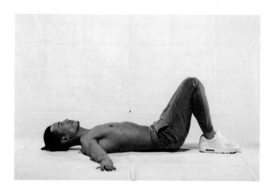

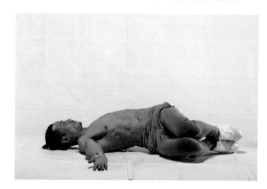

탑 뷰 〉〉〉

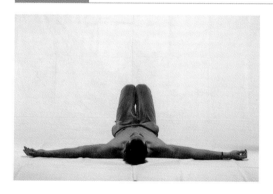

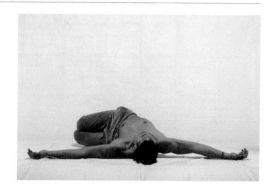

오금으로 수건 누르기

① 오금 아래 돌돌 만 수건을 위치하고 천장을 보고 시작
자세를 준비한다.

② 무릎을 펴고 오금으로 수건을 지긋하게 눌러 준다.

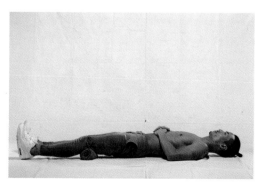

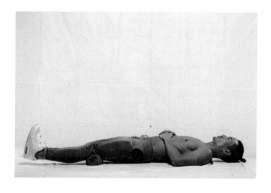

스콜피온

1 두 팔을 구부리고 팔꿈치를 살짝 구부려 엎드려 시작 자세를 준비한다.

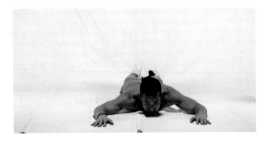

2 한 팔을 오므려 지면을 눌러 주어 같은 방향의 다리를 넘길 준비를 한다.

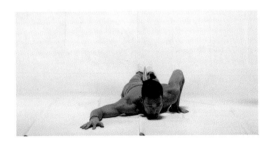

3 상체는 그대로 유지하고 오므린 팔은 지면을 지그시 눌러 같은 방향의 다리를 넘겨준다.

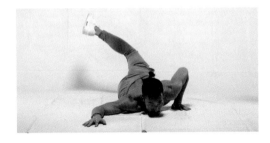

4 넘겨준 다리는 발바닥이 닿을 정도로 넘겨주고 오므리지 않은 팔은 어깨가 지면에서 떼어지지 않게 주의한다.

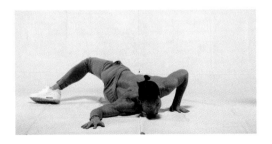

5 이때 머리는 오므린 팔 쪽으로 돌려주어 가슴을 더 늘려 준다. 다리는 다시 원래대로 돌려주고 동작을 반복한다.

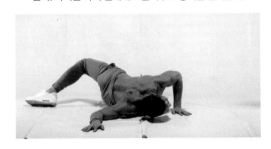

사이드 뷰 〉〉〉

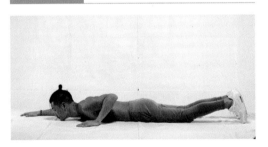

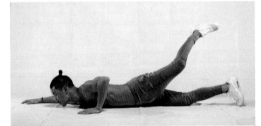

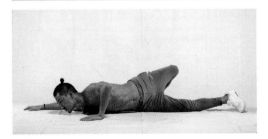

프로그

① 두 다리를 벌려 다리의 옆면이 지면에 닿도록 위치해 두고 두 팔은 곧게 펴 지면을 지지해 준 상태로 시작 자세를 준비한다.

② 시작 자세에서 엉덩이를 천천히 뒤로 눌러 주어 허벅지 옆면을 늘려 준다.

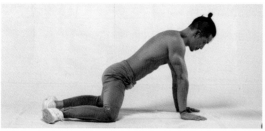 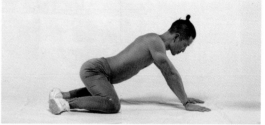

쿼드럽 다리 벌림

① 네발 기기 자세에서 올리려는 다리를 곧게 펴 옆면에 위치해 둔다.

② 시작 자세를 견고히 유지한 후 다리를 지면에서 지긋이 올려 준다.

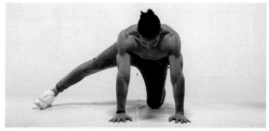 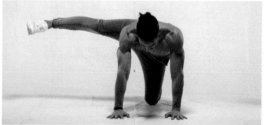

런지 골반 굴곡근 스트레칭

① 런지 자세에서 두 팔을 곧게 펴 시작 자세를 준비한다.

② 몸을 앞으로 밀며 발목과 무릎을 구부려 주고 이때 두 팔을 곧게 펴고 머리 위로 넘겨주어 상체 앞쪽을 늘려 준다. 동작을 반복한다.

사이드 뷰 〉〉〉

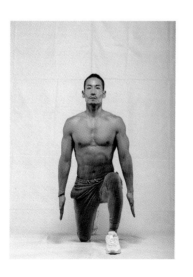 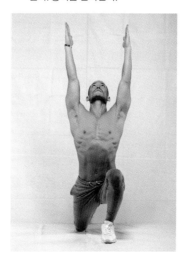 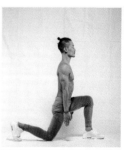 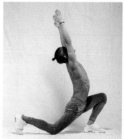

런지 햄스트링 스트레칭 1

1 런지 자세에서 상체를 구부려 두 팔을 앞쪽 다리 양옆에 내려놓아 지면에 손끝을 닿은 상태에서 시작 자세를 준비한다. 이때 앞쪽 다리의 발목은 최대한 구부려 준다.

2 앞쪽 다리의 무릎을 천천히 펴며 햄스트링을 늘려 준다. 이때 손끝은 항상 지면에 위치하게 한다.

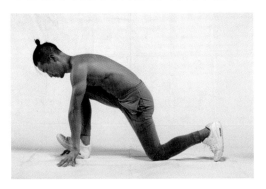
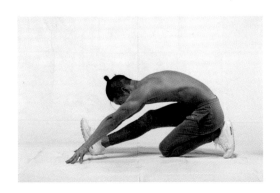

런지 햄스트링 스트레칭 2

1 런지 자세에서 상체를 숙이고 두 팔을 앞다리 양옆 지면에 닿게 위치해 두고 뒤쪽 다리의 무릎을 지면에서 떼어 시작 자세를 준비한다.

2 몸을 전체적으로 앞으로 밀어준다. 이때 앞에 있는 발의 뒤꿈치가 떼어지지 않도록 주의한다.

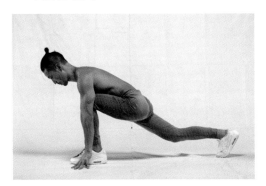
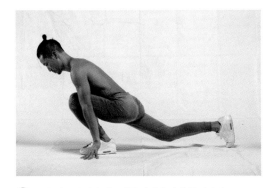

3 손끝은 지면에 항상 닿게 유지 그리고 뒤쪽 다리를 곧게 편 상태로 유지하고 무릎을 펴서 상체를 밀며 햄스트링을 늘려 준다.

4 이때 뒤쪽 다리의 뒤꿈치를 지면에 닿게 유지하면 햄스트링의 자극을 더 받을 수 있다.

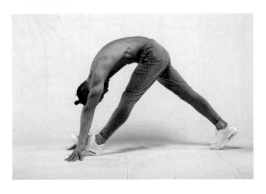
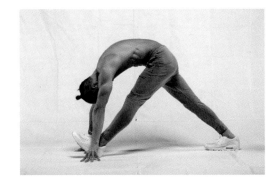

런지 글라이드 1(밴드 뒷다리에 걸고 앞뒤 움직임)

1 런지 자세를 만들고 밴드를 뒷다리 허벅지에 걸어서 시작
자세를 준비한다. 이때 밴드는 뒤에서 다리를 당기는
위치로 조정한다.

2 밴드의 저항을 받으며 천천히 몸을 앞으로 밀어준다.

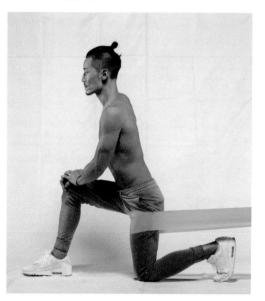
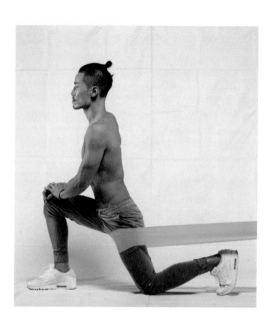

런지 글라이드 2(밴드 뒷다리에 걸고 앞뒤 움직임)

1 런지 자세를 만들고 밴드를 앞다리 허벅지에 걸어 시작
자세를 준비한다. 이때 밴드는 옆에서 당기는 위치로
조정한다.

2 밴드의 저항을 받으며 천천히 몸을 앞으로 밀어준다. 이때
밴드로 인해 다리가 벌려지지 않도록 주의한다.

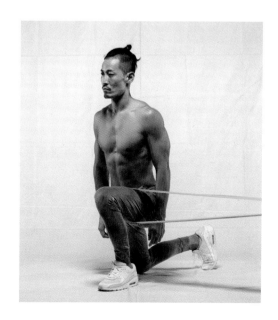

런지 글라이드 3(밴드 뒷다리에 걸고 앞뒤 움직임)

1 런지 자세를 만들고 밴드를 뒷다리 허벅지에 걸어서 시작 자세를 준비한다. 이때 밴드는 앞에서 다리를 당기는 위치로 조정한다.

2 밴드의 저항을 받으며 천천히 몸을 앞으로 밀어준다.

3 앞으로 밀어주었으면 밴드의 저항을 느끼며 다시 천천히 뒤로 이동해 동작을 반복한다.

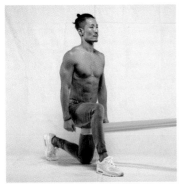 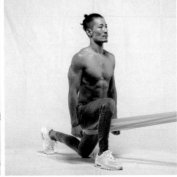 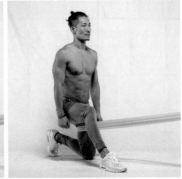

쿼드럽 둔근 스트레칭 1

1 네발 기기 자세로 시작 자세를 준비한다.

2 한쪽 다리를 지면에 지지하는 다리오금에 올려 준다.

3 천천히 엉덩이를 뒤로 눌러 준다. (이때 허리는 곧게 유지한다.)

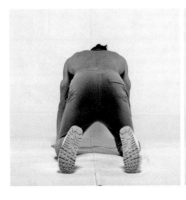 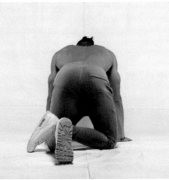 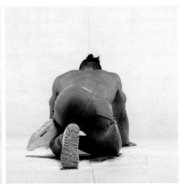

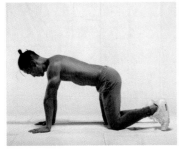 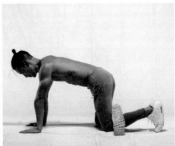 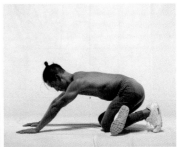

쿼드럽 둔근 스트레칭 2

1 네발 기기 상태로 시작 자세를 준비한다.

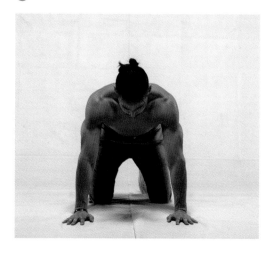

2 한쪽 다리를 지지하는 다리 앞쪽으로 올려 걸어 준다.

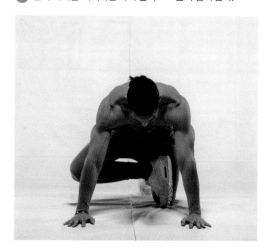

3 걸어 준 다리의 무릎을 지면에 내려놓고 허리를 곧게 펴 준다.

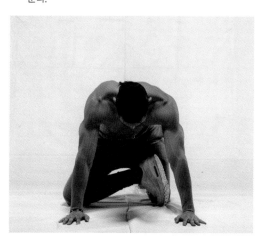

4 견고히 자세를 잡고 엉덩이를 그대로 뒤로 눌러 준다.

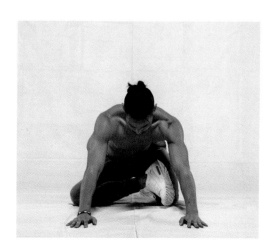

사이드 뷰 〉〉〉

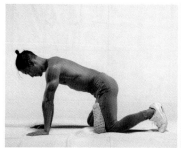
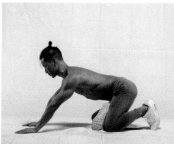
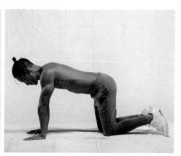

고관절 90 90 가동성 운동

① 엉덩이만 땅에 닿고 두 다리는 무릎을 굽힌다. 상체는 들어 두 팔을 곧게 펴고 지면을 강하게 밀어 상체를 펴 주어 시작 자세를 준비한다.

② 두 다리의 거리와 무릎을 굽힌 포지션을 유지한 채 한 방향으로 넘겨준다.

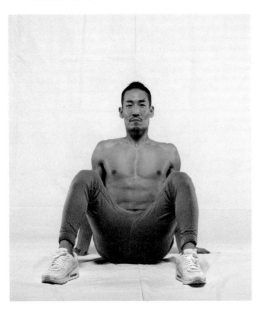

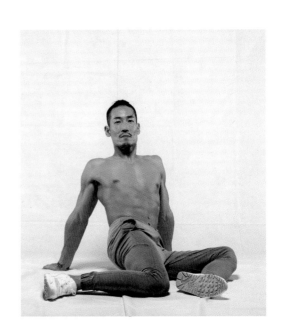

③ 상체를 곧게 편 상태를 유지하고 다시 시작 자세로 돌아온다.

④ 그리고 부드럽게 반대 방향으로 넘겨준다.

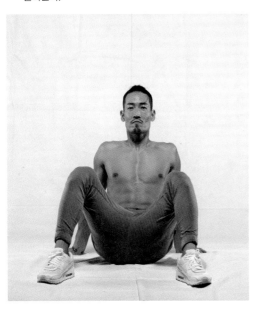

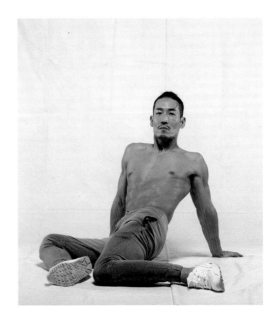

1. 스쿼트 자세에서 최대한 깊게 앉아 팔을 앞으로 늘어뜨려 놓고 시작 자세를 준비한다.

2. 두 손을 발 앞코에 끼워 준다. (이때 손을 너무 세게 밟지 않도록 주의한다.)

3. 손을 견고히 고정하고 천천히 엉덩이를 높게 들어 무릎을 펴 준다.

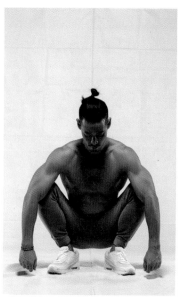
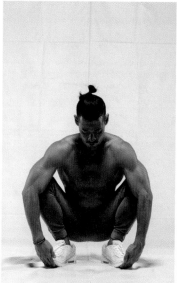
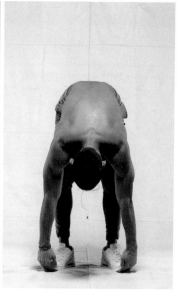

사이드 뷰 >>>

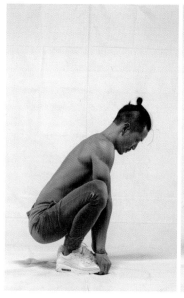
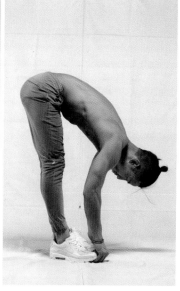

이때 무게중심을 뒤쪽이 아닌 앞으로 이동하면 햄스트링과 오금에 늘어나는 자극을 더 느낄 수 있다.

베어 싯(고관절 90 90 가동성보다 각도 크게)

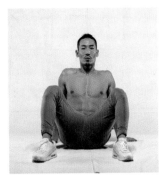

1 엉덩이만 땅에 닿고 두 다리는 무릎을 굽힌다. 상체는 들어 두 팔을 곧게 펴고 지면을 강하게 밀어 상체를 펴 주어 시작 자세를 준비한다.

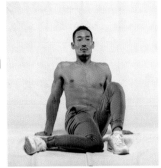

2 다리의 각도는 그대로 유지한 채 한 다리를 안쪽으로 눕혀 준다.

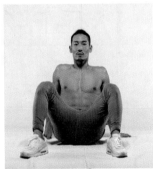

3 눕힌 다리를 올려 시작 자세로 돌아간다.

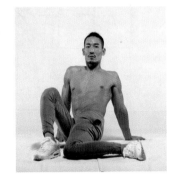

4 반대쪽 다리도 마찬가지로 눕혀 준다. 이때 반대쪽 다리는 같이 넘어가지 않도록 견고히 유지해 준다.

고관절 내회전 스트레칭

1 의자에 허리를 곧게 펴고 앉아 시작 자세를 준비한다.

2 한 다리를 구부려 반대쪽 다리에 올려 준다. 이때 허리를 곧게 편 상태를 유지해 준다.

3 교차해 올려 준 다리의 무릎이 올라가지 않도록 두 손으로 눌러 준다.

4 무릎을 누른 상태에서 허리를 곧게 펴 상체를 앞으로 숙여 준다.

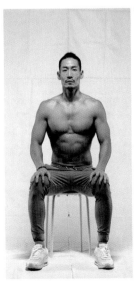
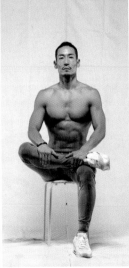
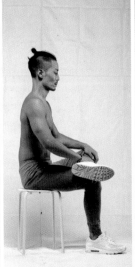
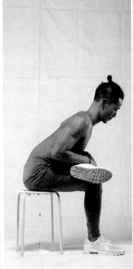

바운스 스모 스쿼트

1 스쿼트 자세에서 상체를 곧게 펴 최대한 깊게 앉아 시작 자세를 준비한다.

2 허리를 곧게 편 상태를 유지한 채 하체를 완전히 펴는 게 아닌 3분의 2 지점까지만 일어난다.

3 다시 시작 자세처럼 앉아 동작을 빠르게 반복한다. 이때 무릎이 안쪽으로 모이지 않도록 주의한다.

사이드 뷰 〉〉〉

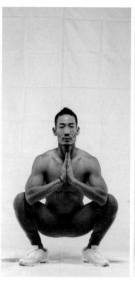 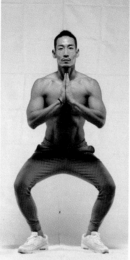 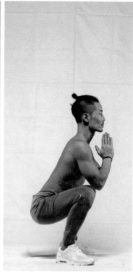 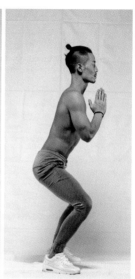

코삭 스쿼트

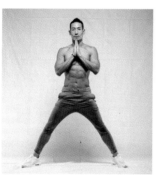

1 무릎을 곧게 펴고 보폭을 넓게 한 상태로 바르게 서서 시작 자세를 준비한다.

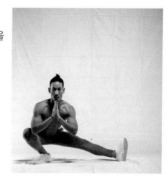

2 보폭의 너비는 그대로 유지한 채 한쪽 다리만 구부리면서 앉아 준다.

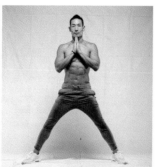

3 다시 상체를 일으켜 세워 시작 자세로 돌아간다.

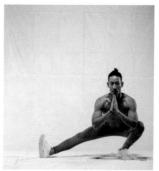

4 반대쪽도 마찬가지로 앉아 준다. (이때 구부린 쪽이 아닌 다리는 곧게 펴 햄스트링의 늘어남을 느껴 준다.)

싱글 레그 힙 에어플레인

리어 뷰 〉〉〉

1

한쪽 다리만 곧게 펴고 지면에
지지한 상태를 유지하고 상체를
숙여 반대쪽 다리는 곧게 펴 몸을
수평 상태로 만들어 준다. 이때
양팔은 지지할 만한 무언가를
잡고 버텨 시작 자세를 준비한다.

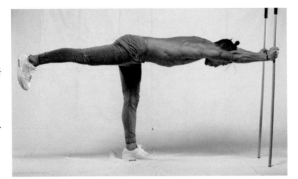 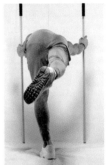

2

견고히 자세를 잡았다면 몸통과
올린 다리를 전체적으로 안으로
돌려준다. 이때 지지하는 다리는
곧게 편 상태를 유지해 준다.

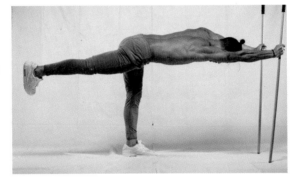

3

다시 시작 자세로 돌아간다.

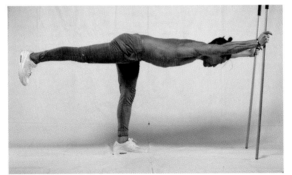 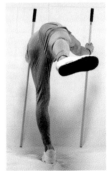

4

이번엔 반대쪽으로 돌려줘
지지하는 다리 엉덩이에 힘을
준다. (다리를 곧게 펴 상체를
눌러 준 상태를 항상 유지하며
동작을 반복한다.)

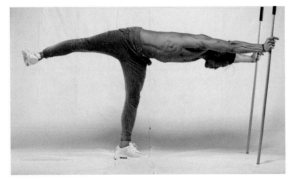 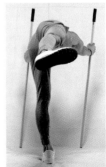

대퇴 사두근 스트레칭

1 바르게 서서 시작 자세를 준비한다.

2 한 다리를 구부려 해당 쪽 손으로 발등을 잡아 준다.

3 잡아 준 팔을 구부려 앞쪽 허벅지가 늘어나도록 당겨 준다.

4 그 상태를 유지하고 상체를 살짝 굽혀 주어 앞쪽 허벅지를 더 늘려 준다.

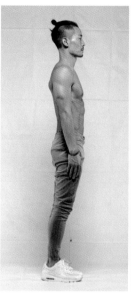 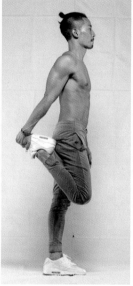 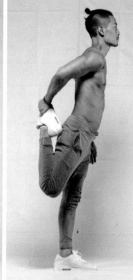 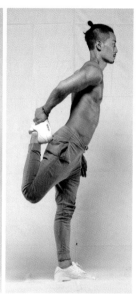

스플릿 측면 밴딩

1 두 손을 기도하듯 가슴 쪽으로 모아 주는 자세로 시작한다.

2 두 손바닥을 모은 상태로 팔꿈치만 벌려 주며 손을 머리 뒤로 넘겨준다.

3 하체가 흔들리지 않도록 상체를 옆으로 구부려 준다. 이때 반대쪽도 마찬가지로 구부려 준다.

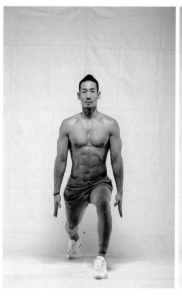 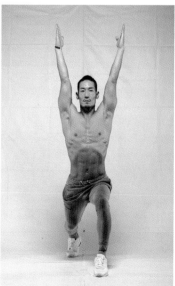 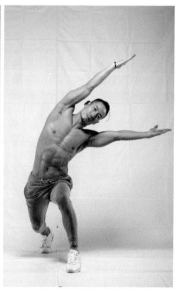

04 : 어깨 가동성 운동

슬리퍼 스트레칭

1 다리를 구부리고 지면에 있는 팔을 앞으로 빼서 팔꿈치를 굽혀 주어 옆으로 누운 상태로 시작 자세를 준비한다.

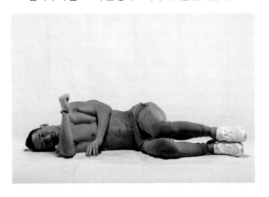

2 반대 손으로 구부린 팔의 손목을 잡고 천천히 눌러 준다.

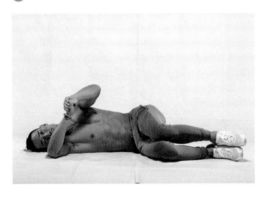

3 팔을 누를 때는 내 가동 범위가 허락할 만큼만 눌러 준다.

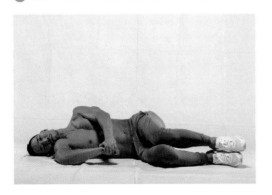

누워서 외회전 가동성(스틱 보조)

1 무릎을 구부리고 천장을 본 상태 그리고 두 팔의 팔꿈치를 구부려 막대기를 잡고 시작 자세를 준비한다.

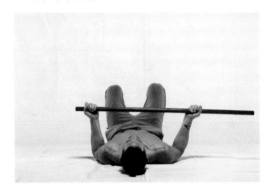

2 한쪽으로 막대기를 밀어 넘기려고 하는 팔이 바깥으로 돌아가게 한다.

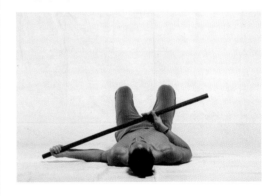

폼 롤러 위에서 엔젤

① 폼 롤러를 바닥에 두고 그 위에 천장을 보고 있는 상태로 눕는다. 이때 두 팔은 곧게 펴 머리 위로 올려 준다.

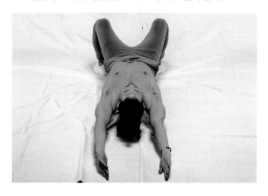

② 두 팔의 손등 면을 지면으로 누른 상태를 유지하며 팔을 천천히 아래로 내려 준다.

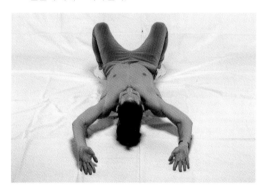

③ 이때 날개뼈가 완전히 모이는 정도까지만 내려 주고 다시 올려 동작을 반복한다.

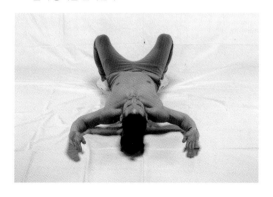

L 포지션 스트레칭

① 네발 기기 자세에서 두 팔만 살짝 더 앞으로 놓은 자세로 시작 자세를 준비한다.

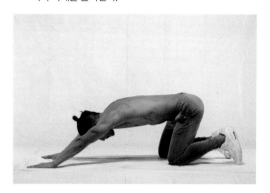

② 한쪽 팔을 몸통 안쪽으로 넣어 준다.

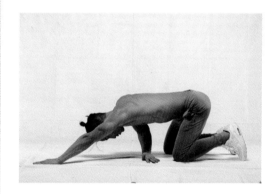

③ 넣어 준 팔을 더 쭉 밀어주고 이때 고관절은 고정한 채로 상체의 회전을 더 만들어 준다.

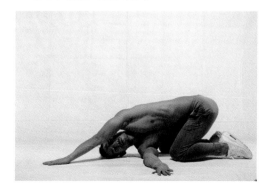

크루시픽스 가슴 스트레칭

1 두 팔을 곧게 펴 T자 자세로 만든 후 엎드려 시작 자세를 준비한다.

2 이때 가슴을 활짝 펴며 두 팔을 지면에서 떼어 준다.

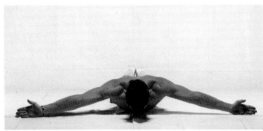 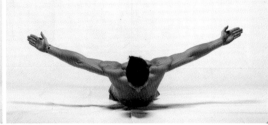

사이드 뷰 〉〉〉

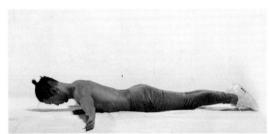 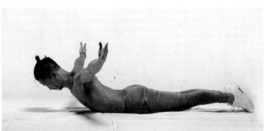

네발 기기 날개뼈 서클

1 네발 기기 자세로 시작 자세를 준비한다.

2 팔이 구부러 지지 않도록 고정한 후 상체를 아래로 눌러 준다.

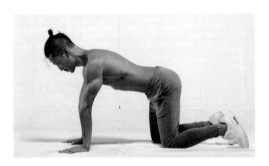 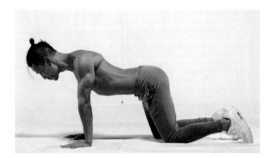

3 마찬가지로 팔을 고정한 후 상체 전체를 앞으로 밀어준다.

4 앞으로 밀며 반원을 그리며 위로 올려 준다.

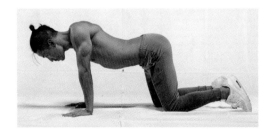 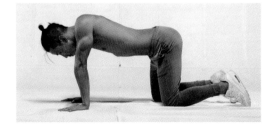

⑤ 완전히 올려 등을 말아 준다.

⑥ 다시 시작 자세로 돌아온다. (어깨로 동그란 원을 그린다는 느낌으로 몸통을 돌려주면 된다.)

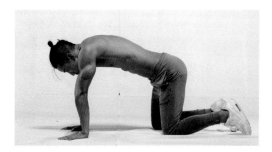

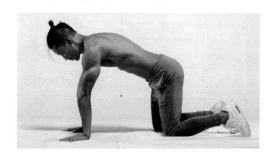

숄더 롤(팔꿈치 구부리고)

① 의자에 허리를 곧게 펴고 바르게 앉는다. 팔꿈치를 구부려 시작 자세를 준비한다.

② 어깨를 으쓱하여 올려 준다.

③ 올린 어깨를 뒤로 젖혀 준다.

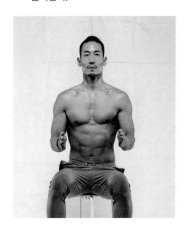

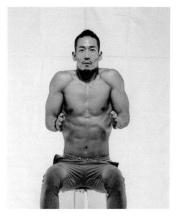

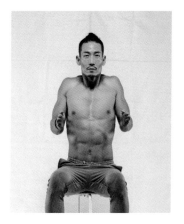

④ 젖힌 어깨를 밑으로 내려 준다.

⑤ 내려 준 어깨를 시작 자세로 만들어 준다. (어깨로 원을 그리듯이 돌려준다는 느낌으로 동작을 수행한다.)

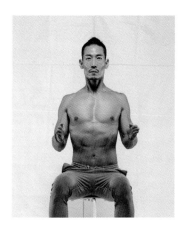

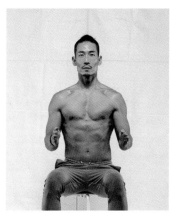

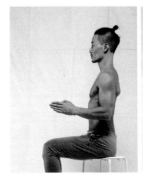 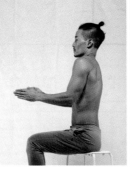 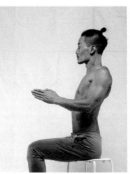 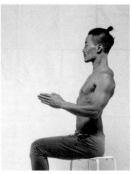

숄더 롤(팔꿈치 펴고)

① 허리를 곧게 펴고 의자에 앉는다. 두 팔은 곧게 펴고 앞으로나란히 자세를 하여 시작 자세를 준비한다.

② 팔의 자세를 유지한 채로 어깨를 앞으로 밀어준다.

③ 앞으로 민 어깨를 위로 으쓱하며 올려 준다.

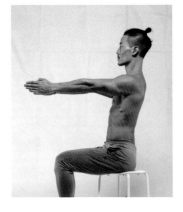 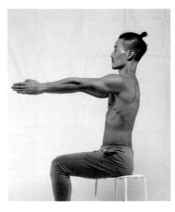 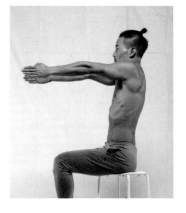

④ 위로 올린 어깨를 뒤로 최대한 젖혀 준다.

⑤ 뒤로 젖힌 어깨를 밑으로 내려 준다.

⑥ 원래 시작 자세로 돌아온다. (팔을 곧게 펴고 어깨를 큰 원을 그리듯이 돌려준다.)

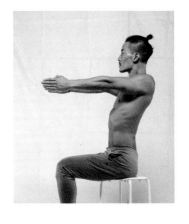 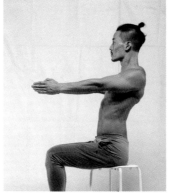 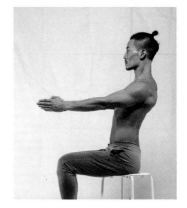

월 앤젤

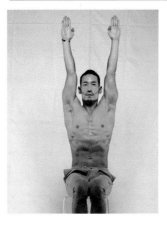

1 의자에 허리를 곧게 펴고 앉는다. 두 팔은 곧게 펴 머리 위로 올려 시작 자세를 준비한다.

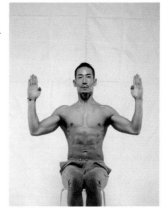

2 날개뼈를 조여 주며 두 팔을 천천히 내려 준다.

사이드 뷰 〉〉〉

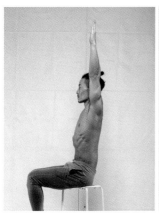
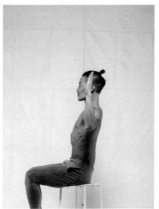

벽 기대고 어깨 내회전

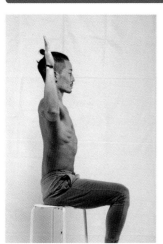

1 허리를 곧게 펴고 의자에 앉는다. 양팔의 팔꿈치를 90°로 만들고 어깨선상까지 올려 준다.

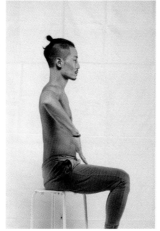

2 두 팔을 천천히 밑으로 내려 준다. (이때 어깨가 들리지 않을 정도의 각도를 유지한 채로 동작을 수행한다.)

뒷짐 날개뼈 조이기

1 등을 살짝 구부려 의자에 앉는다. 두 팔은 손을 교차하여 뒷짐을 지게 만들고 시작 자세를 준비한다.

2 날개뼈를 조여 주며 가슴을 펴 준다. 이때 손등이 허리로 간 포지션을 유지한다.

리어 뷰 〉〉〉

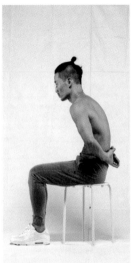
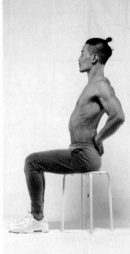
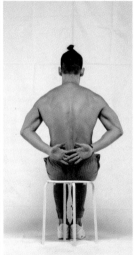
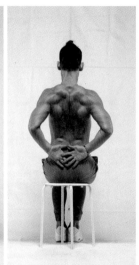

스캡션 레이즈(서서)

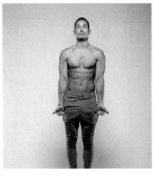

1 엄지를 쥐고 손바닥을 45° 정도로 위치하고 바르게 선 자세로 시작 자세를 준비한다.

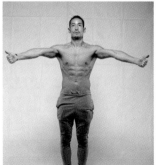

2 가슴을 편 상태를 유지하고 두 팔을 천천히 위로 올려 준다.

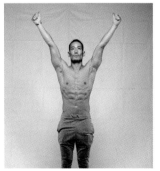

3 이때 45° 각도를 유지하고 두 팔을 곧게 편 상태를 유지한다.

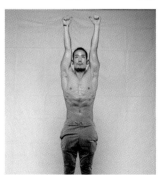

4 팔은 귀 옆까지 올 정도로 올려 준다. (두 팔은 각도를 유지하고 그대로 내려 주고 동작을 반복한다.)

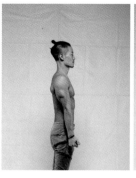
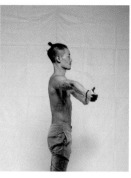
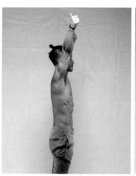
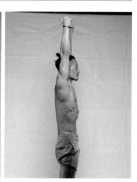

숄더 패스 스루(밴드)

① 밴드를 양손에 쥐고 바르게 서 있는
상태로 시작 자세를 준비한다.

② 밴드를 당기며 천천히 팔을 머리 위로
들어준다.

③ 두 팔을 천천히 등 뒤로 넘겨준다.

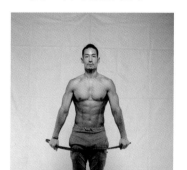
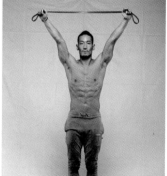
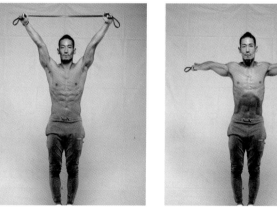

④ 이때 팔꿈치가 구부러지지 않도록
주의하며 넘겨준다.

⑤ 밴드가 엉덩이에 올 정도까지 넘겨준
후 다시 시작 자세로 돌아가 동작을
반복한다.

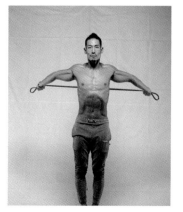
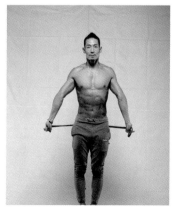

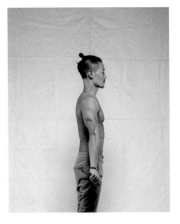
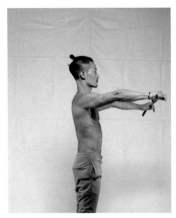
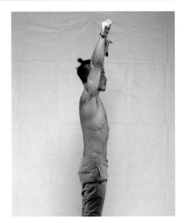

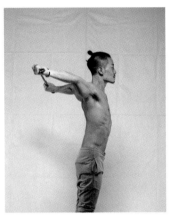
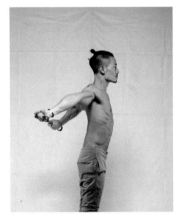
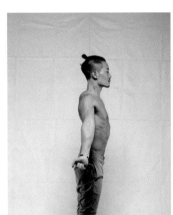

팔 교차 스트레칭

① 한쪽 팔만 곧게 펴 어깨 선상까지 올려 준다. 그리고 바르게 서 있는 상태로 시작 자세를 준비한다.

② 반대쪽 팔로 곧게 편 팔을 감아 준다.

③ 감아 준 팔을 반대쪽으로 당겨 곧게 편 팔을 늘려 준다.

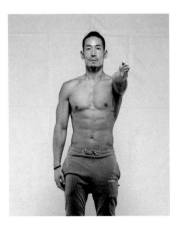
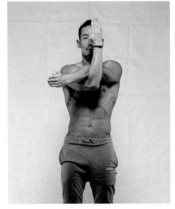
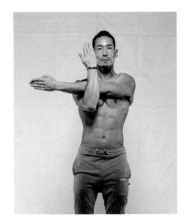

도어 웨이 스트레칭

1 두 다리를 교차하여 하체 자세를 잡아 주고 두 팔의 팔꿈치를 120˚ 정도로 만들고 각각 벽에 기대어 준다.

2 반대쪽 팔로 곧게 편 팔을 감아 준다.

3 두 팔로 벽에 기대어 상체를 앞으로 밀어주며 가슴을 늘려 준다.

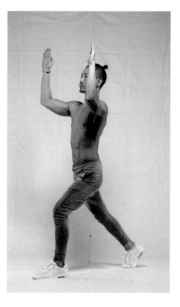 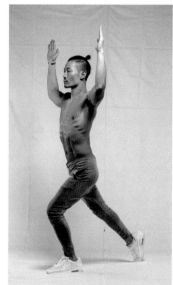 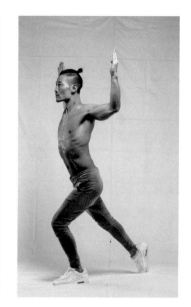

스틱 어시스트 어깨 내회전

1 바르게 선 상태로 한 손은 머리 뒤에, 반대 손은 허리 쪽으로 위치하여 막대기를 잡아 준다.

2 막대기를 위로 잡아당겨 허리쪽에 있는 손을 위로 올려 준다. 이때 가슴이 굽어지지 않도록 활짝 편 상태를 유지한다.

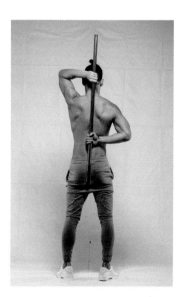 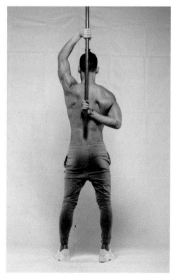

날개뼈 조이기, 벌리기

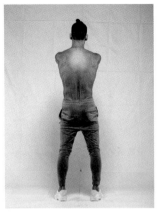

1 두 팔을 곧게 펴 앞으로나란히 상태를 유지하고 등을 둥글게 말아 서 있는 상태로 시작 자세를 준비한다.

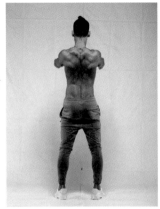

2 두 팔을 곧게 편 상태를 유지한 채로 날개뼈를 강하게 조여 주고 시작 자세로 돌아가 동작을 반복한다.

사이드 뷰 〉〉〉

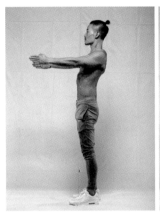
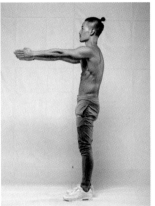

밴드 어깨 걸고 내전

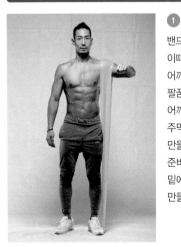

1 밴드를 어깨에 걸어 준다. 이때 밴드를 건 팔을 어깨 선상으로 올리고 팔꿈치를 90°로 굽혀 어깨 선상까지 올려 준다. 주먹을 앞 방향으로 만들고 시작 자세를 준비한다. (이때 밴드는 밑에서 당기는 상태를 만들어 준다.)

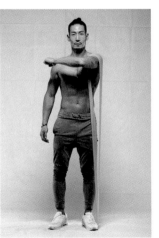

2 해당 자세를 유지하고 밴드를 건 팔을 천천히 몸 안쪽으로 넘겨준다.

밴드 어깨 걸고 프레스

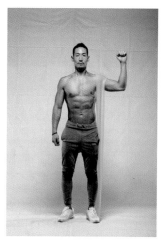

 1

밴드를 어깨에 걸어 준다.
이때 밴드를 건 팔을
어깨 선상으로 올리고
팔꿈치를 90°로 굽혀
어깨 선상까지 올려 준다.
주먹을 위 방향으로
만들고 시작 자세를
준비한다. (이때 밴드는
밑에서 당기는 상태를
만들어 준다.)

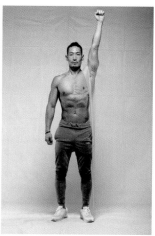

2

해당 자세를 유지하고
밴드를 건 팔을 천천히
위로 올려 준다.

데드행(어시스트)

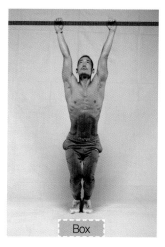

Box

 1

물체를 발로 밟고 올라가
바에 매달려 힘을 최대한
풀어 주고 버틴다.

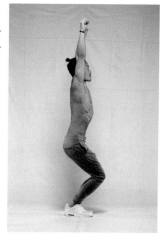

2

어깨에 긴장이 풀리면
하체에 힘을 천천히 빼며
몸을 전체적으로 내려
준다.

차일드 포즈(변형)

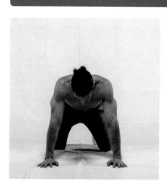

 1

네발 기기 상태로 시작
자세를 준비한다.

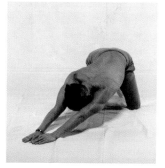

 2

사선으로 손을 모아 주고
엉덩이를 뒤로 눌러
겨드랑이 쪽을 늘려 준다.

05 : 발목(종아리, 정강이, 무릎) 가동성 운동

카프 스트레칭

1 벽에 손을 대고 다리를 교차하여 시작 자세를 준비한다. 이때 앞발과 뒷발의 뒤꿈치는 지면에 밀착시켜 준다.

2 천천히 앞다리의 무릎을 굽히며 하체를 앞으로 밀어준다. 뒤꿈치는 지면에 밀착시켜 주고 뒷다리는 굽히지 말고 펴 준 상태를 유지한다. 앞쪽에 위치한 다리 무릎도 펴 준다.

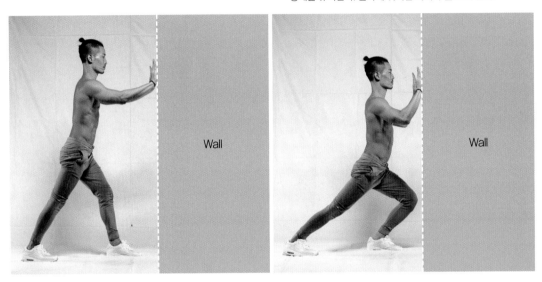

카프 스트레칭(경사판)

1 벽에 손을 대고 다리를 교차하여 시작 자세를 준비한다. 이때 앞발과 뒷발은 경사가 있는 판에 위치시켜 준다.

2 천천히 앞다리의 무릎을 굽히며 하체를 앞으로 밀어준다. 이때 뒷다리는 굽히지 말고 펴 준 상태를 유지한다.

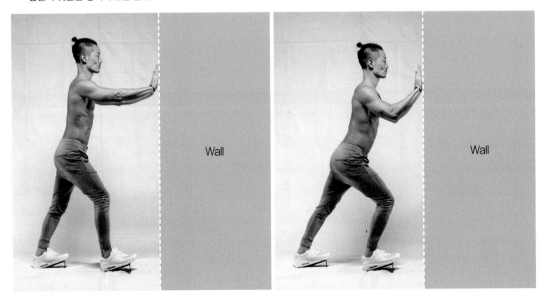

발목 서클

1 의자에 앉아 다리 한쪽을 두 팔로 들어 시작 자세를 준비한다.

2 발목을 원을 그린다는 느낌으로 최대한 크게 돌려준다.

3

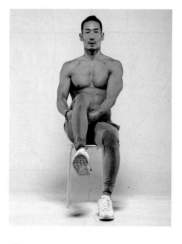
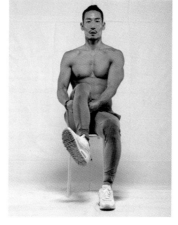
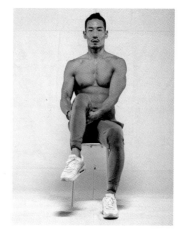

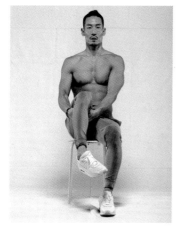

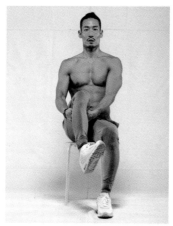

런지 카프 스트레칭(경사판)

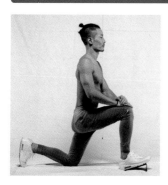

1 런지 자세로 시작 자세를 만들어 준다. 이때 앞다리는 경사판을 밟고 상체를 곧게 펴 시작 자세를 준비해 준다.

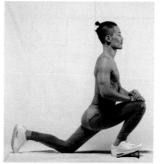

2 앞다리 발목을 구부리며 몸을 앞으로 밀어준다. 이때 상체는 곧게 펴 준 상태를 유지한다.

1 까치발을 들고 두 다리를 교차하여 하체를 위치시킨다. 양팔로는 지지대를 잡고 상체를 살짝 구부려 시작 자세를 준비한다.

2 앞쪽에 있는 다리의 무릎을 바깥쪽으로 원을 그리듯이 돌린다.

3 다시 시작 자세로 돌아온다.

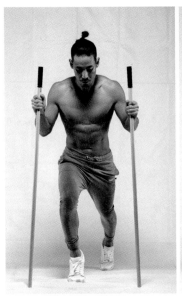
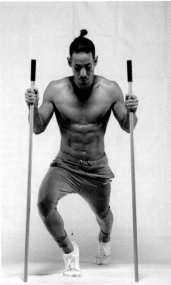
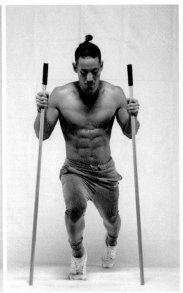

4 이번에는 안쪽으로 원을 그리듯이 돌려준다.

5 다시 시작 자세로 돌아와 위 동작을 반복한다. 이때 무게중심을 최대한 앞쪽으로 위치시킨다.

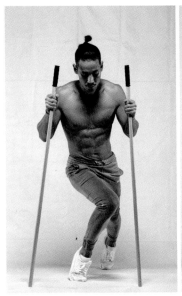
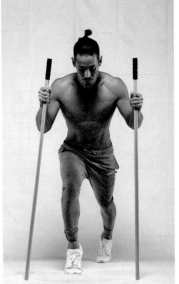

06 : 손목(상완 이두근, 상완 삼두근, 전완근) 가동성 운동

손목 굴곡근 스트레칭 1

1 네발 기기 상태로 시작 자세를 준비한다.

2 팔을 곧게 펴고 몸 전체를 앞으로 밀어준다.

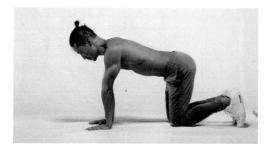
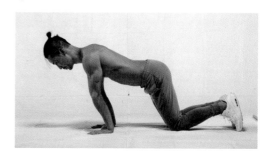

손목 굴곡근 스트레칭 2

1 손끝을 몸을 향하게 하고 팔을 곧게 펴 네발 기기 자세로 시작 자세를 준비한다.

2 팔을 곧게 펴 준 상태를 유지하고 몸 전체를 최대한 뒤로 눌러 준다.

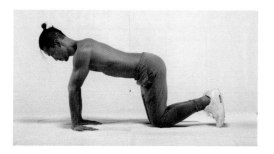
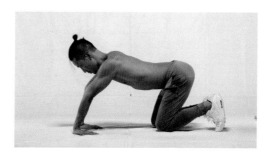

손목 굴곡근 스트레칭 3

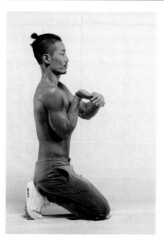

1 손바닥을 위로 한 채 팔꿈치를 굽히고 반대쪽 팔로 굽힌 팔의 손가락을 감싸 주어 시작 자세를 준비한다.

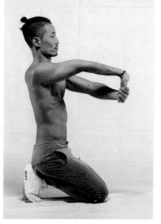

2 굽힌 팔꿈치를 펴며 손가락을 감싼 팔로 손가락을 당겨 준다.

손목 굴곡근 스트레칭(개별 손가락)

1 한쪽 팔만 손끝이 몸을 향하게 하고 팔을
곧게 펴 네발 기기 상태에서 시작 자세를
준비하고 엄지부터 위로 올려 준다.

2 검지를 올려 준다.

3 중지를 올려 준다.

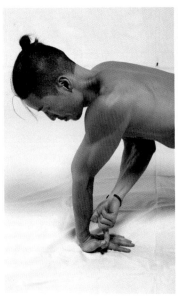
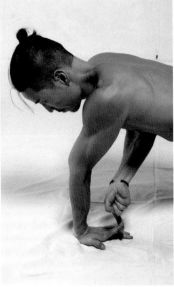
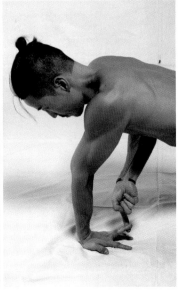

4 약지를 올려 준다.

5 새끼손가락을 올려 준다.
(이때 너무 찌릿찌릿한 느낌이 들지
않도록 조절하며 늘려 준다.)

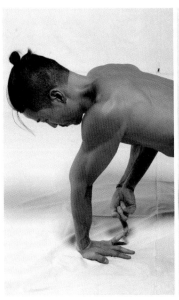
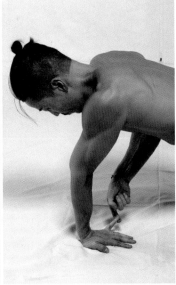

손목 신전근 스트레칭 1

① 손등을 지면에 닿게 하고 양팔을 곧게 펴고 네발 기기
　자세로 시작 자세를 준비한다.

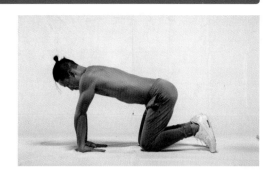

② 양팔은 곧게 편 상태를 유지하고 몸 전체를 뒤로 눌러 준다.

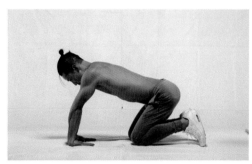

손목 신전근 스트레칭 2

① 손등을 위로 한 채 팔꿈치를 굽히고 반대쪽 팔로 굽힌 팔의
　손등을 감싸 주어 시작 자세를 준비한다.

② 굽힌 팔꿈치를 펴며 손등을 감싼 팔로 손등을 당겨 준다.

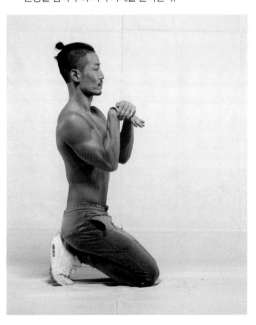

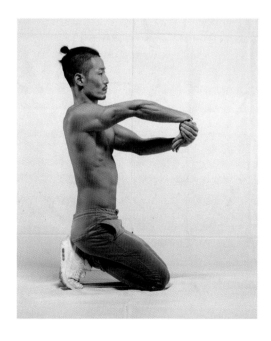

자가 근막 이완(소도구 이용한 연부 조직 완화 기법)

골퍼 중 고강도의 인터벌 트레이닝이나 스프린트 등의 고강도 운동을 주기적으로 하는 이들은 정말 거의 없을 것이다.

그런데 골프의 손상은 자신의 역치를 넘는 스윙의 스피드를 내는 관절과 연부 조직들이 과하게 역치를 넘다 보니 손상이 오고, 스윙이야 뒤로 던져서 반작용으로 한다고 쳐도 폴로 스루 피니시 구간의 감속은 어쩔 것인가. 대부분 공을 냅다 치고 피니시는 다리와 몸통 모두 털리는 경우가 다반사더라.

필자는 자동차를 좋아한다. 꼬마 경차부터 각종 스포츠카를 모두 경험해 보았다. 경차의 브레이크를 보면 브레이크의 디스크도 작고 그 브레이크를 움켜쥐는 피스톤도 1p이다. 그런데 스포츠카의 디스크를 보면 과한 주행 환경에서도 열 방출을 잘해 내는 타공 또는 사선 격자무늬 대형 디스크에 그 디스크를 잡는 브레이크도 6p, 8p로 세팅되어 들어간다. 결론은 냅다 째리 밟아도 브레이킹, 즉 감속에 자신 있다는 말이다. 잘 달리고 잘 선다. 나머지는 드라이버의 실력이다. 차 좀 탄다 싶은 이들은 차 사면 풀 브레이킹부터 해 본다. 이 차가 얼마나 잘 서는지 어느 타이밍부터 이 제동 장치가 풀 브레이킹에 들어가는지 타이밍을 보고 차를 타기 시작한다.

결국 잘 달리면 잘 서야 한다. 제로백이 3초가 안 된다? 근데 제동이 안 된다? 죽거나 사고가 날 가능성이 높다.

골프에서 웬 차 이야기냐고?

대부분 아저씨의 스윙을 보면 불안해서 스윙 스피드를 더 낼 수 있는데도 내지 못한다.

뭐가 불안하냐고? 피니시 구간의 감속이 흡사 허리가 반대로 돌아가 버릴까 봐 세게 치질 못하겠단다.

결론은 가속 구간에서 감속을 담당하는 근육의 완충 능력이 부족함을 본능이 느낀다는 말이다.

골프의 감속 구간에서 속도를 버티는 근력을 만들어 주더라도 그 회복을 잘 시켜 주어 브레이크의 컨디션이 늘 중상 이상의 상태로 유지해 주는 것이 중요하다는 말이다.

또한 백스윙과 스윙 방향 양방향 모두의 균등한 트레이닝을 해 주어야 한다.

자가 근막 이완(소도구 이용한 연부 조직 완화 기법)
❶ 발바닥 ❷ 종아리 ❸ 허벅지 앞 ❹ 허벅지 뒤 ❺ 허벅지 안쪽 ❻ 엉덩이 ❼ 허리 ❽ 등(중 상부)
❾ 어깨 뒤쪽 ❿ 가슴 ⓫ 팔 ⓬ 목

01 : 발바닥 리커버리

마사지 볼 발 밟기

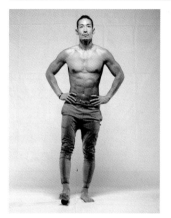

①

마사지 볼을 한쪽 발로
밟고 바르게 선 상태로
눌러 준다.

마사지 볼 발 굴리기(시계 방향/시계 반대 방향)

① 한쪽 발로 마사지 볼을 밟고 시작 자세를
준비한다.

② 마사지 볼을 밟은 발을 천천히 원을 그려
주며 돌려준다.

③ 이때 공이 바깥으로 빠지지 않도록
주의하며 적당한 압력을 주며 돌려준다.

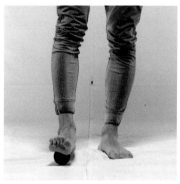

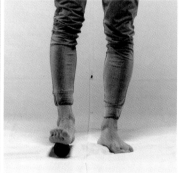

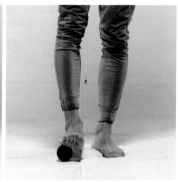

④

⑤

⑥

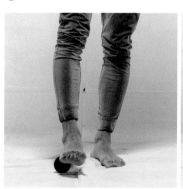

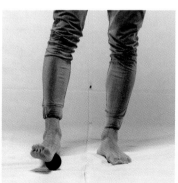

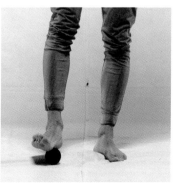

02 : 종아리, 정강이 리커버리

마사지 볼 종아리 다리 크로스 누르고 발목 돌리기(근건 접합부)

① 종아리 가운데 마사지 볼을 위치한다. 다리는 곧게 편 상태 그리고 마사지 볼이 없는 쪽은 다리를 교차하여 올리고 지면에 앉은 상태로 시작 자세를 준비한다.

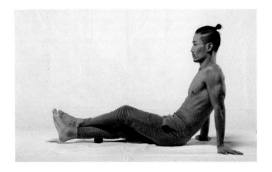

② 해당 자세를 유지한 채 최대한 큰 원을 그리며 발목을 돌려준다.

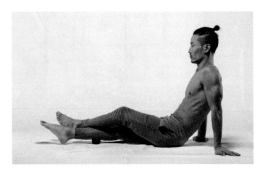

③

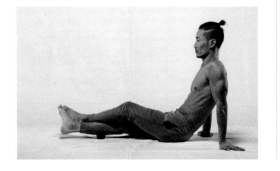

④

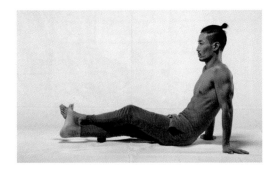

⑤

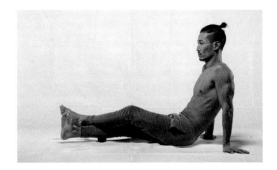

⑥

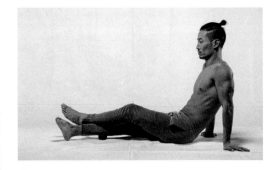

⑦

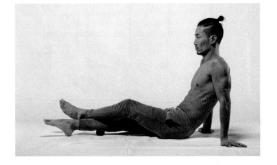

마사지 볼 정강이(전경골근) 활주

1 정강이 바로 옆 외측에 마사지 볼을 놓고 무릎을 굽혀 네발 기기 자세로 올라타 시작 자세를 준비한다.

2 적당한 압력을 주며 정강이 옆 근육을 따라 앞뒤로 활주해 준다.

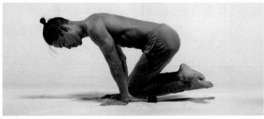

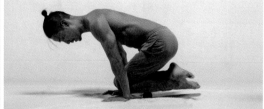

3 이때 마사지 볼이 없는 쪽의 다리는 누르는 다리에 올려 압력을 증가시켜 준다.

4

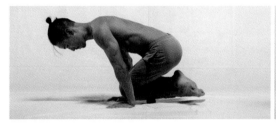

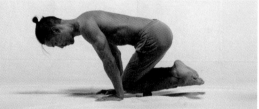

폼 롤러 종아리 다리 크로스 활주

1 아킬레스건 위쪽에 폼 롤러를 위치시킨다. 이때 다리를 곧게 펴고 폼 롤러를 놓지 않은 쪽 다리는 압력을 주는 다리 위에 올려 두고 지면에 앉아 시작 자세를 준비한다.

2 엉덩이를 지면에서 떼어 주고 두 팔로 견고히 지지해 준다.

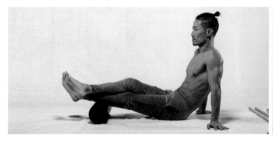

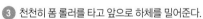

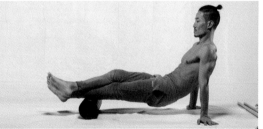

3 천천히 폼 롤러를 타고 앞으로 하체를 밀어준다.

4 다시 끌어오고 해당 동작을 반복하며 종아리에 압박을 주며 활주를 반복한다.

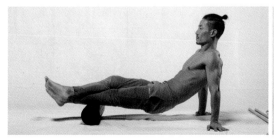

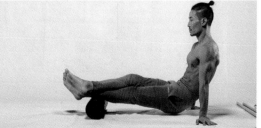

폼 롤러 정강이(전경골근) 활주

1 정강이 바로 옆 외측에 폼 롤러를 놓고 무릎을 굽혀 네발
기기 자세로 올라타 시작 자세를 준비한다.

2 적당한 압력을 주며 정강이 옆 근육을 따라 앞뒤로 활주해
준다.

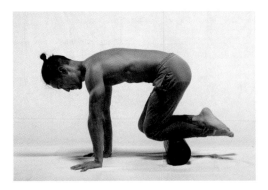
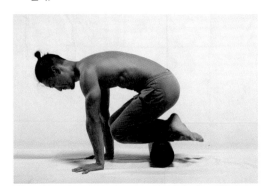

03 : 대퇴 사두근(허벅지 앞) 리커버리

마사지 볼 무릎 내측(내측 광근) 누르고 무릎 접었다 폈다

1 완화하려는 무릎 내측에 마사지 볼을 놓고 무릎을 구부려
옆으로 벌려 준다. 이때 엎드린 상태로 시작 자세를
준비한다.

2 적당한 압력을 주면서 다리를 펴 준다.

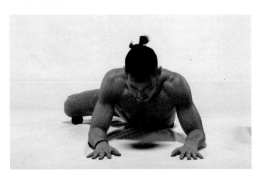
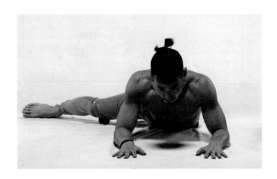

3 다시 오므리고 해당 동작을 반복한다.

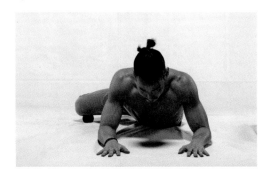

마사지 볼 무릎 외측(외측 광근) 누르고 무릎 접었다 폈다

① 엎드린 상태에서 마사지 볼을 완화하려는 다리 무릎 외측에
　놓는다. 이때 완화하려는 다리를 곧게 펴서 시작 자세를
　준비한다.

② 적당한 압력을 유지하며 곧게 편 다리를 굽혀 준다.

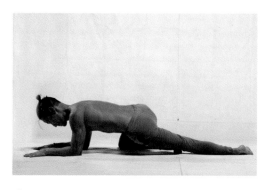
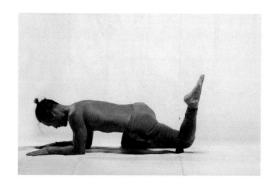

③ 다시 다리를 펴 주며 해당 동작을 반복한다.

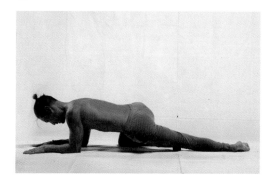

마사지 볼 옆 엉덩이(대퇴 근막장근) 누르고 다리 로테이션

① 주머니 쪽 부분에 마사지 볼을 놓고 완화하려는 다리를 곧게 펴 옆으로 기대서 엎드린 상태를 유지한다. 이때 적당한 압력을 가하여
　몸통을 좌우로 회전해 준다.

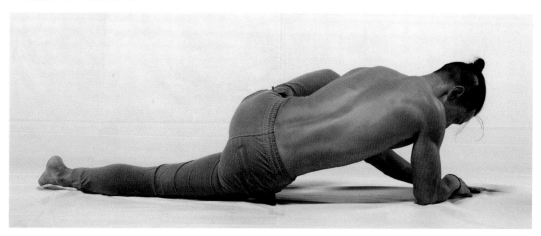

폼 롤러 무릎 내측(내측 광근) 활주

1 엎드린 상태에서 완화하려는 다리의 무릎 내측에 폼 롤러를
놓는다. 이때 다리는 곧게 편 상태에서 시작 자세를
준비한다.

2 적당한 압력을 가하며 천천히 몸을 위로 끌어 준다.

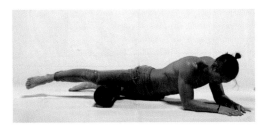 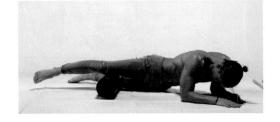

3 압력을 유지하며 천천히 몸을 아래로 밀어주며 해당 동작을
반복한다.

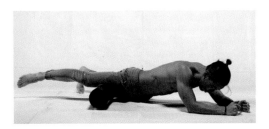

폼 롤러 무릎 외측(외측 광근) 활주

1 폼 롤러를 완화하려는 다리 무릎 외측에 위치해 놓는다.
몸을 사선으로 엎드려 압력을 증가시켜 시작 자세를
준비한다.

2 압력을 유지한 채로 몸을 전체적으로 아래로 밀어준다.

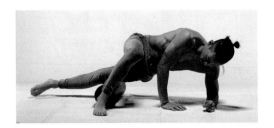 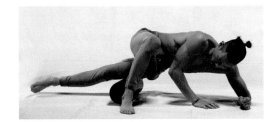

3 압력을 유지한 채로 위로 몸을 끌고 온다. (이때 다리를
곧게 펴고 위치 변화 없이 활주를 반복해야 한다.)

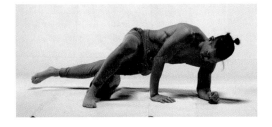

폼 롤러 무릎 중간(대퇴 사두근) 활주

1 폼 롤러를 완화하려는 다리 무릎 위쪽에 위치한다. 해당 다리는 곧게 펴고 앞쪽 다리는 구부려 런지 자세처럼 지면을 지지하여 시작 자세를 준비한다.

2 압력을 유지한 채로 다리를 천천히 뒤로 밀어준다.

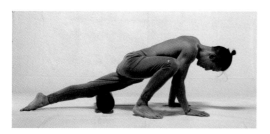

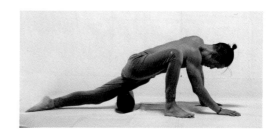

3 압력을 유지한 채로 다리를 천천히 앞으로 끌고 온다.

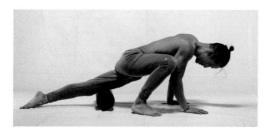

폼 롤러 대퇴 근막장근 누르고 몸통 회전

1 폼 롤러를 바지 주머니 부분 쪽에 위치시키고 완화하려고 하는 다리는 곧게 펴서 사선 방향으로 엎드린 자세로 시작 자세를 준비한다.

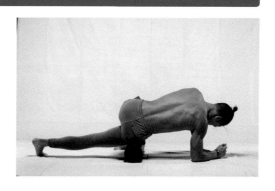

2 압력과 자세를 유지한 채로 몸통을 좌우로 회전시켜 준다.

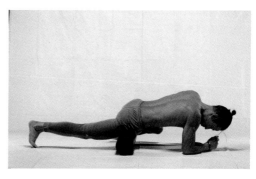

04 : 햄스트링(허벅지 뒤) 리커버리

푸시업 바 햄스트링 회전(엉덩이 끝나는 지점에 푸시업 바 위치)

① 의자에 앉으면 닿는 뼈 바로 아래쪽에
푸시업 바를 가로로 위치해 놓는다. 이때
완화하려는 쪽의 다리는 곧게 펴고
몸통을 구부려 푸시업 바에 앉아 시작
자세를 준비한다.

② 압력은 유지한 채로 몸통과 다리를
안쪽으로 회전한다.

③ 압력은 유지한 채로 몸통과 다리를
바깥으로 회전한다. (이때 다리를 곧게
펴지 않으면 햄스트링에 압박력이
사라진다.)

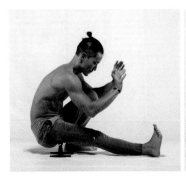 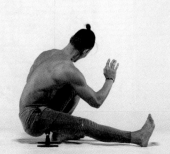 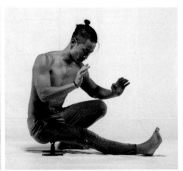

프론트 뷰 〉〉〉

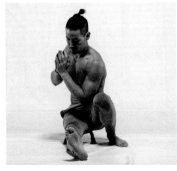 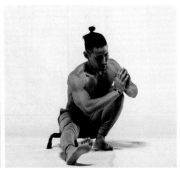

폼 롤러 햄스트링 회전(엉덩이 끝나는 지점에 폼 롤러 위치)

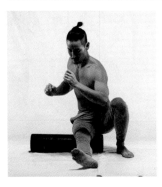

① 의자에 앉으면 닿는 뼈
바로 아래쪽에 폼 롤러를
가로로 위치해 놓는다.
이때 완화하려는 쪽의
다리는 곧게 펴고 몸통을
구부려 폼 롤러에 앉아
시작 자세를 준비한다.

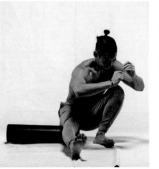

② 압력은 유지한 채로
몸통과 다리를 안쪽으로
회전한다.

05 : 내전근(허벅지 안쪽) 리커버리

푸시업 바 사타구니 내전근 몸통 회전

1 완화하려는 쪽의 다리를 곧게 펴고 푸시업 바를 사타구니 쪽에 위치해 놓는다. 이때 다리가 푸시업 바에 온전히 올라가게 하여 기대어 앉는 자세로 시작 자세를 준비한다.

2 압박을 유지한 채로 몸통과 다리를 전체적으로 안쪽으로 비틀어 준다.

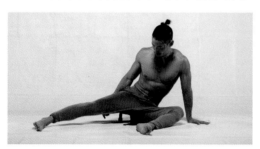
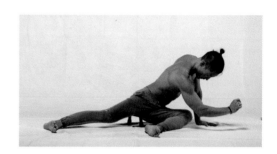

푸시업 바 중간 내전근 몸통 회전

1 완화하려는 쪽의 다리를 곧게 펴고 푸시업 바를 허벅지 중간 쪽에 위치해 놓는다. 이때 다리가 푸시업 바에 온전히 올라가게 하여 기대어 앉는 자세로 시작 자세를 준비한다.

2 압박을 유지한 채로 몸통과 다리를 전체적으로 안쪽으로 비틀어 준다.

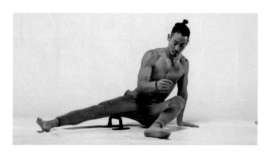
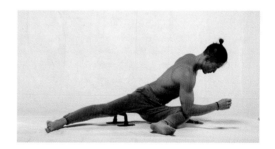

폼 롤러 사타구니 내전근 몸통 회전

1 완화하려는 쪽의 다리를 곧게 펴고 폼 롤러를 사타구니 쪽에 위치해 놓는다. 이때 다리가 폼 롤러에 온전히 올라가게 하여 기대어 앉는 자세로 시작 자세를 준비한다.

2 압박을 유지한 채로 몸통과 다리를 전체적으로 안쪽으로 비틀어 준다.

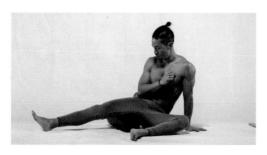
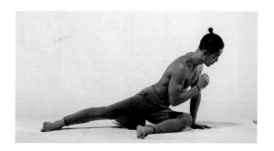

폼 롤러 중간 내전근 몸통 회전

① 완화하려는 쪽의 다리를 곧게 펴고 폼 롤러를 허벅지 중간
쪽에 위치해 놓는다. 이때 다리가 폼 롤러에 온전히
올라가게 하여 기대어 앉는 자세로 시작 자세를 준비한다.

② 압박을 유지한 채로 몸통과 다리를 전체적으로 안쪽으로
비틀어 준다.

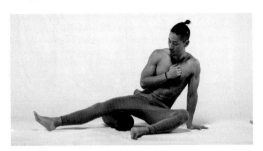
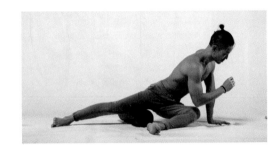

06 : 둔근(엉덩이) 리커버리

마사지 볼 중둔근(엉덩이 옆)

① 마사지 볼을 엉덩이 옆쪽에 위치해 놓는다. 이때 완화하려는
다리는 곧게 펴고 압력을 유지한 채로 옆으로 눕는다.

② 압력을 극대화하도록 곧게 편 다리를 지면에서 들어 올려
주어 동작을 반복한다.

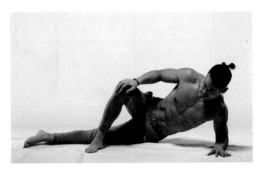
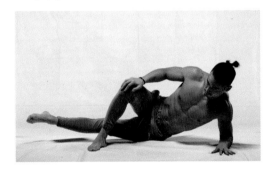

마사지 볼 대둔근(엉덩이 중앙)

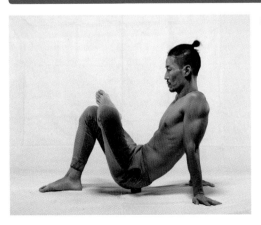

① 완화하려는 다리를 구부려 반대쪽 다리 무릎에 올려 준다. 이때
마사지 볼을 완화하려는 다리 엉덩이에 놓고 마사지 볼만 지면에
닿도록 상체를 들어 시작 자세를 준비한다. 이때 마사지 볼에
압력을 가하고 천천히 원을 그려 준다는 느낌으로 회전해 준다.

폼 롤러 대둔근(엉덩이 중앙) 가로 활주

① 완화하려는 다리를 구부려 반대쪽 다리 무릎에 올려 준다.
이때 폼 롤러를 가로로 완화하려는 다리 엉덩이에 놓고 폼
롤러만 지면에 닿도록 상체를 들어 시작 자세를 준비한다.

② 압력을 유지한 채로 몸통을 천천히 앞뒤로 활주해 준다.

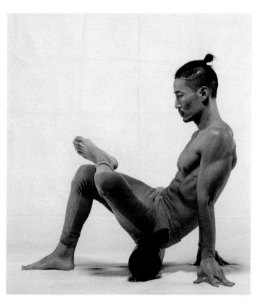
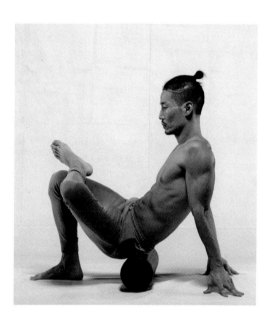

폼 롤러 대둔근(엉덩이 중앙) 세로 활주

① 완화하려는 다리를 구부려 반대쪽 다리 무릎에 올려 준다.
이때 폼 롤러를 세로로 완화하려는 다리 엉덩이에 놓고 폼
롤러만 지면에 닿도록 상체를 들어 시작 자세를 준비한다.

② 압력을 유지한 채로 몸통을 천천히 좌우로 활주해 준다.

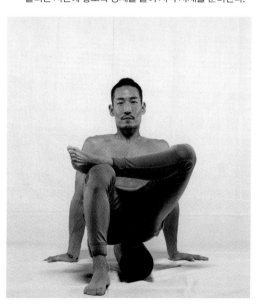
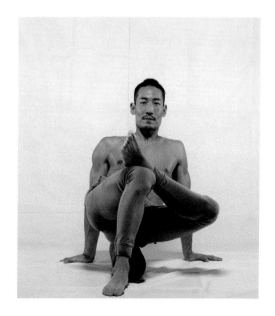

07 : 허리 리커버리

마사지 볼 기립근 누르고 회전

1 마사지 볼을 허리에 위치하고 복부를 지면으로 눌러 압력을
유지한다.

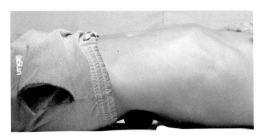

2 마사지 볼을 놓은 채로 천장을 보고 누워 시작 자세를
준비한다.

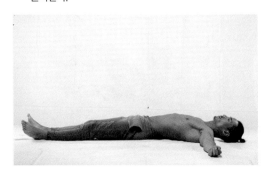

3 이때 압력을 유지한 채로 몸통을 마사지 볼 쪽으로 천천히
허리를 비틀어 준다.

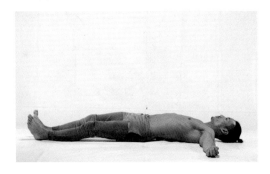

4 마사지 볼 쪽으로 압력을 증가하여 강하게 압박하고 동작을
반복한다.

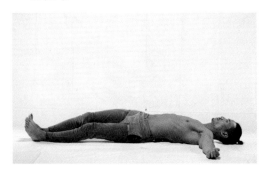

프런트 뷰 〉〉〉

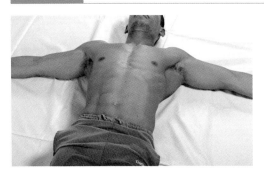

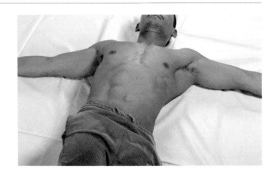

마사지 볼 기립근 누르고 한 다리 들어 올리기(knee to chest)

① 마사지 볼을 허리에 위치하고 복부를 지면으로 눌러 압력을
유지한다.

② 마사지 볼을 위치한 허리 쪽의 다리를 끌어올려 무릎을
잡고 가슴 쪽으로 끌어 준다.

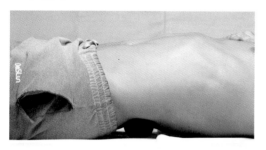

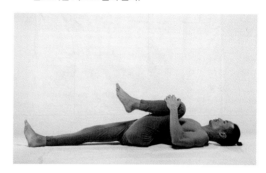

마사지 볼 기립근 누르고 두 다리 들어 올리기(bear hug)

① 마사지 볼을 허리에 위치하고 복부를 지면으로 눌러 압력을
유지한다.

② 천장을 보고 누워 시작 자세를 준비한다.

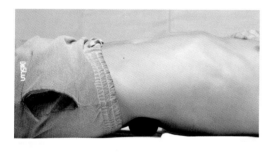

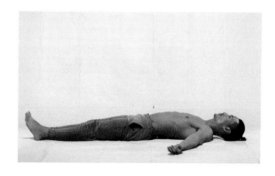

③ 압력은 유지한 채로 양쪽 다리를 구부려 준다.

④ 두 다리를 두 손으로 끌어올려 가슴 쪽으로 무릎을 당겨
준다.

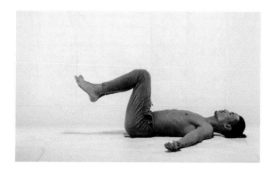

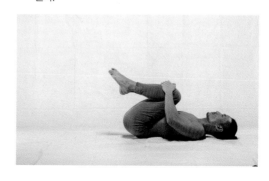

푸시업 바 옆구리 회전(요방형근)

1 푸시업 바를 골반 바로 위 옆구리에 위치시켜 놓고 시작 자세를 준비한다.

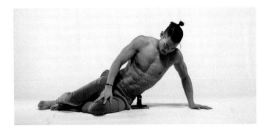

3 자세를 유지한 채로 몸을 뒤로 천천히 돌려준다.

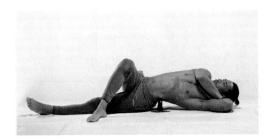

2 옆구리에 위치시켜 놓고 해당 방향 쪽 다리를 곧게 펴 옆으로 눕는다.

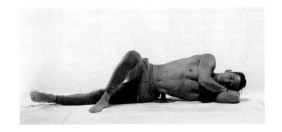

4 다시 몸을 앞으로 돌려 시작 자세로 돌아간다. (옆구리는 민감한 부위여서 해당 동작을 천천히 반복해야 한다.)

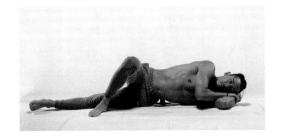

폼 롤러 허리 거상 장요근 스트레칭

1 폼 롤러를 골반 쪽에 가로로 위치해 놓고 천장을 보고 누워 시작 자세를 준비한다.

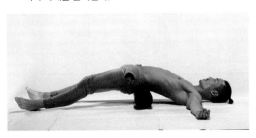

3 양손으로 무릎을 강하게 당겨 준다. (이때 반대쪽 다리를 곧게 펴 지면으로 꼭 눌러 준다.)

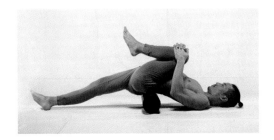

2 다리 한쪽을 구부려 양손으로 무릎을 잡아 준다. 이때 반대쪽 다리는 곧게 편 상태를 유지한다.

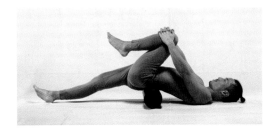

08 : 등(중 상부) 리커버리

폼 롤러 등 활주

①
폼 롤러를 날개뼈 쪽에 위치하고 다리를 구부려 천장을
보고 누운 상태로 시작 자세를 준비한다. 이때 양손은
머리 뒤에 위치해 놓는다.

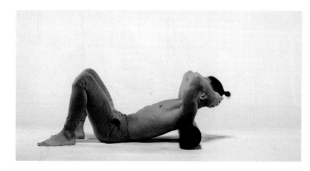

②
엉덩이를 지면에서 떼어 올려 준다.

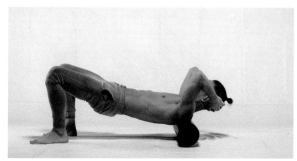

③
천천히 위아래로 몸을 활주해 준다. (이때 등을 둥글게
말아서 활주해 줘야 한다.)

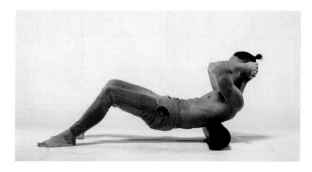

폼 롤러 겨드랑이 활주

①
폼 롤러를 겨드랑이에 위치한다. 폼 롤러를 위치한 쪽
팔은 곧게 펴 손바닥을 천장을 보게 만든다. 이때 옆으로
눕고 지면에 닿은 다리는 곧게 펴 시작 자세를 준비한다.
준비되었다면 압력을 유지한 채로 위아래로 활주한다.

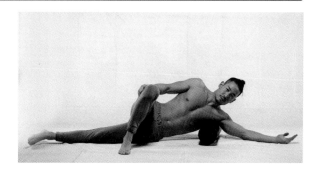

폼 롤러 겨드랑이 좌우 회전

① 폼 롤러를 겨드랑이에 위치한다. 폼 롤러를 위치한 쪽 팔은 곧게 펴 손바닥을 천장을 보게 만든다. 이때 옆으로 눕고 지면에 닿은 다리는 곧게 펴 시작 자세를 준비한다.

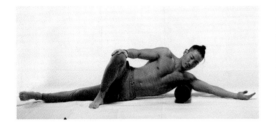

② 압력은 유지한 채로 몸통을 앞쪽으로 회전해 준다.

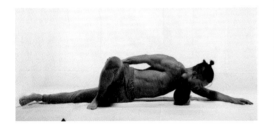

③ 압력을 유지한 채 몸통을 뒤쪽으로 회전해 준다. (이때 가동 범위는 최대한으로 가져가 준 채로 회전해 준다.)

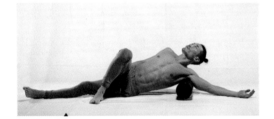

푸시업 바 겨드랑이 좌우 회전(손바닥 천장 보고)

① 푸시업 바를 겨드랑이에 위치한다. 푸시업 바를 위치한 쪽 팔은 곧게 펴 손바닥을 천장을 보게 만든다. 이때 옆으로 눕고 지면에 닿은 다리는 곧게 펴 시작 자세를 준비한다.

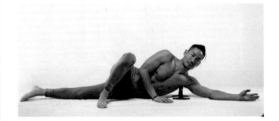

② 압력은 유지한 채로 몸통을 앞쪽으로 회전해 준다.

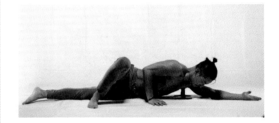

③ 압력을 유지한 채 몸통을 뒤쪽으로 회전해 준다. (이때 가동 범위는 최대한으로 가져가 준 채로 회전해 준다.)

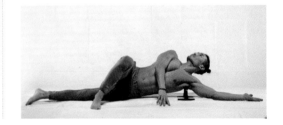

09 : 후방 견관절(어깨 뒤쪽) 리커버리

마사지 볼 능형근(원 그리기)

①
마사지 볼을 날개뼈 안쪽에 위치시켜 놓는다. 이때 다리를 구부리고 천장을 보고 누워 마사지 볼이 있는 쪽 팔꿈치를 구부려 반대쪽으로 당겨 준다. 압력을 유지한 채로 몸통으로 원을 그려 준다.

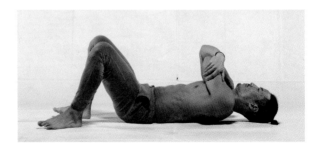

마사지 볼 외회전(옆으로 누워 팔 외회전, 내회전)

①
마사지 볼을 날개뼈에 위치해 놓는다. 이때 압력을 높게
하도록 팔꿈치를 굽혀 주먹을 위로 가게 한 후 옆으로
누워 시작 자세를 준비한다.

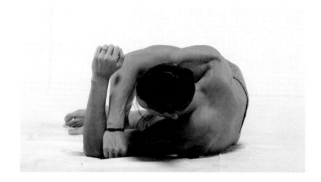

②
해당 자세를 유지한 채로 몸을 더 세워 압력을 강하게
만들어 준다.

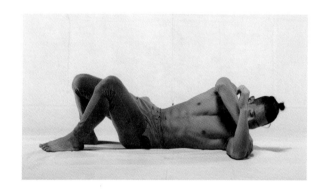

③
천천히 압력이 있는 쪽 팔을 아래로 내려 준다.

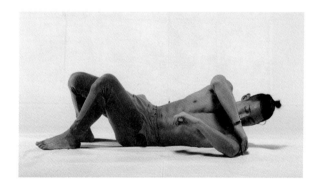

④
천천히 압력이 있는 쪽 팔을 위로 올려 준다. (해당 부위에
압력이 매우 강하니 조절하며 완화해 줘야 한다.)

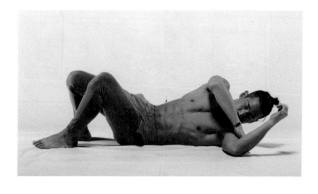

마시지 볼 하부 승모근 누르고 팔 굴곡 신전

1 마사지 볼을 날개뼈 밑부분과 척추 사이에 위치한다.
다리를 구부리고 천장을 보고 누워 시작 자세를 준비한다.

2 마사지 볼을 놓은 쪽 팔을 천천히 올려 준다.

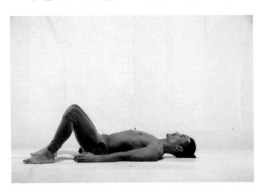

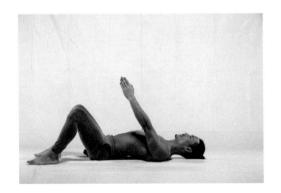

3 등이 떨어지지 않도록 그리고 팔을 곧게 펴서 머리 위로
올려 준다.

4 이때 엄지 방향을 위로 올린 채로 올려 준다.

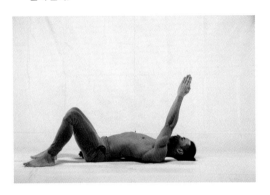

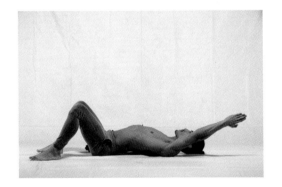

5 지면과 닿을 정도까지 팔을 머리 위로 올렸다면 잠시 정지
후 천천히 시작 자세로 돌아가 동작을 반복한다.

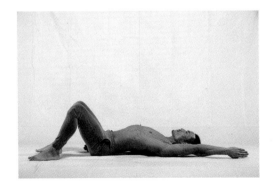

마사지 볼 견갑거근 팔 회전

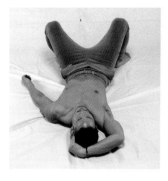

1 마사지 볼을 날개뼈 상각 쪽에 위치해 둔다. 마사지 볼을 놓은 반대쪽 팔을 구부려 마사지 볼 쪽 방향의 관자놀이를 잡아 준다. 이때 천장을 보고 누워 시작 자세를 준비한다.

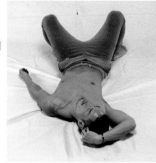

2 관자놀이를 잡은 손을 당겨 머리를 꺾어 준다.

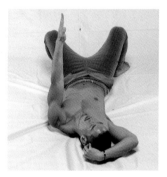

3 마사지 볼을 놓은 쪽 팔을 곧게 펴 위로 올려 준다.

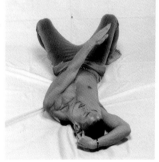

4 팔을 곧게 펴고 천천히 몸 안쪽으로 돌려준다.

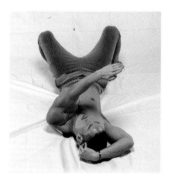

5 원을 그린다는 느낌으로 안쪽으로 돌린 팔을 머리 위 방향으로 움직인다.

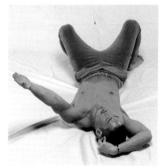

6 머리 위를 지났다면 바깥쪽으로 돌려준다.

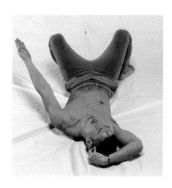

7 다시 아래쪽으로 돌려줘 해당 동작을 반복한다. (이때 머리를 꺾은 자세는 유지해야 한다.)

마사지 볼 후방 삼각근 좌우 활주

1 마사지 볼을 어깨 뒤에 위치해 놓는다. 이때 압력을 높이도록 마사지 볼을 놓은 팔을 구부려 반대쪽 어깨를 잡아 준다. 이때 반대 손은 완화하는 팔의 팔꿈치를 잡아당겨 준다. 몸은 옆으로 눕는 자세를 만들어 시작 자세를 준비한다.

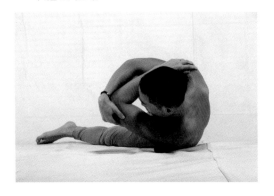

2 압력을 유지한 채 몸을 돌려준다.

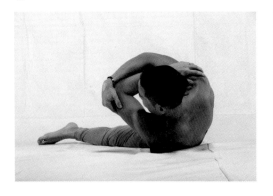

3 압력과 자세를 유지한 후 반대 방향으로 다시 돌려준다.

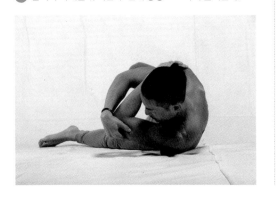

10 : 상체 전방(가슴) 리커버리

손 가슴 늘려 주기(겨드랑이 잡고 수평 벌림 하면서)

1 허리를 곧게 펴고 바르게 앉아 완화하려는 가슴을 반대 손으로 잡아 준다.

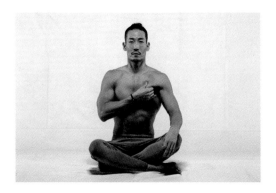

2 가슴을 잡은 상태를 유지하고 잡힌 가슴 쪽 팔을 몸통 안쪽으로 이동해 준다.

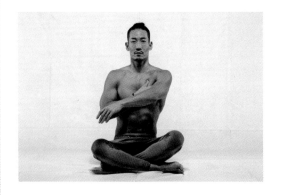

3 잡은 상태를 유지한 채 팔을 바깥으로 벌려 준다

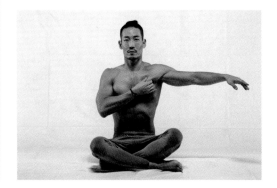

손 가슴 흉골부터 겨드랑이 쪽으로 긁어 주기

1 허리를 곧게 펴고 바르게 앉아 완화하려는 쪽의 손을 들어 해당 방향 가슴에 손가락을 갈퀴처럼 세워 시작 자세를 준비한다.

2 갈퀴처럼 세운 손가락으로 가슴을 압박하며 해당 가슴 바깥쪽으로 쓸어 준다.

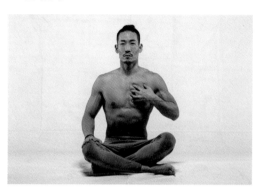

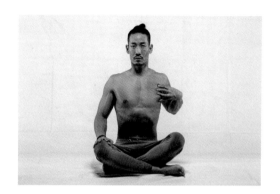

손 쇄골 하근 누르고 팔 굴곡 신전

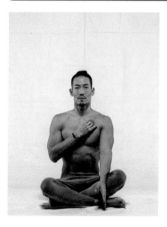

허리를 곧게 펴고 완화하려는 어깨 쇄골 밑을 반대쪽 손으로 눌러 준다. 이때 완화하는 쪽 팔은 곧게 펴 시작 자세를 준비한다.

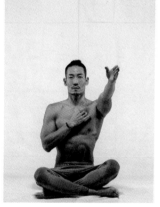

쇄골 밑을 누르며 곧게 편 팔을 천천히 올려 준다.

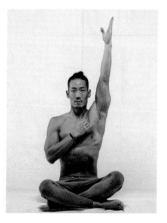

누른 상태를 유지하며 팔을 머리 위로 올려 주고 다시 내려 해당 동작을 반복한다.

손 소흉근 촉진 결 반대 방향으로 진폭

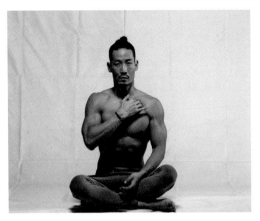

쇄골 사선 방향을 손으로 누르고 적당한 압력을 유지한다. 그 후 사선으로 압력을 주는 손을 흔들어 준다.

손 전거근 굵어 주기

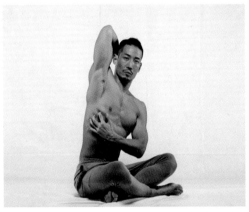

완화하려는 쪽 팔을 머리 위로 들어 반대쪽 손으로 갈퀴 모양을 만들어 갈비뼈 사이 근육들을 잡고 굵듯이 압력을 가한다. 이때 압력은 너무 세지 않도록 주의하며 동작을 반복한다.

손 전방 삼각근 좌우 굵기

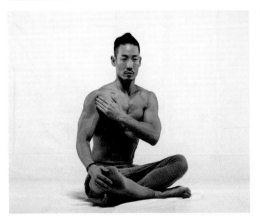

완화하려는 어깨 앞쪽에 반대 손을 적당한 압력을 주어 눌러 준다. 이때 사선 방향으로 압력을 주는 손을 굵어 준다.

11 : 팔 리커버리

이두 잡고 늘려 주기(팔 굽힌 상태에서 펴 주기)

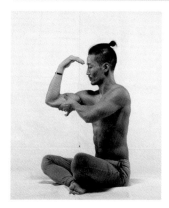

1

완화하려는 팔의 팔꿈치를 굽혀 상완 이두근이 솟아오르게 만든 후 반대 손으로 상완 이두의 시작 부분을 잡고 시작 자세를 준비한다.

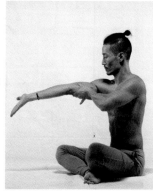

2

적당한 압력으로 누른 후 굽힌 팔꿈치를 천천히 펴 준다.

삼두 잡고 늘려 주기(팔 편 상태에서 굽혀 주기)

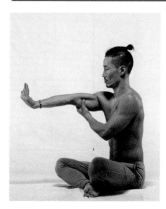

1

완화하려는 팔을 곧게 펴고 반대 손으로 상완 삼두의 시작 부분을 적당한 압력으로 잡고 시작 자세를 준비한다.

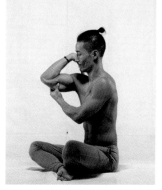

2

적당한 압력을 가한 후 곧게 편 팔꿈치를 천천히 구부려 준다.

전완 굴곡 누르고 손목 펴기

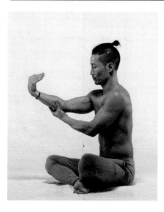

1

완화하려는 팔의 팔꿈치 안쪽 지점을 반대 손으로 눌러 준다. 이때 완화하려는 팔의 손목도 구부려 시작 자세를 준비한다.

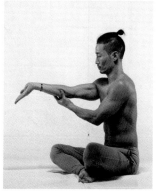

2

팔꿈치 안쪽에 압력을 유지한 채로 구부린 손목을 천천히 펴 준다.

전완 신전 누르고 손목 굽히기

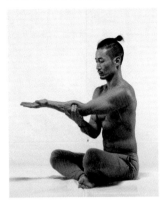

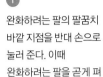
완화하려는 팔의 팔꿈치
바깥 지점을 반대 손으로
눌러 준다. 이때
완화하려는 팔을 곧게 펴
준다.

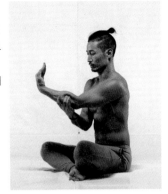
팔꿈치 바깥쪽에 압력을
유지한 채로 손목을
위쪽으로 천천히 구부려
준다.

전완 굴곡 누르고 회내, 회외

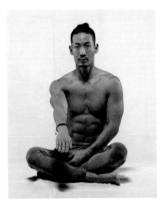
완화하려는 팔을 곧게 펴
앞쪽으로 살짝 들어 준다.
이때 손등이 천장을
향하게 만들어 주고 시작
자세를 준비한다.

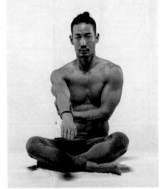
완화하려는 팔의 팔꿈치
안쪽 지점을 반대 손으로
눌러 준다.

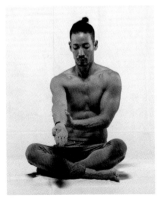
적당한 압력을 유지한 채
천천히 손바닥을 천장
방향으로 돌려준다.

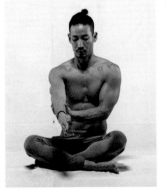
천장 방향을 보고 다시
천천히 시작 자세로
돌아온다. 해당 동작을
반복한다.

전완 신전 누르고 회내, 회외

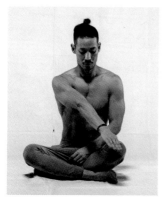

① 완화하려는 팔을 곧게 펴
앞쪽으로 살짝 들어준다.
이때 손등이 천장을
향하게 만들어 주고 시작
자세를 준비한다.

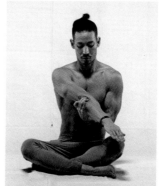

② 완화하려는 팔의 팔꿈치
바깥 지점을 반대 손으로
눌러 준다.

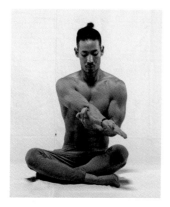

③ 적당한 압력을 유지한 채
손바닥을 천장을 보도록
회전시켜 준다.

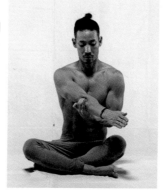

④ 천장을 보게 한 후 다시
천천히 시작 자세로
돌아온다. 해당 동작을
반복한다.

12 : 목 리커버리

반 폼 롤러 경추 받치고 도리도리

① 목덜미에 원통형 물체를 두고 천장을
보고 누워 시작 자세를 준비한다.

② 턱을 당겨 놓고 한쪽으로 고개를
돌려준다.

③ 반대쪽도 고개를 돌려주어 해당 동작을
반복한다.

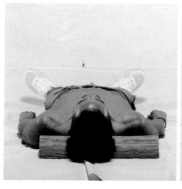

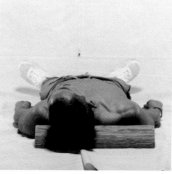

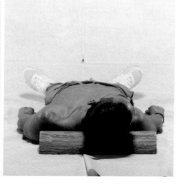

땅콩 볼 후두 하근 친 턱

① 땅콩 볼을 뒤통수 튀어나온 부분에 위치한다.

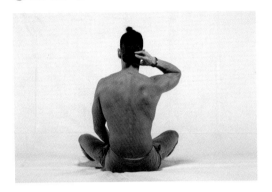

② 땅콩 볼을 위치하고 턱을 들어 천장을 보고 눕는다.

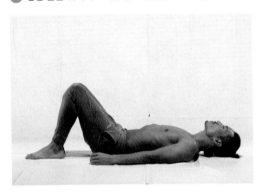

③ 다시 턱을 당겨 투 턱을 만들어 준다. 위 동작을 반복한다.

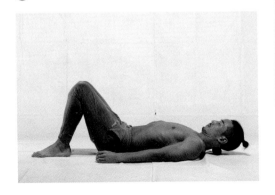

땅콩 볼 후두 하근 친 턱 도리도리

① 땅콩 볼을 뒤통수 튀어나온 부분에 위치한다.

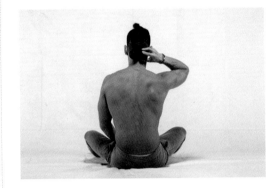

② 턱을 당기고 천장을 보고 눕는다. 이때 다리는 구부려 시작 자세를 준비한다.

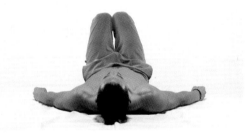

③ 턱을 당긴 자세를 유지하고 고개를 한쪽으로 돌려준다.

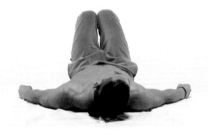

④ 다시 반대쪽으로 돌려 동작을 반복한다.

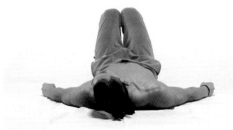

손 흉쇄유돌근 잼잼이(잼잼이 하면서 측면 신전도)

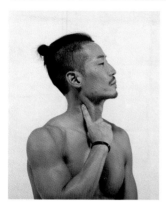

 고개를 옆으로 꺾어
흉쇄유돌근을 해당 방향
손으로 잡아 준다.

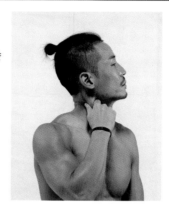

② 손으로 흉쇄유돌근을
눌러 주고 끝나면 누르고
고개를 반대 사선으로
젖혀 준다.

리커버리 운동

01 : 상체 리커버리 운동

밴드 당기기

① 밴드를 양손에 잡고 바르게 서서 시작 자세를 준비한다.

② 자세를 유지하고 날개뼈를 조여 주며 밴드를 당겨 준다.

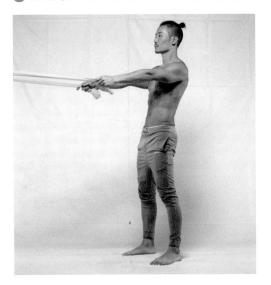 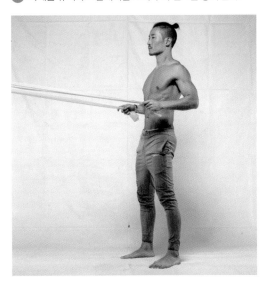

사이드 뷰 〉〉〉

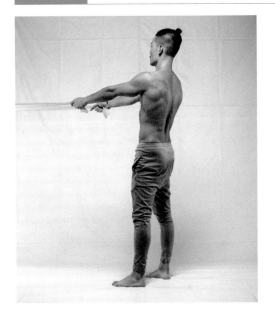 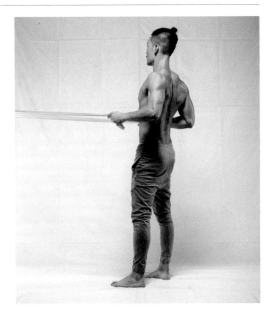

밴드 밀기

1 밴드를 손에 잡고 날개뼈를 조여 준 상태에서 바르게 서서 시작 자세를 준비한다. 이때 밴드가 당겨지는 방향의 반대로 서서 밀 준비를 한다.

2 자세를 유지한 후 밴드를 밀어준다.

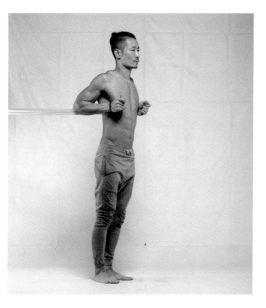
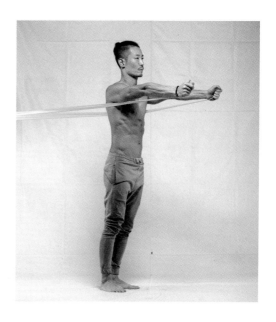

밴드 프레스

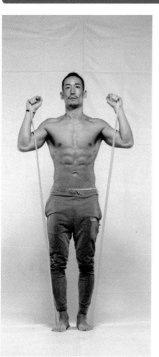

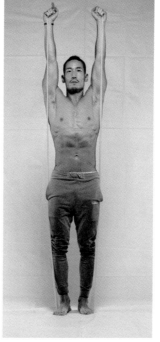

1 밴드를 잡고 바르게 서서 팔꿈치를 굽혀 준다. 이때 주먹은 위로 간 상태를 만들어 시작 자세를 준비한다. 이때 밴드는 밑에서 당기는 방향으로 만들어 준다.

2 자세를 유지한 후 밴드를 위로 밀어준다.

밴드 수직 당기기

1 밴드를 잡고 바르게 선 상태를 유지한다. 이때 밴드는 위에서 당겨지는 방향으로 위치해 주고 두 팔은 머리 위로 들어 아래도 당길 준비를 하며 시작 자세를 준비한다.

2 팔꿈치를 바깥 방향으로 유지한 채 천천히 당겨 준다.

3 날개뼈가 조여진다는 느낌으로 최대한 팔을 당겨 준다.

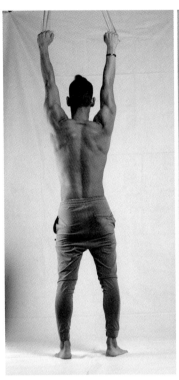
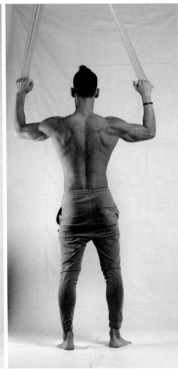
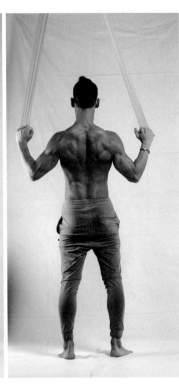

밴드 수평 당기기

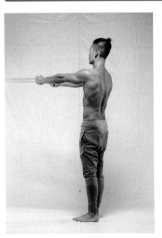

1 밴드를 잡고 두 팔을 곧게 펴 준 상태를 유지한다. 이때 바르게 서 있는 상태로 시작 자세를 준비한다.

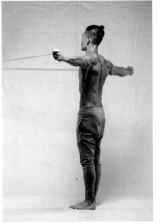

2 자세를 유지한 후 두 팔을 곧게 펴 수평으로 당겨 준다.

밴드 롱 풀(팔 쭉 펴고 후방 삼각근)

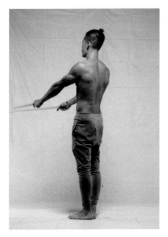

1 밴드를 손에 잡고 바르게 선 상태로 시작 자세를 준비한다. 이때 밴드를 당기는 방향은 팔을 곧게 펴고 뒤로 당겨 주는 방향이므로 두 팔은 약간 내린 상태를 만들어 준다.

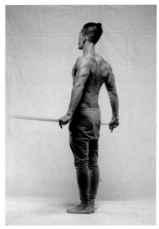

2 두 팔을 곧게 유지한 후 천천히 몸 뒤로 밴드를 당겨 준다.

스레드 니들(밴드)

1 네발 기기 자세 후 한 손에 밴드를 잡고 몸을 돌려준 상태를 만들어 준다. 이때 다른 한 팔은 지면을 지지해 몸통이 밴드의 장력으로 따라가지 않게 만들어 준다. 밴드가 당겨지는 방향은 옆에서 당겨지는 방향으로 위치한다.

2 지지한 팔을 곧게 펴며 몸통을 밴드 반대 방향으로 돌려준다. 이때 밴드를 잡은 손은 몸통에 붙여 등 쪽에 조이는 자극이 오게 유지한다.

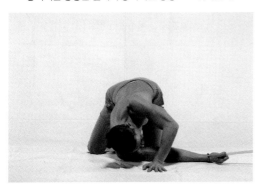

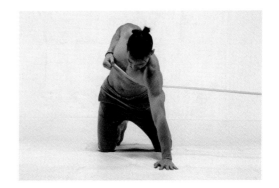

3 다시 시작 자세로 돌아가 동작을 반복한다.

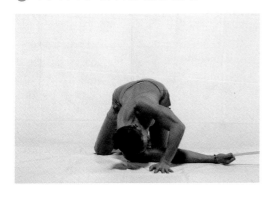

밴드 팔 사선으로 올리기

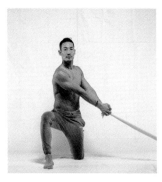

① 런지 자세로 하체를 견고히 고정 후 두 팔을 곧게 펴 손을 모아 주고 두 손으로 밴드를 잡아 준다. 이때 밴드의 위치는 런지 자세에서 열린 방향 사선 아래쪽에 위치한다.

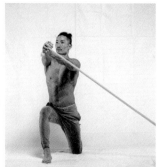

② 하체를 견고하게 유지한 후 두 팔을 곧게 펴 사선 위 방향으로 올려 준다.

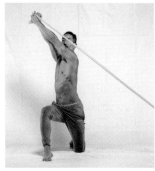

③ 하체는 고정 후 몸통을 최대한 돌려 회전을 만들어 준다.

밴드 팔 사선으로 내리기

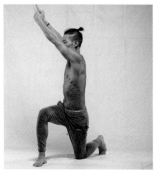

① 런지 자세로 하체를 견고히 고정 후 두 팔을 곧게 펴 손을 모아 주고 두 손으로 밴드를 잡아 준다. 이때 밴드의 위치는 런지 자세에서 닫힌 방향에 그리고 사선 위쪽에 위치한다.

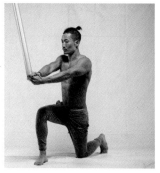

② 하체를 견고하게 유지한 후 두 팔을 곧게 펴 사선 아래 방향으로 내려 준다.

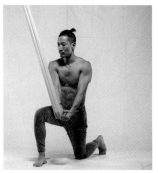

③ 아래 방향으로 내릴 때 몸통이 같이 따라가는 회전을 만들어 주고 두 팔은 항상 곧게 유지한다.

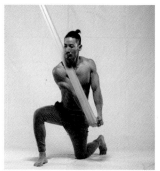

④ 완벽히 사선 아래로 회전 후 어깨가 들리지 않게 만들어 준다.

① 약간 높은 물체에 몸을 기대어 손등을 천장을 보게 한 위치로 엎드려 시작 자세를 준비한다.

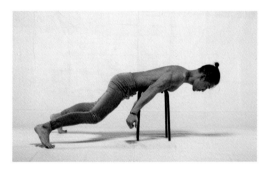

② 두 팔을 곧게 펴 몸 뒤로 팔을 들어 올려 준다. 이때 날개뼈가 조이는 느낌으로 올려 준다.

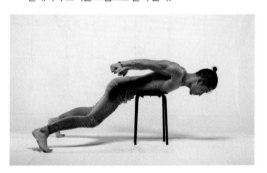

탑 뷰 >>>

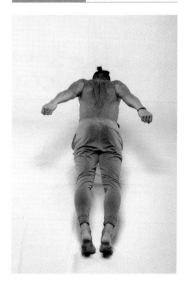

① 약간 높은 물체에 몸을 기대어 팔꿈치를 굽히고 엄지를 천장을 보게 한 위치로 엎드려 시작 자세를 준비한다.

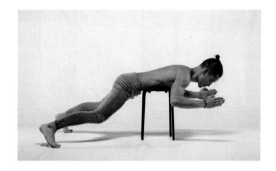

② 자세를 유지한 후 어깨와 팔은 W 모양을 만들어 날개뼈를 조이며 올려 준다.

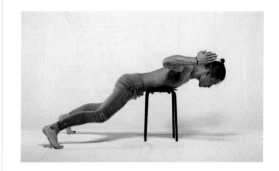

탑 뷰 >>>

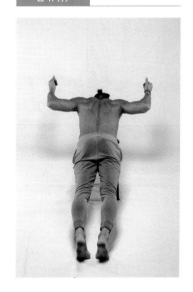

인클라인 해바라기 3

1 약간 높은 물체에 몸을 기대어 팔을 수평으로 곧게 펴고 엄지를 천장을 보게 한 위치로 엎드려 시작 자세를 준비한다.

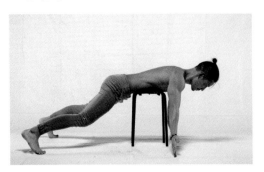

2 자세를 유지한 후 날개뼈를 조여 준다는 느낌으로 두 팔을 T자로 올려 준다.

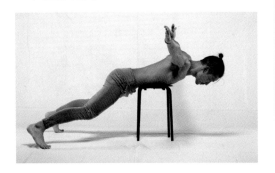

탑 뷰 >>>

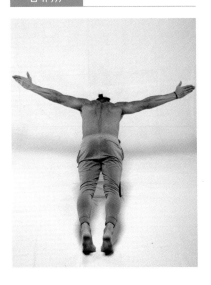

인클라인 해바라기 4

1 약간 높은 물체에 몸을 기대어 팔을 곧게 펴고 Y자 모양을 만들어 엄지를 천장을 보게 한 위치로 엎드려 시작 자세를 준비한다.

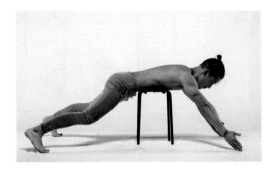

2 자세를 유지하고 귀를 넘어가는 높이 정도까지 두 팔을 들어 준다. 이때 팔과 어깨 모양은 Y자가 되어야 한다.

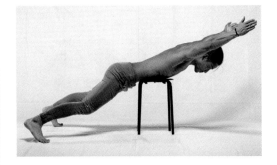

탑 뷰 >>>

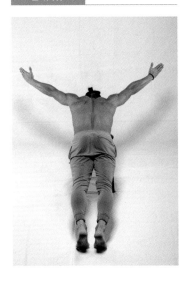

인클라인 해바라기 5

① 약간 높은 물체에 몸을 기대어 팔을 곧게 펴고 I자 모양을 만들어 엄지를 천장을 보게 한 위치로 엎드려 시작 자세를 준비한다.

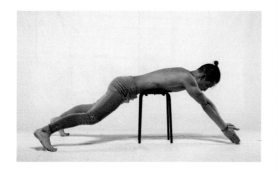

② 자세를 유지하고 귀를 넘어가는 높이 정도까지 두 팔을 들어 준다. 이때 팔과 어깨 모양은 I자가 되어야 한다.

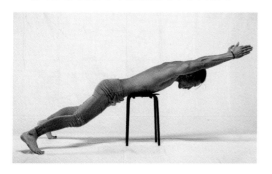

탑 뷰 〉〉〉

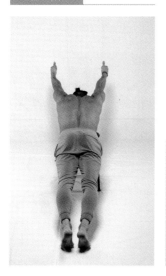

ⓘ 인클라인 해바라기는 위 일련의 동작을 연속으로 반복하여 등 쪽에 자극을 지속해서 받게 한다.

사이드 라잉 외회전

① 운동하려는 어깨의 방향을 위로 한 채 새우잠 자듯이 옆으로 누워 준다. 위쪽 팔은 90°로 굽혀 덤벨을 잡고 시작 자세를 준비한다.

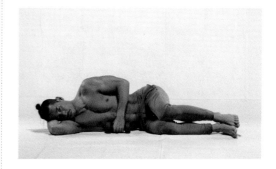

② 팔은 몸통 선까지 90°를 유지하며 천천히 들고 동작을 반복한다.

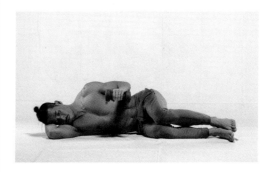

1 양다리를 벌리고 한 손은 팔꿈치를 구부려 덤벨을 잡고 바로 서서 시작 자세를 준비한다. 이때 반대 손은 허리에 올려놓는다.

2 덤벨을 잡은 손을 반대 방향 다리로 내려 준다. 이때 허리는 굽히지 않고 비틀어 준다.

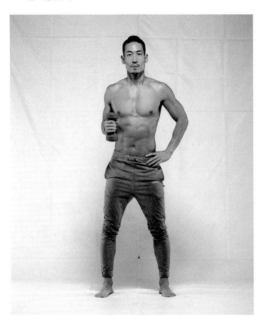

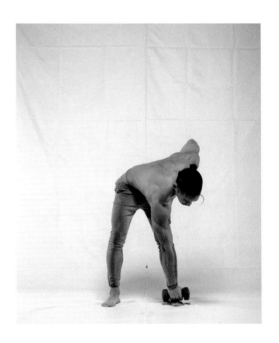

3 내려 준 덤벨을 천천히 올려 상체도 같은 방향으로 회전한다.

4 다리는 곧게 펴고 상체를 완전히 비틀어 덤벨 잡은 쪽 겨드랑이 부분이 조이는 느낌을 준다. 해당 동작을 반복한다.

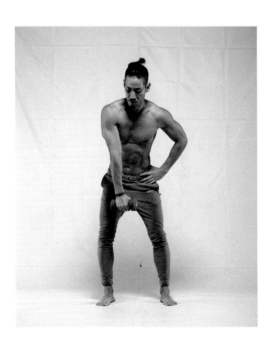

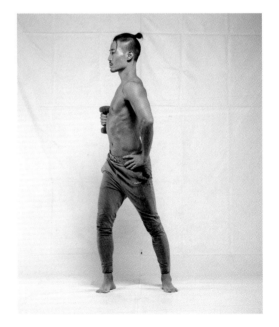

한 팔 끄집어 내리기(싱글 암 캐스트)

1 무릎을 꿇고 상체를 곧게 편다. 이때 한 손에만 덤벨을 쥐고 시작 자세를 준비한다.

2 팔꿈치를 굽혀 천천히 머리 위로 올려 준다.

3 상체가 굽거나 너무 휘지 않도록 유지해 준다.

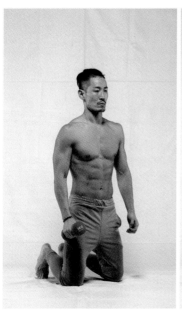
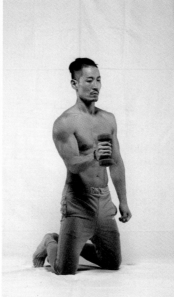
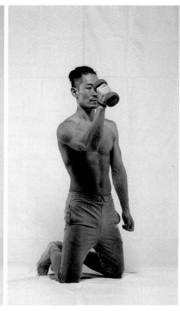

4 머리 위로 넘길 때쯤 팔꿈치를 굽힌 각도는 유지한다.

5 완전히 넘어갔을 때 팔꿈치가 벌어지지 않도록 그리고 귀 옆까지 넘어가도록 위치한다. 해당 동작을 반복한다.

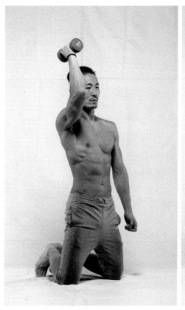
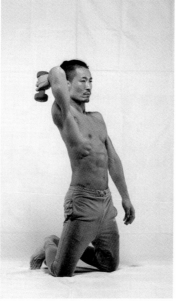

두 팔 끄집어 내리기(캐스트)

① 무릎을 꿇고 양손으로 덤벨을 잡아 시작 자세를 준비한다. 이때 상체는 곧게 편다.

② 팔꿈치를 굽히며 천천히 머리 위쪽으로 올려 준다.

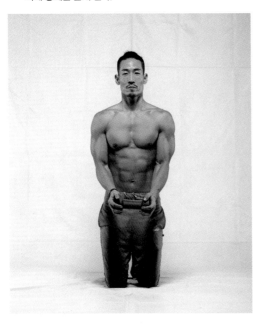

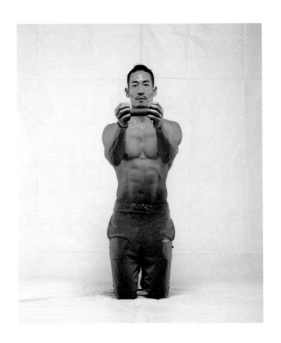

③ 머리 위로 올릴 때 양 팔꿈치가 벌어지지 않도록 주의한다.

④ 양 팔꿈치가 굽은 상태를 유지하며 귀 옆까지 위치하도록 동작을 완성하고 해당 동작을 반복한다.

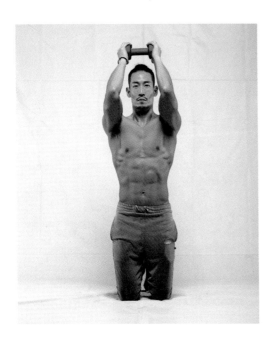

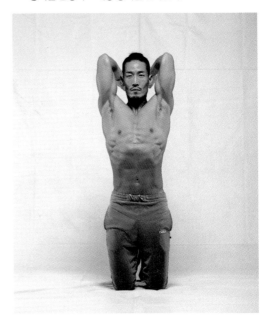

스캡션 레이즈

① 무릎을 꿇고 상체를 곧게 편다. 이때 양손에는 덤벨을 쥐고 손바닥이 앞을 향하게 위치해 시작 자세를 준비한다.

② 45° 각을 유지하며 두 팔을 곧게 펴고 팔을 올려 준다.

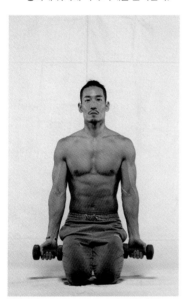

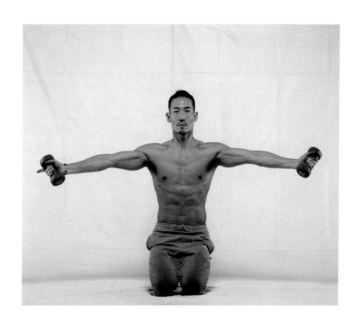

③ 가슴과 어깨가 굽어지지 않도록 올려 준다.

④ 팔꿈치가 굽어지지 않도록 하고 45° 각도를 유지하며 팔을 귀 옆까지 오게 올렸다가 다시 천천히 내리며 동작을 반복한다.

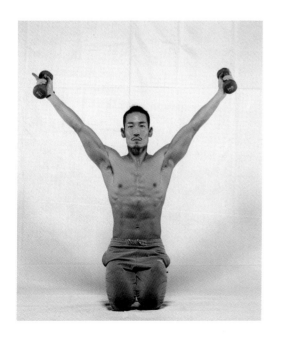

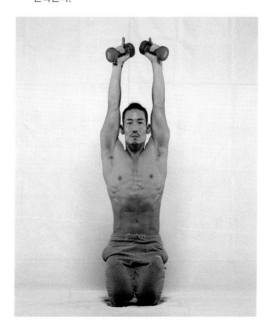

02 : 하체 리커버리 운동

Q-set

1 한쪽 다리만 구부리고 천장을 보고 누워 시작 자세를
준비한다.

2 곧게 편 반대쪽 다리를 바깥으로 돌려준다.

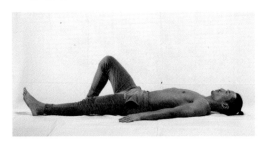

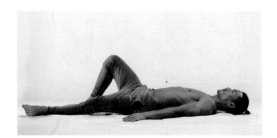

3 곧게 편 다리를 천천히 올려 준다. 그 후 해당 동작을
반복한다.

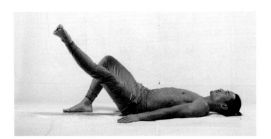

SAQ(서서 오금에 밴드 걸고 무릎 펴기)

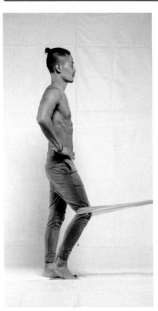

1
한쪽 다리오금에 밴드를
걸고 바르게 서서 시작
자세를 준비한다. 이때
밴드를 건 다리는 밴드의
장력 때문에 살짝 구부린
상태를 유지한다.

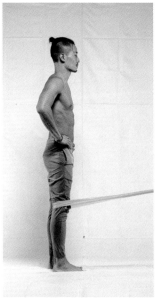

2
밴드의 장력을 받으며
천천히 다리를 펴 주고
해당 동작을 반복한다.

덕 워킹

1 양손을 허리에 놓고 바르게 서서 시작 자세를 준비한다.

2 자세를 유지한 채 양발의 까치발을 들어준다.

3 한쪽 발은 까치발을 유지하고 반대쪽 발의 발목을 꺾어 준다.

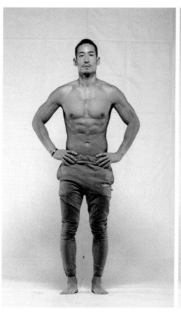
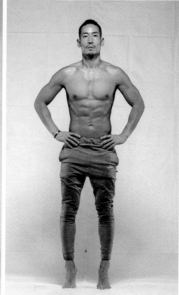
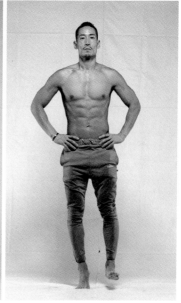

4 다시 내려놓고 자세를 유지한다.

5 반대쪽 발의 발목을 꺾어 자세를 유지한다. 해당 동작을 리드미컬하게 반복한다.

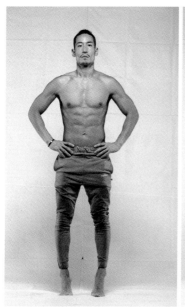
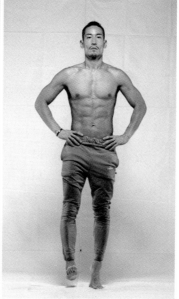

앵클 펌프

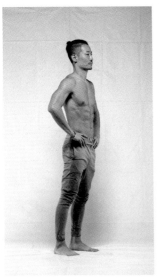

1 양손을 허리에 놓고 바르게 서서 시작 자세를 준비한다.

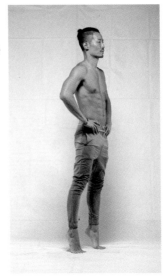

2 양발의 까치발을 들고 해당 동작을 반복한다.

리버스 노르딕

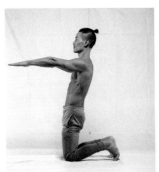

1 무릎을 꿇고 엉덩이에 힘을 줘 상체를 곧게 편 상태를 유지한다. 양팔은 곧게 펴 앞으로나란히 자세를 만든다.

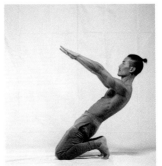

2 자세를 유지한 채로 뒤로 기댈 수 있을 만큼 누웠다 다시 올라온다. 해당 동작을 반복한다.

쿼드럽 에비덕션

1 네발 기기 자세로 시작 자세를 준비한다.

2 한쪽 다리를 곧게 펴 옆으로 들어 준다. 이때 네발 기기 자세가 무너지지 않도록 주의한다.

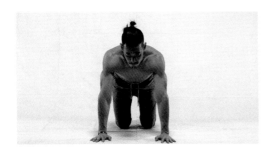

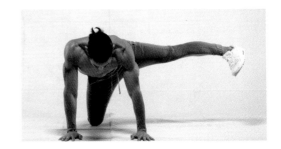

쿼드럽 힙 조인트 서클

1

네발 기기 자세로 시작 자세를 준비한다.

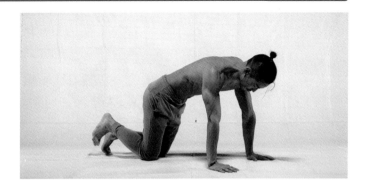

2

한쪽 다리만 들어준다. 이때 자세와 무릎을
구부린 상태를 유지해 준다.

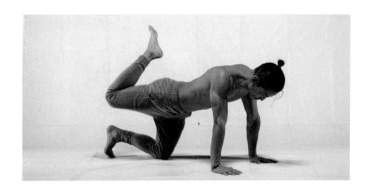

3

올린 다리를 옆으로 돌려준다.

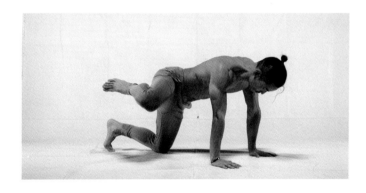

4

천천히 다시 내려 준다. 이때 다리의
움직임은 최대한 큰 원을 그린다는 느낌으로
돌려준다.

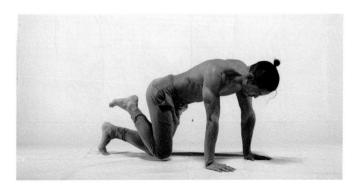

수파인 니 밴트 회전

1

두 다리를 구부리고 천장을 본 상태로 누워
시작 자세를 준비한다.

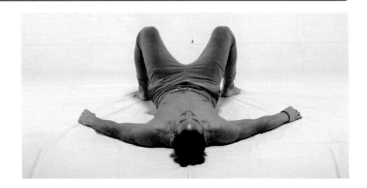

2

상체가 들리지 않도록 두 다리를 천천히
한쪽으로 넘겨준다.

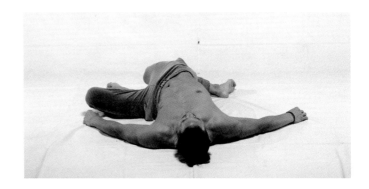

3

두 다리를 넘겨주고 다시 시작 자세로
돌아온다.

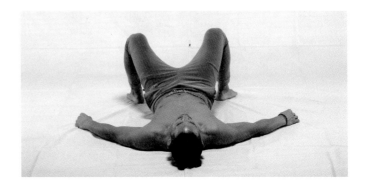

4

다시 반대로 넘겨준다. 이때 다리를 넘겨줄
때 꼭 무릎 각도가 벌어지지 않도록
주의한다.

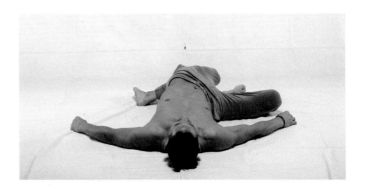

쿼터 스쿼트 내회전

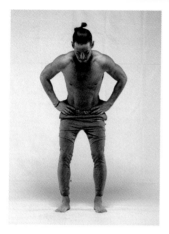

1

무릎을 살짝 구부리고
상체를 살짝 구부려 시작
자세를 준비한다. 이때
양손은 허리에
올려놓는다.

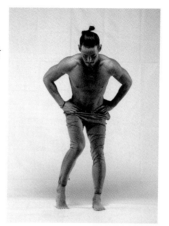

2

이때 자세를 유지한 채로
한 다리의 까치발을
들어준다.

싱글 레그 니 탭 스쿼트

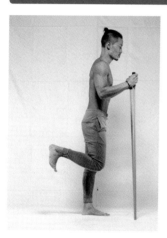

1

양손에 막대기를 잡은
채로 한 다리를 뒤로 들어
바르게 서서 시작 자세를
준비한다. 이때 들어준
다리는 무릎을 구부리고
너무 높게 들지 않게
유지한다.

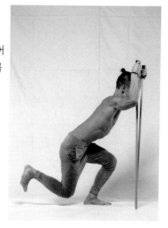

2

막대기를 견고히 잡은
채로 천천히 내려간다.
이때 구부린 다리의
무릎이 땅에 닿을 정도로
내려가 준다.

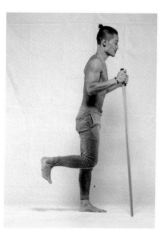

3

완전히 내려간 상태에서
천천히 시작 자세로
돌아간다. 이때 무릎이
안이나 바깥으로 휘지
않도록 주의한다.

골프는 밸런스가 생명이다

골프에서 왜 밸런스가 필요한지와 그 종류

골프가 다른 구기 종목들과 다른 이유는 정적인 자세에서 시작해서 동적인 자세로 변하는 스포츠이기 때문이다. 거의 모든 스포츠에서 풋워크가 차지하는 비중은 상당히 크다. 얼마나 발이 빠르고 중심을 잘 잡아 전환하고 등의 행위를 지속한다. 그것을 얼마나 빠르고 정확하게 하느냐가 기량을 결정할 만큼 중요하다.

하지만 골프는 의식적으로 완전히 정적인 어드레스 상태에서 일정한 축을 고정하고 동적으로 전환해야 하는 스포츠라 다른 스포츠와는 조금 다르고 또 순간 대응 능력보다는 밸런스를 강조한다.

왜 스윙이 일관성이 없을까? 매킬로이의 스윙을 보면 정말 우리 똑딱이 하듯이 풀 스윙을 똑~딱 해내는데 왜 내 스윙은 계속 앞뒤, 양옆으로 오두방정을 떨까. 골프는 정적인 밸런스에서 동적인 밸런스로 연결을 잘해야 한다. 그 밸런스가 대부분 유지되지 못하기에 스웨이, 얼리, 익스텐션 등 앞뒤, 위아래, 양옆의 밸런스가 무너지고, 그 중심축이 어긋나도 뇌에서는 계속 몸에게 저 공을 쳐 내라고 명령한다. 그러기에 여러분의 근육은 그 공을 치려고 다른 근육들을 동원하고, 그 밸런스는 걷잡을 수 없이 더 무너지기 시작한다. 그래서 일관되지 못한 스윙이 나온다.

착각하는 것 중 하나는 집중을 잘하면 밸런스가 유지될 거로 생각하는데, 단순히 집중력의 문제가 아니다. 또한 밸런스를 유지하려고 트레이닝한다고 단계별 스윙으로 나눠서 극복만 하려는 것 또한 밸런스와 안정화 능력을 더 감소시킨다고 논문에서 이야기한다. 자동으로 우리 몸이 균형의 메커니즘을 맞추게 하려면, 정렬 상태에 있지 않은 다른 근육들마저도 활성화해 줘야 하고, 해당 근육들을 비슷한 환경에 수없이, 끊임없이 노출하고 적응하게 만들어 줘야 한다.

스윙을 위한 안정화가 이루어진 뒤에는 발목→무릎→고관절→몸통→팔 그리고 샤프트로 전달되는 효율적인 에너지 전달이 올바른 트랜지션 안에서 이뤄진다. 하지만 불안정성이 커지거나 안정화되지 않은 관절이 하나둘씩 다시 생기면, 언제라도 일관된 스윙 궤도에서 벗어나고, 그로 인해 파워와 스피드마저도 줄어든다.

밸런스는 정적 밸런스와 동적 밸런스로 나뉜다. 여기서 정적인 밸런스는 정지 상태에서 내 신체를 같은 자세를 유지하도록 도와주는 능력이고, 동적인 밸런스는 몸이 움직일 때 균형을 유지해 주는 능력으로 보면 된다.

01 : 정적 밸런스 훈련

수파인 싱글 레그 짐 볼 홀드(발목 움직임 섞어서 – 배측, 저측, 외번, 내번)

1

천장을 보고 누워 한 다리를 구부려 준다.
구부린 다리와 벽 사이에 짐 볼을 끼워 넣어
버텨 준다. 이때 짐 볼에 닿은 발목은
까치발을 들어 버틴다.

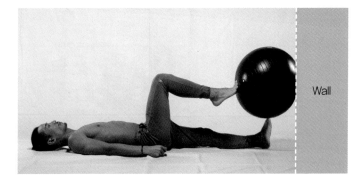

2

천장을 보고 누워 한 다리를 구부려 준다.
구부린 다리와 벽 사이에 짐 볼을 끼워 넣어
버텨 준다. 이때 짐 볼에 닿은 발목은 꺾어
뒤꿈치만 닿게 버틴다.

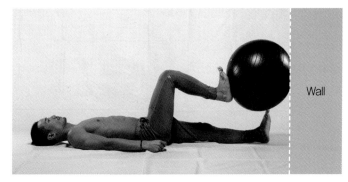

3

천장을 보고 누워 한 다리를 구부려 준다.
구부린 다리와 벽 사이에 짐 볼을 끼워 넣어
버텨 준다. 이때 짐 볼에 닿은 발목은 옆으로
꺾어 발 외측 면만 닿게 버틴다.

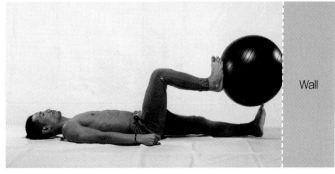

4

천장을 보고 누워 한 다리를 구부려 준다.
구부린 다리와 벽 사이에 짐 볼을 끼워 넣어
버텨 준다. 이때 짐 볼에 닿은 발목은 옆으로
꺾어 발 내측 면만 닿게 버틴다.

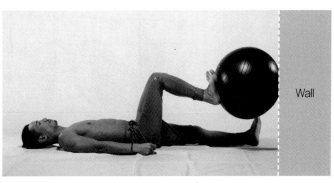

보수 푸시업 홀드

① 보수에 두 팔을 곧게 펴고 올려 푸시업 자세로 버텨 시작
자세를 준비한다.

② 자세를 곧게 유지하고 천천히 내려가 버텨 준다. 이때
엉덩이가 아래로 처지지 않게 주의한다.

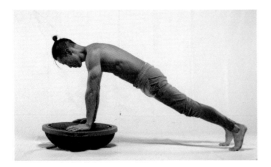
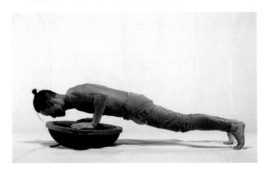

싱글 레그 브리지 홀드

① 다리를 구부리고 천장을 보고 눕는다. 이때 한 다리만
무릎을 구부린 상태를 유지하며 들어주어 시작 자세를
준비한다.

② 자세를 유지한 채로 엉덩이를 지면에서 떼어 버텨 준다.

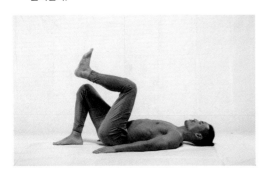
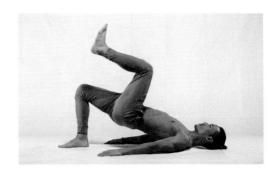

쿼드럽 홀드

① 네발 기기 자세로 시작 자세를 준비한다.

② 무릎을 지면에서 떼고 자세를 유지한 채로 버텨 준다.

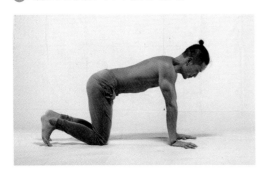
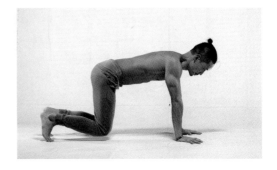

쿼드럽 한 다리 들기 홀드

1 네발 기기 자세를 유지하고 무릎을 지면에서 떼어 시작 자세를 준비한다.

2 이때 무릎을 구부린 상태를 유지하며 한 다리를 뒤로 들어주어 버텨 준다.

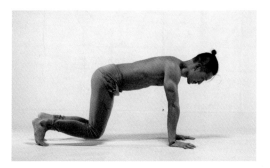 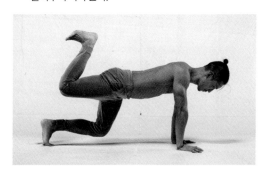

쿼드럽 한 손 들기 홀드

1 네발 기기 자세를 유지하고 무릎을 지면에서 떼어 시작 자세를 준비한다.

2 한 손을 지면에서 떼어 곧게 펴 귀 옆에 붙여 주고 버텨 준다.

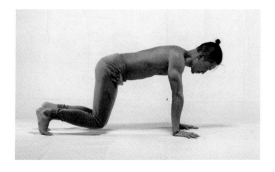 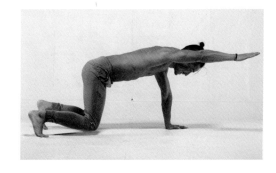

눈 감고 짐 볼에 앉아 버티기

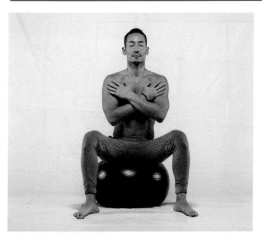

1

짐 볼에 허리를 곧게 펴고 눈을 감고 앉아 버텨 준다. 이때 양손은 교차하여 가슴에 올려놓는다.

짐 볼에 앉아서 다리 하나 들고 버티기

1 양손을 교차하여 가슴에 올려 주고 허리를 곧게 펴 짐 볼에 앉아 시작 자세를 준비한다.

2 해당 자세를 유지한 채로 한 다리를 들어 곧게 펴 준다.

3 이때 허리가 구부러지지 않도록 그리고 곧게 편 다리가 구부러지지 않도록 주의하며 버텨 준다.

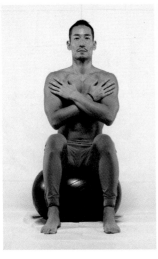 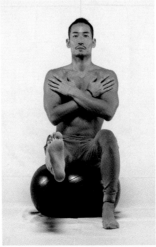 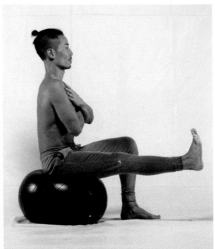

보수 싱글 레그 쿼터 스쿼트 홀드

1 보수에 한 다리만 닿게 하여 버텨 준다. 이때 무릎과 상체는 살짝 구부려 주고 양손은 허리에 올려놓는다.

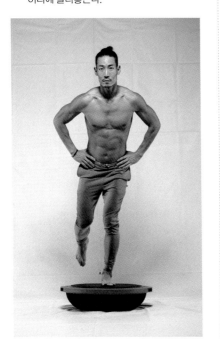

싱글 레그 스탠드 홀드(지면-안정된 바닥 & 밸런스 패드)

두 발을 붙이고 양손은 수평으로 곧게 펴 시작 자세를 준비한다.

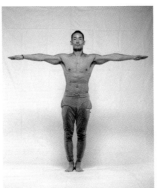

2 해당 자세를 유지한 채로 한 다리만 90°로 구부려 들어주어 버텨 준다.

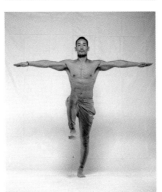

고관절 힌지 내회전 & 외회전 싱글 레그 홀드(지면–안정된 바닥 & 밸런스 패드)

1 두 발을 붙이고 양손은 허리에 놓고 시작 자세를 준비한다.

2 자세를 유지한 채로 한 다리만 뒤로 구부려 버텨 준다.

3 해당 자세를 유지하고 무릎을 살짝 구부리고 상체를 40° 정도 앞으로 숙여 유지한다.

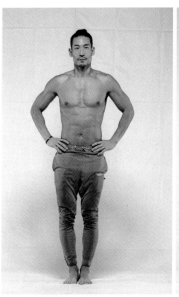 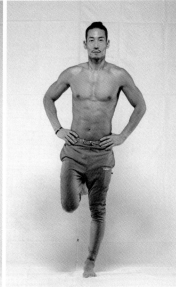 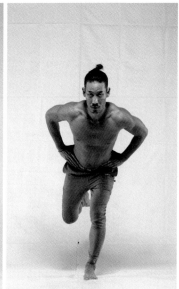

4 지면에 놓인 다리는 돌아가지 않도록 견고히 버텨 주고 상체를 안쪽으로 먼저 돌려준다.

5 지면에 놓인 다리가 돌아가지 않도록 주의하며 상체를 바깥으로 돌려준다.

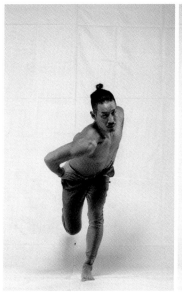 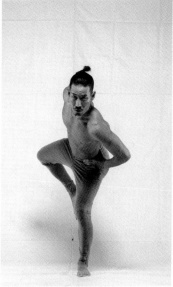

텐덤 스탠드(지면-안정된 바닥 & 밸런스 패드)

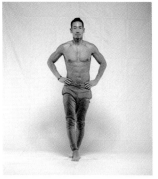

1 양발을 직선이 되게 교차하여 위치해 주고 두 팔은 허리에 올려놓는다.

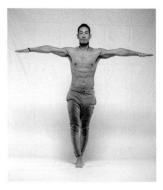

2 다리는 곧게 펴 자세를 유지하고 두 팔을 수평으로 펴서 해당 자세를 유지한다.

파이프 세로 스탠드

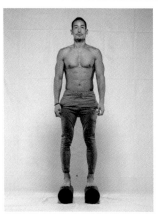

1 두 개의 원통형 물체를 세로로 두고 그 위에 올라가 바르게 서서 시작 자세를 준비한다.

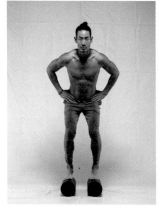

2 무릎과 상체를 살짝 구부려 버텨 준다.

파이프 까치발 스탠드

1 두 개의 원통형 물체를 세로로 두고 그 위에 올라가 바르게 서서 시작 자세를 준비한다.

2 무릎과 상체를 살짝 구부려 버텨 준다.

3 무릎과 상체는 자세를 유지하고 까치발을 들어주고 내리는 동작을 반복한다.

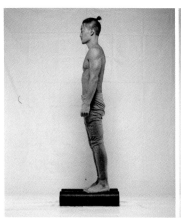
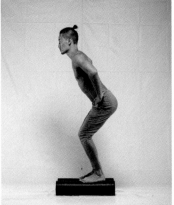
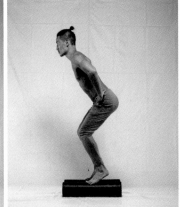

02 : 동적 밸런스 훈련

월 드리블

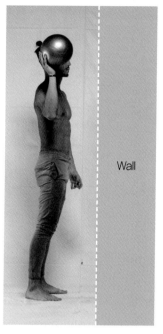

1 벽을 앞에 두고 바르게 서서 한 손은 어깨 선상으로 들어준다. 그리고 공을 벽으로 튀겨 준다.

Wall

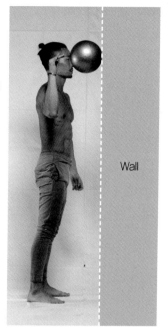

2 이때 공을 튀기는 손과 어깨를 제외하고는 나머지 신체를 뒤틀림 없이 견고히 유지해 준다. 어깨는 어깨 선상에서 내려가지도 올라가지도 않도록 유지해 준다.

Wall

어드레스 포지션 오른손 보디 블레이드 셰이크

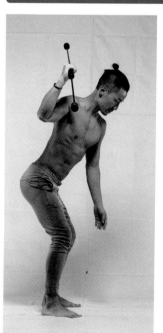

1 어드레스 자세를 잡아 주고 백스윙으로 넘어가는 팔을 들어 보디 블레이드를 가로로 잡아 준다.

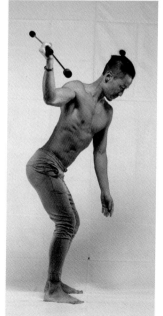

2 이때 자세는 견고히 잡아 놓고 보디 블레이드를 잡은 팔을 앞뒤로 빠르게 흔들어 준다.

워터 볼 어깨 굴곡 & 외전(서서) 1

1 워터 볼을 들고 정면을 본 채로 바르게 서서 시작 자세를 준비한다.

2 워터 볼을 든 양팔을 곧게 펴 머리 위로 올려 준다.

3 귀 옆까지 올렸다가 다시 내리고 해당 동작을 빠르게 반복한다.

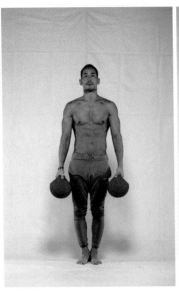 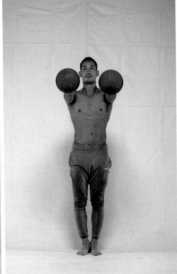 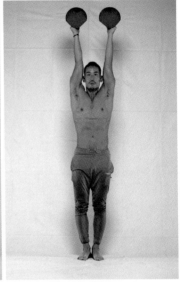

워터 볼 어깨 굴곡 & 외전(서서) 2

1 워터 볼을 들고 두 팔을 곧게 펴 시작 자세를 준비한다.

2 양팔을 수평으로 들어준다.

3 귀 옆까지 벌린 팔을 들어주고 다시 내려 주어 해당 동작을 빠르게 반복한다.

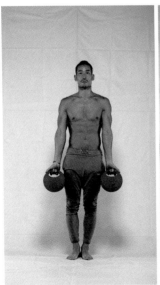 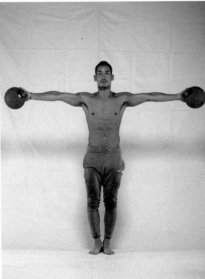 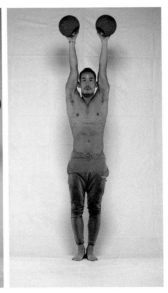

워터 볼 어깨 굴곡 & 외전(엎드려서)

1

워터 볼을 들어주고 두 팔을 곧게 펴 엎드린 상태로
시작 자세를 준비한다.

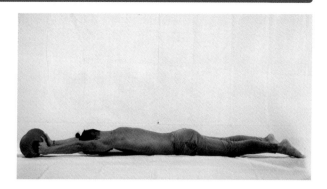

2

지면에 닿은 워터 볼을 들어 버티고 다시 내려 준다.

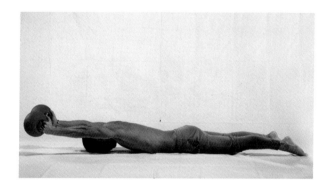

3

워터 볼 든 양팔을 수평으로 이동한다.

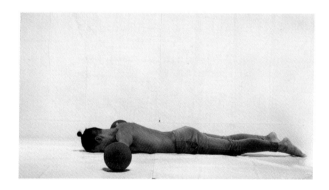

4

워터 볼을 지면에서 들어 버텨 주고 다시 내려 시작
자세로 돌아가 동작을 반복한다.

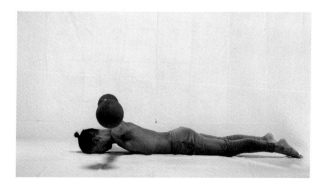

짐 볼 시티드 싱글 레그 힙 스윙

1 양팔을 교차하여 허리를 곧게 펴 짐 볼에 앉는다. 이때 한 다리를 들어 곧게 펴 주어 시작 자세를 준비한다.

2 해당 자세를 유지한 채 골반을 지지하는 다리 쪽으로 틀어준다.

3 이번에는 반대로 틀어준다. 자세가 무너지지 않도록 해당 동작을 반복한다.

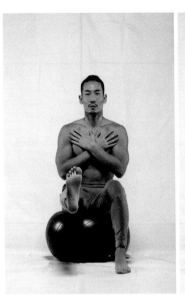 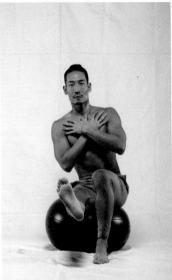 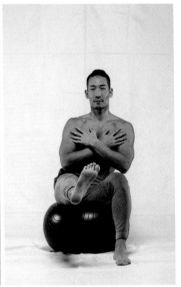

짐 볼에 앉아서 다리 교차 들기

1 양팔을 교차하여 허리를 곧게 펴고 짐 볼에 앉아 시작 자세를 준비한다.

2 자세를 유지한 채로 한 다리를 들어주어 곧게 펴 준다.

3 다시 반대 다리를 들어주고 내려 주어 양다리를 교차하여 들어준다.

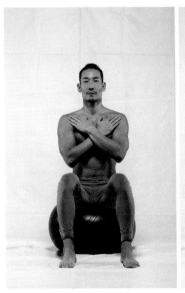 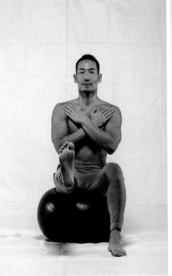 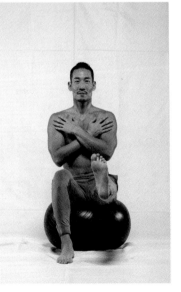

짐 볼 힙 스윙

① 양팔을 교차하여 허리를 곧게 펴고 짐
볼에 앉아 시작 자세를 준비한다.

② 이때 다른 관절들은 그대로 유지한 채
골반만 돌려 원을 그려 준다.

③ 원을 그리며 자세가 무너지지 않도록
주의한다.

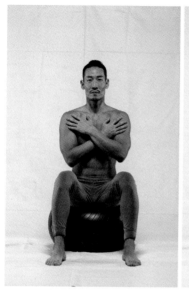
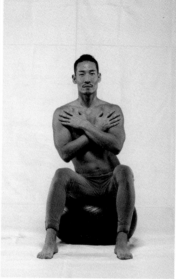
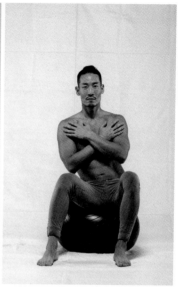

④

⑤

⑥ 한쪽으로 돌렸다면 반대쪽으로도
돌려준다. 이때 골반 외에 다른 관절들의
움직임을 제한하고 골반만 분리하여
움직인다.

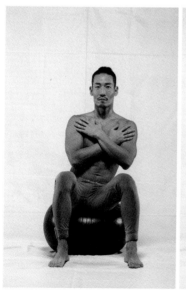
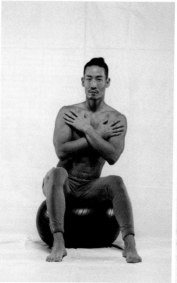
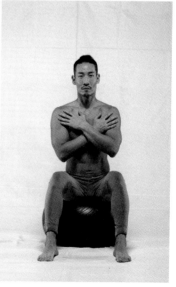

보수 푸시업 좌우 힘점 옮기기

① 짐 볼에 양팔을 곧게 펴고 푸시업 자세를 만들어 시작 자세를 준비한다.

② 자세를 유지하고 한쪽으로 보수를 밀어 기울여 준다.

③ 한쪽으로 기울여 버텼다면 반대쪽으로 기울여 버텨 준다.

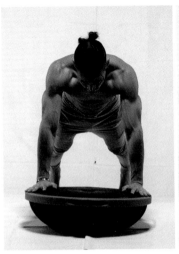 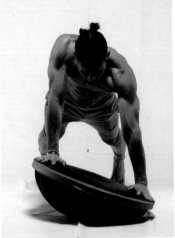 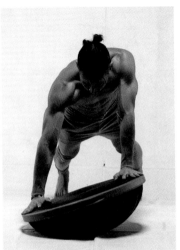

더블 레그 짐 볼 브리지 홀드

무릎과 고관절을 90°로 만들어 놓고 짐 볼에 올려 둔다. 그리고 천장을 보고 누운 상태로 시작 자세를 준비한다.

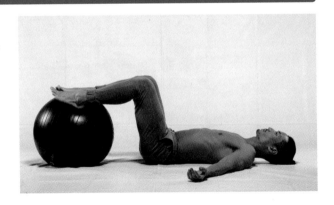

발을 짐 볼에 견고하게 파지해 두고 엉덩이를 들어주고 내려 준다. 이때 허리가 곧게 펴진 상태를 꼭 유지해 준다.

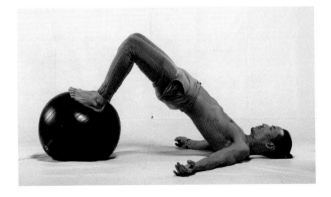

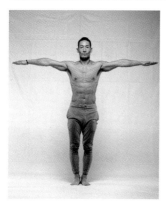

1
양발을 붙여 다리를 곧게
펴 준다. 양팔 또한 곧게
펴 수평으로 들어주고
시작 자세를 준비한다.

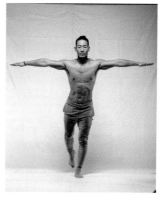

2
한 다리를 곧게 펴 뒤로
들어 준다.

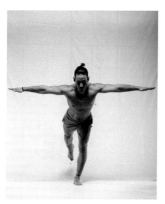

3
이때 지면에 놓인 다리는
살짝 구부려 상체도 같이
눕혀 준다.

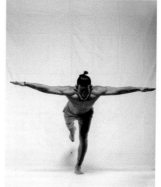

4
골반이 좌우로 틀어지지
않도록 주의한다.

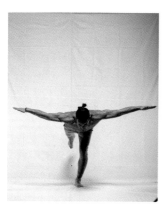

5
가슴이 지면과 평행이 될
정도로 상체를 구부려
주고 뒤로 뻗은 다리도
곧게 펴 주어 비행기
자세가 되도록 버텨 주고
다시 시작 자세로 돌아가
해당 동작을 반복한다.

런지 린 홀드

① 두 다리를 붙이고 양손은 허리에
위치하여 바르게 서서 시작 자세를
준비한다.

② 한 다리는 뒤로 뻗어 준다.

③ 앞쪽에 있는 다리는 구부려 주고 뒤에
있는 다리는 곧게 펴 주고 해당 자세를
유지하며 버텨 준다.

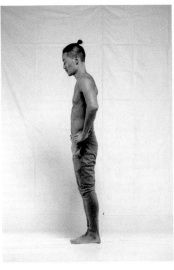 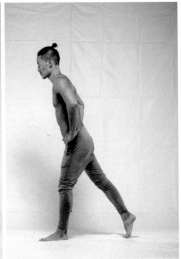 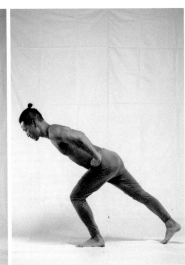

립 투 스틱(한 다리 점프 착지 후 홀드)

① 양손을 모아 바르게 서서 시작 자세를
준비한다.

② 이때 한쪽 다리를 들어 위로 점프할
준비를 한다.

③ 들어준 다리는 점프할 때 무릎이 90°
정도 올라오도록 만들어 주고
제자리에서 점프한다. 이때 점프 후 시작
자세로 착지하여 해당 동작을 반복한다.

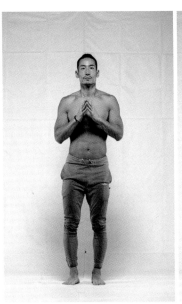 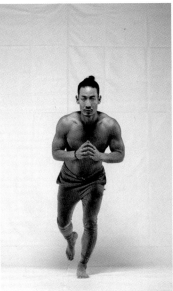 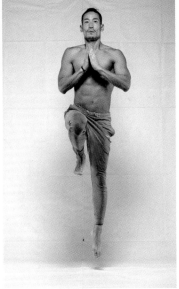

스타 밸런스(앞, 뒤, 좌, 우 사선 네 방향)

① 상체를 구부리고 양다리를 평행하게 위치시켜 놓고 시작 자세를 준비한다.

② 한 다리를 앞쪽으로 곧게 펴 준다.

③ 앞으로 곧게 편 다리를 그대로 뒤로 곧게 펴 준다.

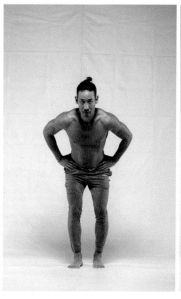
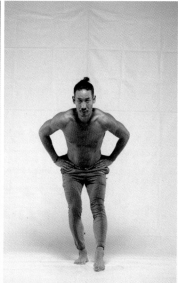
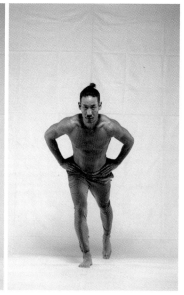

④ 뒤로 이동한 다리를 그대로 지면에 놓인 다리 외측으로 넘겨준다.

⑤ 외측으로 이동한 다리를 그대로 옆으로 이동하여 해당 동작을 다시 반복한다. 이때 지면에 놓인 다리의 무릎이 뒤틀리지 않도록 주의한다.

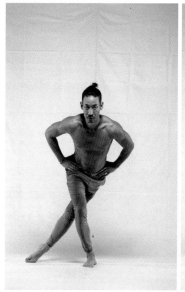
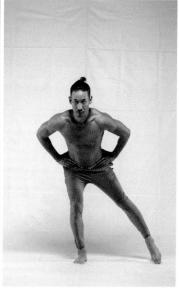

점프 싱글 레그 랜딩

1 무릎과 상체를 구부리고 전반적으로 자세를 낮춰 수직으로 점프할 준비를 한다.

2 무릎과 상체를 펴면서 수직으로 높게 점프해 준다.

3 착지할 때 한 발로 자세를 낮춰 버텨 준다. 그 후 두 다리로 지면에서 자세를 낮춰 다시 점프해 주고 해당 동작을 반복한다.

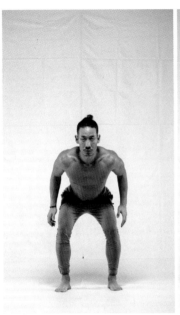
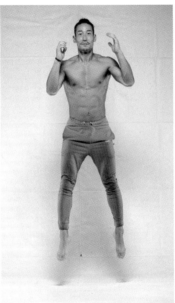
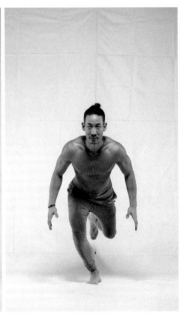

레슨을 받아야 하는가?
모든 운동에서 독학은 장단점이 있다

골프로 말하면 독학과 레슨 두 가지로 나뉠 것이다. 나도 처음 한두 달?(1시간 레슨 40회)을 제외하고 1년 조금 넘게 독학으로 매일 400개씩을 쳤다. 그리고 최근 6개월 내리 레슨받고 있다. 결론은 최근 6개월 바뀐 스윙이 맞다. 혼자 파든 처음부터 쭉 배우든 모든 것은 장단점이 있다. 혼자 쳐 보고 그게 잘못되었음을 인지하려면 잘못 쳐 보기도 하고 잘 쳐 보기도 해야 한다. 그래서 운동을 하나 시작하면 적어도 2년은 최선을 다해 봐야 그제야 그 운동에 대해 냄새 정도 맡았다고 표현하는 거다. 먼저 그 과정을 겪어 본 선. 생. 님의 레슨은 상당히 중요하다. 하지만 레슨을 받을 프로를 120% 신뢰하지 않는다면 그 레슨은 안 받는 것이 낫다. 의심할 것이고, 그러면 자꾸만 같은 질문을 할 것이다. 그렇게 신뢰하지 않는다면 결국 자기 하고 싶은 대로 친다. 모든 인연이 마찬가지겠지만, 내가 원하는 스윙을 만들어 줄 프로를 만나는 것도 행운이다. 모든 운동이 그러하듯 잘하는 것과 잘 가르치는 것의 차이는 극명히 존재한다. 잘 치는 선생님의 히스토리가 독학이자 피나는 연구였다면, 그 사람에게는 배울 것이 많을 것이다. 하지만 주니어이고, 타고났고, 그 시절의 과정을 기억 못 할 만큼 그 과정을 오래전에 겪었거나 꾸준히 공부하고 연구하는 선생님이 아니라면 레슨받는 당사자는 20년 전의 골프를 배울 것이다. 모든 스포츠의 기술적인 부분은 발전에 발전을 거듭한다. 장비도 그렇고 스윙도 그렇다. 스포츠 의학과 장비의 발달, 그에 맞춰 대중과 전문가들의 수준이 상향되며, 트렌드에 맞는 방법론을 올바르게 제시해 주고, 그 가르침이 분명히 인정될 때 비로소 모든 것을 믿고 배운다. 내가 지금 그러하다. 정말 독하고 지독히도 연구자적인 기질을 갖췄다. 매번 연습 때마다 촬영하고 분석하는 법을 배워 분석한다.

하지만 재활도 그러하고 타이거 우즈도 레슨을 받듯이 자기의 스윙은 칠 때는 볼 수 없다. 치고 나서야 볼 수 있다. 현장에서 즉각적으로 교정받는다면 무조건 그 발달의 과정은 단축된다. 모든 인간관계는 신뢰가 중요하고, 신뢰는 인정을 바탕으로 형성된다. 신뢰할 만한 선생님을 찾아라. 그리고 가능하면 스윙이 완성될 때까지 레슨받길 추천한다. 나도 한 1년쯤 쳤을 때 내가 잘 치는 줄 알았고, 스윙이 아주 이쁘다고 생각했다. 배우고 올라갈수록 보인다. '개판이었구나……'를. 결론은 무조건 운동은 배워야 한다. '스윙은 프로에게'. 분명히 스윙은 배워야 한다. 당신이 골프를 하도록. 이 책은 골프 스윙 레슨을 위한 책이 아니다. 아프지 않도록, 아픈 것을 고치고 그 이유를 알도록 그리고 조금 더 잘 치는 몸을 준비하도록 만들어졌다. 이 책에서 보고 배운 것을 바탕으로 학습하고, 이론과 지식을 학습한 상태로 몸을 준비한 뒤에 받는 레슨은 선생님을 판단하는 기준이 되는 것은 물론, 나의 스윙을 전적으로 선생님에게만 의지하지 않고 스스로 판단하고 인지하는 어느 정도의 판단 기준을 만들어 줄 것이다.

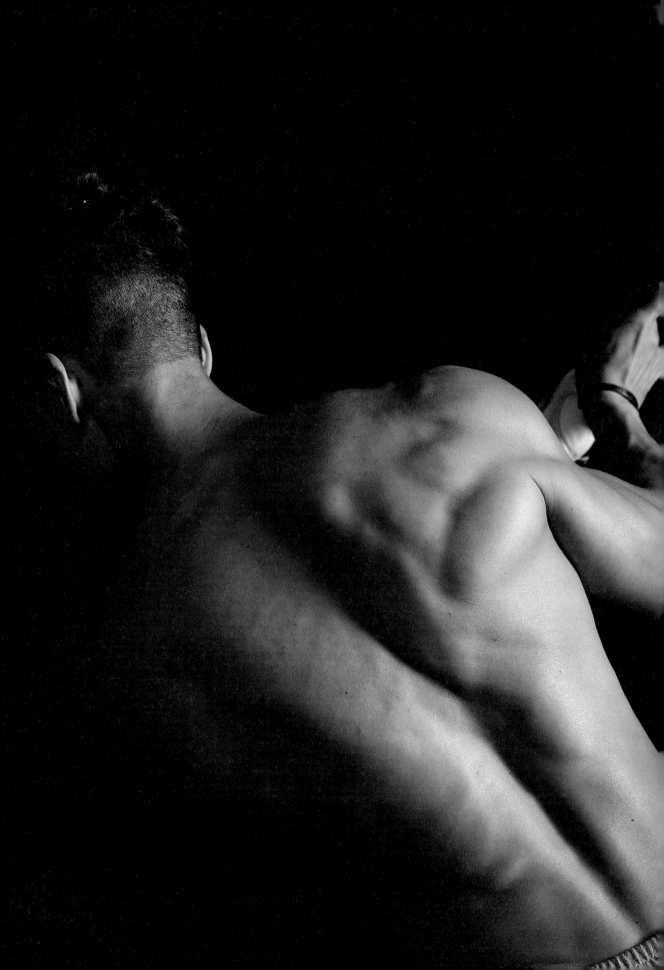